肺移植麻醉

Anesthesia of Lung Transplantation

主　审　陈静瑜

主　编　王志萍　吴安石　徐美英

副主编　方向明　赵　晶　梅　伟

U0307334

科学出版社

北　京

内 容 简 介

　　肺移植的肺是"损伤肺"，很容易发生肺水肿等引起意外，手术时对血压、血容量，尤其是血管中有效循环容量的评估需要非常精准。本书系统阐述了肺移植麻醉团队术前充分准备，制订个性化方案，术中全面监测、精准控制液体入量、血管扩张药的应用，严密监视各项指标的细微波动，形成一套国际领先的有创血流动力学监测技术，为肺移植手术保驾护航。本书适于大型医院麻醉科医师、麻醉科护士、心胸外科医师，医学院校麻醉专业师生及相关科研人员阅读参考。

图书在版编目（CIP）数据

肺移植麻醉 / 王志萍，吴安石，徐美英主编. —北京：科学出版社，2022.1
ISBN 978-7-03-070305-7

Ⅰ.①肺… Ⅱ.①王… ②吴… ③徐… Ⅲ.①肺－移植术（医学）－麻醉学 Ⅳ.①R655.3

中国版本图书馆CIP数据核字（2021）第217528号

责任编辑：郭　颖 / 责任校对：郭瑞芝
责任印制：赵　博 / 封面设计：龙　岩

科学出版社 出版
北京东黄城根北街 16 号
邮政编码：100717
http://www.sciencep.com

天津文林印务有限公司 印刷
科学出版社发行　各地新华书店经销

*

2022 年 1 月第　一　版　开本：720×1000　1/16
2022 年 1 月第一次印刷　印张：22 1/4　插页：2
字数：436 000

定价：168.00 元
（如有印装质量问题，我社负责调换）

主审简介

陈静瑜　教授，主任医师，博导，南京医学大学附属无锡人民医院无锡市器官移植研究院院长。主要研究方向为肺移植手术、胸腔镜手术、肺癌扩大根治、肺癌的综合治疗及ECMO应用。获得国家自然科学基金4项、江苏省自然科学基金2项、华夏医学科技奖一等奖1项、湖北省科学技术进步奖一等奖1项、中华医学科技二等奖1项，省新技术引进一等奖2项。发表SCI论文40余篇，《中国器官移植杂志》编委，《器官移植杂志》常务 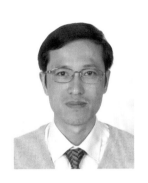 编委。编写了《肺移植》《实用胸部外科学》等专著。中国肺移植联盟执行主席，肺移植国家质控中心主任，中华医学会器官移植分会常委、肺移植组组长，江苏省医学会器官移植分会主任委员、胸外科分会副主任委员，中国康复医学会器官移植康复专业委员会副主任委员，中国医院协会器官获取与分配工作委员会副主任委员，中国医师协会器官移植分会常务委员。

主编简介

王志萍　医学博士，教授，主任医师，博导，徐州医科大学附属医院副院长、麻醉科主任。主要研究方向为重要脏器功能衰竭防治与调控、急救复苏及慢性疼痛。获得江苏省新技术引进奖一、二等奖7项，国家实用新型专利27项，第一作者/通讯作者发表论文110篇，其中SCI 20篇，《中华麻醉学杂志》《临床麻醉学杂志》《国际麻醉学与复苏》编委。主编、副主编专著5部，参编 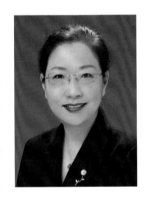 25部。现任中华医学会麻醉学分会器官移植学组副组长，中国医师协会麻醉学医师分会副总干事，中国高等教育学会医学教育专业委员会麻醉学教育研究会理事，中国研究型医院学会麻醉专业委员会常委，中国心胸血管麻醉学会胸科麻醉分会常委，中国药理学会麻醉药理专业委员会委员，江苏省麻醉科医疗质量控制中心主任。

吴安石　教授，主任医师，博导，首都医科大学麻醉系主任，首都医科大学附属北京朝阳医院麻醉科主任。主要研究方向为脑、血液保护。主持或参与了多项国家自然科学基金和北京市级课题，是国家基金委二审专家。已在国内外医学杂志上期刊发表专业论文 100 余篇，主编专著 6 部。担任《中华麻醉杂志》《临床麻醉杂志》《国际麻醉与复苏杂志》《中华医学杂志（英文版）》等杂志编委。现为中华医学会麻醉学分会委员，中国医师协会麻醉学医师分会委员，中华医学会麻醉学分会护理学组副组长，北京医学会麻醉专业委员会副主任委员，北京中西医结合学会麻醉与镇痛专业委员会候任主任委员。

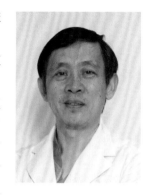

徐美英　教授，主任医师，博导，上海交通大学附属胸科医院麻醉科名誉主任。从事临床麻醉医、教、研 30 余年，特别擅长心、胸外科手术的麻醉管理和老年危重、疑难患者的围术期处理，发表论文百余篇。提出并实施"安全、无痛、舒适、改善预后"的麻醉管理规范技术，所带团队近 18 年完成心、胸手术麻醉 15 万例，获得无严重麻醉并发症、零赔偿的佳绩。中华医学会麻醉学分会委员，上海市医师协会麻醉科医师分会副会长。曾任中国心胸血管麻醉学会胸外科麻醉分会首任主任委员。

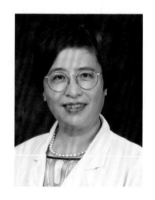

副主编简介

方向明　德国波恩大学博士，教授，主任医师，博导，浙江大学医学院副院长，浙江大学医学院附属第一医院麻醉科主任。主要研究方向为脓毒症发病机制及围术期救治关键技术。作为课题负责人先后获得了国家自然科学基金重点项目、重点国际合作项目、杰出青年科学基金项目、科技部"十二五"项目和"973"项目等资助。共发表 SCI 论文 70 余篇，系列文章刊登在 AJRCCM、Critical Care Medicine、Chest、Anesthesiology 和 Critical Care 等著名期刊，研究成果被 F1000 推荐，引用次数 7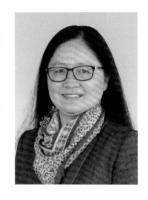

千余次。获得国家发明专利 4 项，美国专利 1 项。荣获国家科技进步奖二等奖 2 次、教育部科学技术进步奖一等奖、中国女医师协会五洲女子科技奖、科技部创新人才推进计划重点领域"急重症器官功能保护"创新团队。国家杰出青年科学基金获得者，长江学者特聘教授，中华医学会麻醉学分会常委，中国医师协会麻醉学医师分会副会长，世界麻醉医生联盟立法委员会委员。

赵晶　医学博士，教授，主任医师，博导，中日友好医院手术麻醉科主任，中国医学科学院协和学者特聘教授，宾夕法尼亚大学医院联合副教授。先后主持国家自然科学基金、首都医学发展科研基金、协和学者特聘教授科研基金等多项课题。《中华麻醉学杂志》副总编，《临床麻醉学杂志》等期刊编委及审稿专家。主译《麻醉学精要》，参与编写及翻译著作十余部，实用新型专利 2 项，发表学术论文 80 余篇。中国医师协会麻醉学医师分会常委，中国女医师协会麻醉专业委员会主任委员，北京医学会麻醉学分会副主任委员。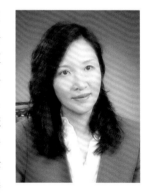

梅伟　医学博士，教授，主任医师，博导，华中科技大学同济医学院附属同济医院麻醉科副主任。主要研究方向为麻醉机制、神经阻滞麻醉和急性疼痛。获得国家自然科学基金 4 项，省部级课题 3 项。发表论文 80 余篇，其中第一作者和通讯作者 SCI 收录 40 余篇。《中华麻醉学杂志》常务编委，《临床麻醉学杂志》编委，《国际麻醉学与复苏》杂志编委。主编《超声定位神经阻滞图谱》，主译《儿童超声和神经刺激器引导区域麻醉图谱》。中华医学会麻醉学分会老年麻醉学组副组长，中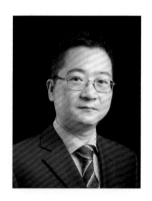
华医学会麻醉学分会青年委员，中国医疗器械行业协会麻醉与围术期医学分会副主任委员，中国心胸血管麻醉学会围术期器官保护分会副主任委员，中国医疗保健国际交流促进会区域麻醉和疼痛医学分会常委兼副秘书长，中国心胸血管麻醉学会疼痛学分会常委。

编著者名单

主　审　陈静瑜

主　编　王志萍　吴安石　徐美英

副主编　方向明　赵　晶　梅　伟

编　委　(以姓氏笔画为序)

王　蕊　王桂龙　毛文君　吉冰洋
刘　勇　许爱军　许继军　李祥奎
吴　波　张良成　周晓彤　周涤非
郑　宏　胡春晓　徐海英　麻海春
董庆龙

编著者简介

陈静瑜　南京医科大学附属无锡人民医院　胸外科教授、主任医师、博导

王志萍　徐州医科大学附属医院　副院长、麻醉科教授、主任医师、博导

吴安石　首都医科大学附属北京朝阳医院　麻醉科教授、主任医师、博导

徐美英　上海交通大学附属胸科医院　麻醉科教授、主任医师、博导

方向明　浙江大学医学院　副院长、教授、主任医师、博导

赵　晶　中日友好医院　麻醉科教授、主任医师、博导

梅　伟　华中科技大学同济医学院附属同济医院　教授、主任医师、博导

王　蕊　徐州医科大学附属医院　麻醉科住院医师

王桂龙　南京医科大学附属无锡人民医院　麻醉科主任医师、硕导

毛文君　南京医科大学附属无锡人民医院　胸外科副主任医师

吉冰洋　中国医学科学院阜外医院　教授、主任医师、硕导

刘　勇　华中科技大学附属同济医院　麻醉科教授主任医师

许爱军　华中科技大学附属同济医院　麻醉科副教授、副主任医师、硕导

许继军　美国克利夫兰医学中心　疼痛科教授

李祥奎　四川省人民医院　麻醉科主任医师

吴　波　南京医科大学附属无锡人民医院　胸外科教授、主任医师

张良成　福建医科大学附属协和医院　麻醉科教授、主任医师、硕导

周晓彤　徐州医科大学附属医院　胸心外科副教授、主任医师、硕导

周涤非　南京医科大学附属无锡人民医院　麻醉科主治医师

郑　宏　新疆医科大学第一附属医院　麻醉科教授、主任医师、博导

胡春晓　南京医科大学附属无锡人民医院　麻醉科主任医师、硕导

徐海英　南京医科大学附属无锡人民医院　手术室护士长

麻海春　吉林医科大学附属医院　麻醉科教授、主任医师、博导

董庆龙　广州医科大学附属第一人民医院　麻醉科教授、主任医师、硕导

序

应主编王志萍教授的盛情邀请，我十分高兴为《肺移植麻醉》一书作序。王志萍教授是我开展肺移植工作的亲密战友，她 2010 年至 2019 年在无锡工作期间，带领无锡肺移植麻醉团队从事肺移植相关的临床麻醉、基础科研等方面的工作，取得了不少成果，在学术上也有较深的造诣。

我国自 2015 年全面启动公民逝后器官捐献以来，每年器官捐献者数量及大器官捐献数量均快速上升，这为我国的肺移植提供了充分的供肺来源。我国肺移植外科手术技术已比较成熟，部分领域甚至走在了世界前列。我国成功实施首例新冠病人晚期肺纤维化双肺移植术。我们还完成了世界首例劈裂式异位双肺叶移植，实施了肺动脉高压高龄产妇产后心脏修补＋双肺移植，Nuss 手术漏斗胸矫正术＋双肺移植术，Kartagener 综合征双侧支气管扩张右位心患者双肺移植术等高难度的外科手术。相比国外，我国肺移植受者年龄大、病情危重，肺纤维化、职业尘肺受者多，病情错综复杂，许多患者不得不进行急诊肺移植（据肺移植国家数据中心统计，我国近三年全国急诊肺移植占比高达 8.58%）。急诊肺移植患者病情危重、时间仓促，肺移植手术麻醉团队压力大。

目前我国肺移植专业技术人才还较为缺乏，肺移植地成功开展，离不开其他相关科室的协助及指导。肺移植术前需要呼吸科或者移植内科对受体进行充分地术前评估和处理；手术期间需要麻醉科、手术室、体外循环科、心脏科等相关科室的紧密配合，为肺移植手术顺利进行保驾护航；术后需要由多学科参与制定个体化治疗模式和康复计划，根据病情变化随时调整方案。通过康复、护理、内科等团队的介入协作，制订肺移植患者的术后随访计划，提供肺移植受者长期医疗、生活与心理康复指导方案。因此，建立以外科、麻醉、内科、ICU、康复、心理治疗、护理等专科为中心的肺移植团队至关重要。

国家肺移植培训基地——南京医科大学附属无锡人民医院的肺移植在数量上已经连续多年挤身全球第二，中国肺移植麻醉的发展得益于这个肺移植培训基地的示范引领和全国的支持，全国有条件的移植中心在该院的引领下也陆续开展起肺移植工作，且呈现出快速发展的势头，几年内就有 30 多家取得了资质，因此迫切需要肺移植相关的培训教材。

南京医科大学附属无锡人民医院也是中国肺移植质控中心和数据中心的挂靠管理单位，有责任在肺移植的体系构建和人才培养方面开展相关工作。围术期麻醉作为肺移植过程管理的重要组成，承担着围术期血流动力学监测、呼吸力学监测、液体管理、重要脏器的保护和功能维护的重任，为手术安全和术后快速康复保驾护航，这些在肺移植体系里有着举足轻重的作用。王志萍教授带领无锡肺移植麻醉团队、联合国内外肺移植的专家编写了这部《肺移植麻醉》。这是肺移植麻醉领域的开创性工作，填补了我国肺移植麻醉的空白。该书从肺移植相关的病理生理基础、药理学基础到临床麻醉管理、术后快速康复自成一套完整体系，为肺移植麻醉的学习、培训和进步奠定了基础。我也期待这部著作在将来不断更新，相信这本专著一定能成为从事肺移植工作的同行，尤其是麻醉同行的良师益友。

陈静瑜

中国肺移植联盟　执行主席

肺移植国家质控中心　主任

于无锡

☆ ☆ ☆ 前 言

　　肺移植手术至今已有 50 余年的历史。1963 年，美国密西西比大学医院 James Hardy 博士实施了全世界首例肺移植手术。在脏器移植中，肺移植是难度最高的，在我国一直进展艰难。2001 年，陈静瑜教授赴加拿大多伦多总医院进修学习肺移植。2002 年 9 月 28 日陈教授完成国内第一例肺移植。自此，中国的肺移植开始发展起来。早做肺移植评估，患者条件好，成功率高，恢复快。为了推广肺移植技术，陈静瑜和团队先后到北京、广州、南京、杭州、武汉、吉林等多个省市的三甲医院开展肺移植。随着器官转运绿色通道的开通，脑死亡爱心捐献，可利用的供肺越来越多，寻求肺移植的患者也越来越多。目前，我国已成世界第二大肺移植国，并与国际水平接轨。

　　肺移植是终末期呼吸疾病患者中、长期存活的唯一有效治疗措施。随着肺移植手术适应证和受者范围的不断扩大，出现患者高龄化、病情危重化、合并症复杂化的趋势，对麻醉和手术都是巨大的挑战。麻醉医师在肺移植手术中担当着相当重要的角色，如何通过术前评估体系的健全、术中监测管理的完善、麻醉管理技术的改进以及生命支持辅助的合理应用，使得手术成功率明显增加，患者预后显著改善，生存率稳步提高，践行"严于术前、慎于术中、善于术后"的理念。一本实用、严谨、系统的肺移植麻醉管理方面的指导用书，对于推进肺移植麻醉规范化、体系化建设具有里程碑意义。

　　本书详细介绍了肺移植手术及麻醉的历史和现状，并从肺移植的基础理论、术前管理、围术期监测、麻醉管理、围术期重要脏器功能保护、围术期麻醉技术应用、术后管理等方面，详细阐述肺移植麻醉的各环节要点，内容详实、简单易懂、分类合理、切合临床，为读者全面系统掌握肺移植麻醉先进性、完整性、实用性的理论知识提供了很好的专业工具，也为指导开展国内临床一线肺移植麻醉工作提供了参考资料。本书将对我国肺移植麻醉的规范化、标准化培训及循证理念的提高带来指导和借鉴。本书编写的初衷和主导思想可以总结如下：

　　1. 团队意识　肺移植事业是多学科协作凝聚力的来源，患者的良好预后是团队的共同工作目标，需要外科、麻醉（重症加强护理病房）、呼吸科、康复、营养甚至心理医师的共同参与。麻醉医师在肺移植团队建设中发挥重要作用。

　　2. 风险意识　肺移植术患者术前常伴有低氧血症、高碳酸血症、肺动脉高压（PAH）和右心功能不全等。严格受体术前评估、供体评估及保护，存在手术技术风险、肺缺血再灌注损伤风险、心脏风险、神经损伤风险、术中出血风险、术后并发症风险、围术期麻醉风险，对围术期呼吸和循环功能维护提出了挑战。

3. 预防意识　科学预防可以大大降低肺移植手术病理生理改变，减少干预性治疗的频次。科学预防 + 精准治疗是器官移植团队工作的核心内容，是确保肺移植围术期安全和提高肺移植质量的两大主要措施。优秀的麻醉医师对于危重患者从术前用药开始就已经在为围术期心脏氧供需平衡、减少意外发生、循环平稳、外科手术条件、各器官功能保护和术后康复做环环相扣的预防性工作。

4. 融合意识　医院、患者、外科、麻醉科、其他专业要有知识融合、文化融合、情感融合的意识，麻醉医师敢于表态、敢于说不、敢于承担，应目标明确、富有责任感、专业知识全面，同时拥有辩证的观念，减少意外和术中、术后并发症的发生，确保肺移植手术质量和水平，系统性提高工作效率。

5. 优化意识　肺移植术麻醉优化管理是延长患者生命、提高生活质量的重要手段。围术期通过多学科紧密配合，保障肺移植术顺利进行，促进患者优质加速康复。麻醉医师在术前评估优化、术中生命体征监测调控、改善患者预后等诸多方面，均发挥着重要作用。

本书主要编者均为临床一线工作人员，临床肺移植麻醉经验丰富，奉献了大量的宝贵时间和精力，反复推敲、精益求精，也希望涉及的内容有助于医者提高肺移植麻醉的诊疗水平和临床实践。本书为国内首部肺移植麻醉相关专著，不妥之处在所难免，恳请广大读者批评指正，希望读者朋友们能够快速提升肺移植麻醉整体诊治水平。

王志萍

徐州医科大学附属医院　博导

于徐州

目　　录

第九篇　附　　录

第一篇

肺移植概述

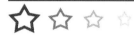

　　器官移植是 20 世纪的主要医学成就之一。肺脏是移植最为困难的脏器之一，而且肺移植已被公认为是严重肺实质疾病和肺血管疾病病人的标准治疗措施。肺移植的成功开展让更多的人接受肺移植，但同时肺移植面临的问题也更为突出，成为 21 世纪亟待解决的问题。

　　肺移植的成功开展需要内科医师、外科医师、麻醉科医师、护理人员和其他不同专业的医师的共同努力。随着手术技术的改进、各种术中监测手段的应用、多科室的全力配合及围术期管理技术的提高等，肺移植病人的围术期治疗,尤其是肺移植的麻醉管理取得了较大的提高，然而要想使肺移植发挥全部潜力,仍有许多工作要做。

第1章

肺移植发展简史

第一节 肺移植的发展简史

肺移植是终末期呼吸疾病患者中、长期存活的唯一治疗措施。依据移植原因不同，存活率有较大变化，不过通常 1 年存活率均超过 80%，5 年存活率超过 50%。按照国际心肺移植协会（ISHLT）统计的数据和指标分析，肺移植的发展过程主要分为以下四个阶段。

1947 年，苏联生理学家和外科医师弗拉基米尔·德米克霍维报道了第一例犬肺的成功移植实验，移植后存活 5 个月。在最初的实验中，支气管破裂的发生率很高，而且往往在 3 周内发生。在以后的 16 年中，手术技术的发展奠定了人类开展第一次肺移植的可行性。

肺移植的第二个阶段开始于 1963 年，詹姆斯·哈迪博士领导的研究小组在密西西比大学与肺癌患者进行肺移植。尽管在术后呼吸功能改善，患者还是术后 11 天因肾衰竭死亡。随后的 20 年，随着外科手术技术的进步，免疫抑制成为在改善患者治疗效果方面的主要障碍，使用高剂量类固醇的免疫抑制增加了支气管裂开的发生率。

1983 年多伦多综合医院成功开展了一例肺移植手术，患者存活超过 1 年，这迎来了肺移植的第三个阶段。这个阶段的特点是开展肺移植的中心和移植数量的增加，更为关键的是患者的预后有了显著的提升。1983 年 ISHLT 开始应用肺移植注册表，以收集来自世界各地的肺移植的数据。1989 年，ISHLT 成功发表了首篇全球性的肺移植年度注册报告。2005 年，器官获取和移植网络（OPTN）介绍肺分配评分（LAS），将器官分配系统从基于等待器官的时间转变到基于移植医疗紧迫性上。

当前阶段即为肺移植发展的第四个阶段，这个阶段是协作的阶段，使用共享的数据库，如 ISHLT 注册表成果优化。现阶段的特点主要体现在肺移植安全性的显著提高和开展肺移植中心的进一步拓宽。但是，就像以前的几个阶段，移植团队也面临着很大的困难。供体的缺失、等待肺移植期间的死亡，依然是现阶段的最大挑战之一。

第二节　国内外肺移植开展情况

自 1963 年美国 Hardy 医师率先尝试进行了人类首例肺移植术，1983 年 Cooper 教授领导多伦多肺移植组成功完成了世界上第一例临床肺移植，在 20 世纪整个 90 年代，肺移植在世界各地广泛开展，在南美洲、北美洲、欧洲等取得了巨大的成功。肺移植现已经成为治疗终末期肺病的最终手段。据国际心肺移植协会（ISHLT）统计，至 2016 年 6 月 30 日，全球 256 个肺移植中心和 180 个心肺联合移植中心共登记注册成人肺移植手术 60 107 例及心肺联合移植手术 3992 例，这些数据约占全球胸部器官移植总数的 3/4。ISHLT 每年定期发布报告分析全球肺移植手术的最新概况，对肺移植术后患者的近远期生存状况及其影响因素进行评估，以更好地引导全球肺移植手术的发展。至 2016 年月，每年肺移植例数 30 台以上的有 48 个中心，2015 年共 140 个肺移植中心开展了 4122 例肺移植，肺移植术后 3 个月、1 年、3 年、5 年的存活率分别为 89%、80%、65% 和 54%。存活满一年的患者中位生存期为 7.9 年（图 1-1）。

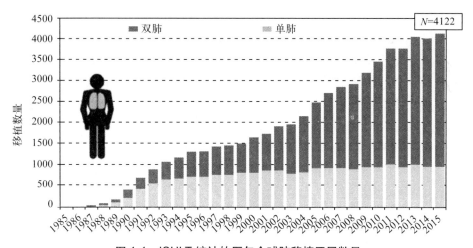

图 1-1　ISHLT 统计的历年全球肺移植开展数量

我国大陆地区于 1979 年进行了首例肺移植手术的尝试。1994 年 1 月至 2002 年 8 月全国共完成近 20 例肺移植，只有北京安贞医院报道了 2 例肺移植患者术后长期生存，其余患者均在术后短期内死亡，20 年间平均每年仅开展 1 例手术。2002 年后，我国再次启动了肺移植手术，且每年手术例数不断上升，至 2017 年年底全国肺移植总例数已超过 1300 例。2015—2017 年，全国 32 个被纳入肺移植注册系统的移植中心中，有 15 个中心上报了 1 例及以上的手术信息。3 年内，系统共上报肺移植手术 653 例；其中，手术数量居前三位的中心分别为无锡市人民医院、广州医科大学附属第一医院和中日友好医院，分别占总例数的 57.43%、13.94% 和 8.27%（图 1-2）。

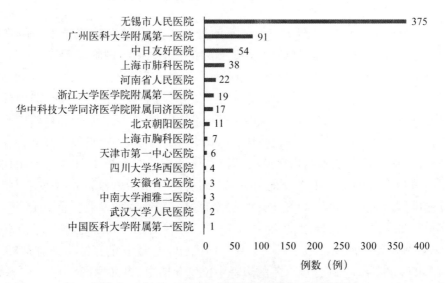

图 1-2　2015—2017 年全国各肺移植中心手术例数

2017 年，全国 30 个具有肺脏移植资质的医院中，有 14 个开展了 1 例及以上的手术，共开展肺移植手术 299 例，相比 2016 年增长 46.57%。其中首次肺移植占 98.66%，二次肺移植占 1.34%；移植类型以序贯式双肺移植（35.15%）、右单肺移植（35.15%）及左单肺移植（25.60%）为主。手术数量居前三位的中心分别为无锡市人民医院、中日友好医院和广州医科大学附属第一医院，分别占总例数的 47.49%、16.72% 和 13.71%（图 1-3）。

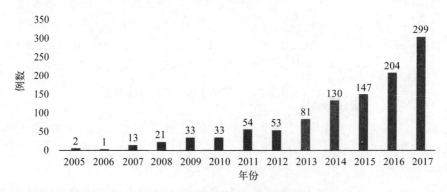

图 1-3　我国历年开展肺移植例数

2015 年我国肺移植供体获取和国际移植接轨，全面停止使用死囚器官作为移植供体来源，公民心脑死亡器官捐献供体成为肺移植供肺的唯一来源。与传统供体相比，捐献供肺质量一般无法达到理想的供肺标准，作为边缘性供肺应用于临床，给临床移植管理，包括麻醉的管理带来了巨大的压力。但是，一方面我们通过"扩大受者来源""制定供肺标准、维护标准及转运流程""移植医保""移植团队建设""移植团队间的交流合作"等方面，提出了应对政策。同时，通过我们在国际心肺移植协会官方杂志上向世界展示了中国肺移植政策的调整，使用心脏死亡和脑死亡供肺进行肺移植，在伦理方面取得了很大进步，也得到了国际协会的肯定。

（王志萍　胡春晓）

第 2 章
肺移植麻醉的历史回顾与现状

从 1983 年第一例成功肺移植手术病例开始，肺移植取得了长足的进步。麻醉医师在肺移植手术中担当着相当重要的角色，无论是对供体的管理还是对受体的术前评估、围术期管理及术后监护等都需要麻醉医师的积极参与。随着术前评估体系的健全、麻醉管理技术的改进、术中监测管理的完善，以及生命支持辅助的合理应用，这些保证了手术的成功率，改善了患者的预后，提高了患者的生存率。

在过去的 30 年，潜在的肺移植受者的范围以及与肺移植相关的需求增加了，这增加了移植群体的复杂性。然而，对肺移植受者在麻醉方面的管理取得了巨大的进步。这主要体现在麻醉药物的选择应用、监测技术的进步以及血流动力学支持等方面。

从 1983 年以来，麻醉药物的选择范围得到了很重要的扩展。虽然从 1970 年开始，氯胺酮已经可以在北美洲使用了，但在许多方面它都没有被用到，因为它被声称会增加心肌负荷、肺循环血管阻力（PVR）、颅内压以及术后精神障碍。但更多最近的证据证明，患者的肺循环阻力有很多混合性的影响因素，这些患者经历了控制性通气和尽可能增加的右心室心肌灌注需求之间的平衡。在肺移植手术（以及肺动脉内膜切除术）中使用氯胺酮并结合使用阿片类和苯二氮䓬类药物来可作为稳定的麻醉诱导。

在右心室的血流动力学管理的选择方面也有了显著的提高。基本的治疗目标仍然是在保持体循环血管阻力（SVR）的情况下予以适当的右心室灌注，并使肺循环血管阻力最小化，避免过多的前负荷，当有明确指征时审慎使用正性肌力药。对于麻醉中出现肺动脉高压和继发性右心室衰竭的围术期管理的认知更为先进。预防和治疗这些问题的关键点在于通过维持 SVR 保持血液流向右心室，并去掉右心室冠状动脉的血流。许多正性肌力药可以用于减少肺循环血管阻力，但同时也会因增加了收缩力而减少 SVR，结果会减少右心室血流，也会因心肌需求不相符而加重衰竭。

过去的十年，TEE 技术得到了大规模的扩展，特别是从心脏手术到胸部手术以及肝脏移植过程中。根据美国超声心动图学会最近的评估，肺移植现在是TEE 的 Ⅱ 级指征。TEE 检查可以对许多因素进行量化，比如心室功能和瓣膜问题，它可以预测需要的血流动力学支持，也可以用于持续地评估容量情况并且比肺动脉导管更为精确，对持续监控右心室状况有非常大的帮助。TEE 可以帮助技术吻合关键点的术中评估，尤其是评估肺血管的吻合，这样吻合的时候就可以立即做出处理。当需要 ECMO 支持时，TEE 可以帮助在右心房置入静脉导管时有最合适的定位，而且可以帮助诊断低流量问题。再灌注期间，常常会有空气从移植物的血管进入左心房。如果这些空气进入冠状动脉（尤其是右冠脉），就可能发生急性心室功能不全或衰竭，对于这些情况的发生或恢复，使用 TEE 就可以立即监测到。

　　无泵驱动（Novalung；Xenios，Heilbronn，Germany）和长期 ECMO 支持的发展减少了移植失败死亡率和凝血功能障碍相关的输血，并且为移植提供了一个桥梁，让严重的肺功能衰竭患者能够进行肺移植。围麻醉期间，ECMO 的应用对于患者术前呼吸循环功能改善、术中血流动力学稳定和氧合功能的维持、术后减轻再灌注损伤及继续氧合循环支持等方面发挥着非常重要的作用，可降低手术和麻醉风险，提高手术成功率，改善患者预后。

　　肺移植手术的适应证不断扩大、手术禁忌不断突破，患者不断高龄化、病情危重化、合并症复杂化，对手术和麻醉都是巨大的挑战。围术期的麻醉管理，审慎的麻醉前术前评估，严密完善的术中监测管理，良好的术后镇痛，及时的生命支持辅助，使得肺移植这个复杂系统工程中所涉及的风险大大降低，保证了手术的成功率，改善了患者的预后。

（吴安石　梅　伟）

第二篇

肺移植的基础理论

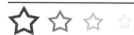

第 3 章
肺的病理生理

☆☆☆☆

☆☆☆☆

需行肺移植术的患者多数处于呼吸系统疾病终末期，并存慢性呼吸衰竭（chronic respiratory failure，CRF）。临床上表现为呼吸功能障碍，动脉血氧分压低于正常值（PaO_2 低于 60mmHg），伴有或不伴有二氧化碳分压增高（$PaCO_2$ 高于 50mmHg）的病理过程。麻醉医师应熟悉和了解病人肺部的病理生理变化，有利于围术期的管理。

一、肺通气功能障碍

当 CRF 时，肺通气功能障碍使肺泡通气不足（有效通气量低于 4L/min）。肺通气障碍包括限制性和阻塞性通气不足。

（一）限制性通气不足

限制性通气不足（restrictive hypoventilation）指病人吸气时肺泡的扩张受限引起的肺泡通气不足。病人呼吸肌活动时严重受限，胸廓的顺应性降低，肺顺应性降低，特别是肺严重纤维化病人或肺泡表面活性物质减少病人的肺顺应性显著降低，使肺泡扩张的弹性阻力增加而导致限制性通气不足。

（二）阻塞性通气不足

阻塞性通气不足（obstructive hypoventilation）是指气道狭窄或阻塞所致的通气障碍。成人气道阻力正常吸气时约为 $1.23cmH_2O$，呼气时略高为 $1.27cmH_2O$。一些伴有慢性感染性疾病的病人，如慢性支气管炎病人的支气管壁常处于痉挛状态，肿胀，管腔被黏液、渗出物、异物等阻塞，肺组织弹性降低，以至于对气道管壁的牵引力减弱，使气道内径变窄或不规则而增加气流阻力，从而引起阻塞性通气不足，按阻塞的部位可分为中央性和外周性。

1. 中央性气道阻塞　指气管分叉以上的气道阻塞。若阻塞位于胸外，吸气时气体流经病灶引起压力降低，可使病人气道内压明显低于大气压，导致气道狭窄加重，呼气时则因气道内压力大于气道压而使阻塞减轻，故病人表现为吸气性呼吸困难。如阻塞位于中央气道胸内部位，吸气时由于胸膜腔内压降低使气道内压大于胸膜腔内压，阻塞减轻，由于呼气时胸膜腔内压升高而压迫气道，使气道狭窄加重，病人表现为呼气性呼吸困难（图 3-1）。

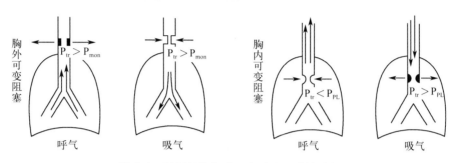

图 3-1　不同部位气道阻塞呼吸困难的特征

2. 外周性气道阻塞　慢性阻塞性肺疾患主要侵犯小气道，不仅使管壁增厚或痉挛、顺应性降低，而且管腔也被分泌物阻塞，肺泡壁的损坏降低对细支气管的牵引力，因此小气道的阻力大大增加，病人主要表现为呼气性呼吸困难。病人用力呼气时，小气道闭合，肺泡气难以呼出。慢性支气管炎病人由于小气道阻力异常增大，用力呼气时小气道压力下降更大，等压点上移（移向小气道）。肺气肿病人由于肺弹性回缩力降低使胸膜腔内压增高，致等压点上移，当等压点移至无软骨支撑的膜性气道，导致小气道受压而闭合（图 3-2）。

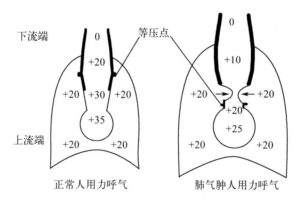

图 3-2　气道等压点上移与气道闭合

（三）肺泡通气不足与血气变化

严重呼吸系统疾病患者，由于总肺泡通气量不足会使肺泡气氧分压（alveolar oxygen pressure，P_AO_2）下降和肺泡气二氧化碳分压（alveolar carbon dioxide pressure，P_ACO_2）升高，因而流经肺泡毛细血管的血液不能充分动脉化，从而导致动脉血氧分压（partial arterial pressure of oxygen，P_aO_2）降低和动脉血二氧化碳分压（arterial carbon dioxide pressure，P_aCO_2）升高。P_aCO_2 为反映总肺

泡通气量变化的最佳指标，其升高与 P_aO_2 降低成一定的比例关系（图3-3）。

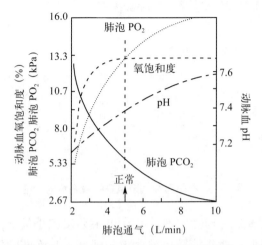

图 3-3 肺泡通气与肺泡 PO_2、PCO_2 动脉血氧饱和度和 pH 的关系

二、肺换气功能障碍

肺换气功能障碍包括弥散障碍、肺通气与血流比例失调以及解剖分流增加。

（一）弥散功能障碍

当呼吸系统疾病继续进展，如发展到肺实变、肺不张，此时肺泡膜面积减少到一半时，会导致换气功能障碍。肺纤维化或肺泡透明膜形成的病人由于肺泡血浆层变厚，肺泡膜面积减少，使气体弥散距离增宽、弥散速度减慢。一般病人在静息时气体交换仍可在正常的接触时间（0.75s）内达到肺毛细血管血液与肺泡的平衡，而不致发生血气的异常，当病人轻微活动使心排血量增加和肺血流加快，血液和肺泡接触时间过短时，会使气体交换不充分，临床上病人会出现低氧血症。

（二）肺泡通气与血流比例失调

血液流经肺泡时通过肺泡通气量和血流量的合理比例使其获得足够的氧和充分排出二氧化碳，使血液动脉化。如肺的总通气量正常，但肺通气和（或）血流不均，造成部分肺泡通气与血流比例失调，也可以引起气体交换障碍，导致呼吸衰竭。

正常成人在静息状态下肺泡每分钟通气量（V_A）约为4L，每分钟肺血流量（Q）约为5L，两者的比率（V_A/Q）约为0.8。健康人的肺各部分通气与血流的分布也是不均匀的。直立时，由于重力作用，胸腔内负压上部比下部大，故肺尖部的肺泡扩张的程度较大,肺泡顺应性较低,因而吸气时流入上肺肺泡的气量较少,使肺泡通气量自上而下递减。重力对血流的影响更大,上肺与下肺的血流量差别也大,故使肺部的 V_A/Q 自上而下递减。肺部病变时,由于肺病变轻重程度与分布的不均匀,使各部分肺的通气血流比不一致,可造成严重的肺泡通气与血流比例的失调,导致换气功能障碍。

拟施行肺移植的病人中,引起肺通气与血流比例失调的原因常见于阻塞性肺疾患和肺纤维化病人以及细支气管癌病人。这些病变可导致肺泡通气的严重不均。病变重的部分肺泡通气显著减少,而血流未相应减少,使 V_A/Q 显著降低,以致流经此部分肺泡的静脉血未经动脉化便进入动脉内。此种情况类似动-静脉短路,称为功能性分流(functional shunt),又称为静脉血掺杂(venous admixture)。正常成年人由于肺内通气分布不均形成的功能性分流约占非血流量的 3%,慢性阻塞性肺疾患严重时,功能性分流可增加到占肺血流量的 30% ~ 50%,从而严重影响换气功能。

在肺动脉栓塞、弥散性血管内凝血、肺动脉高压导致肺血管纤维化时,可使肺泡血流减少, V_A/Q 可显著大于正常,患病部位肺血流少而通气多,肺泡通气不能充分被利用,称为死腔样通气(dead space like ventilation)。正常人的生理死腔量约占潮气量的 30%,存在严重肺疾患时,功能性死腔可显著增多,使死腔量与肺总量之比(V_D/V_T)高达 60% ~ 70%,从而导致呼吸衰竭(图 3-4)。

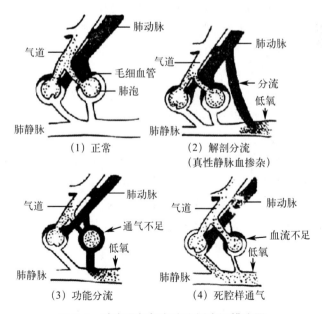

图 3-4　肺泡通气与血流比例失调模式图

（三）解剖分流增加

在生理情况下肺内也存在解剖分流，即一部分静脉血经支气管静脉和极少的肺内动静脉交通支直接流入肺静脉。当肺严重病变时，如肺实变、肺严重纤维化等，使该部分肺泡完全失去通气功能，但仍有血流流经且完全未进行气体交换而掺入动脉血，类似解剖分流，也称为真正分流。吸入纯氧可有效提高功能性分流病人的 PaO_2，而对真正分流的 PaO_2 则无明显作用。

三、主要代谢功能变化

患呼吸系统疾病的病人发展到终末期出现呼吸衰竭时，发生低氧血症和高碳酸血症，可影响全身各系统的代谢和功能，首先引起一系列代偿适应性反应，以改善组织的供氧，调节酸碱平衡，改变组织和器官的代谢、功能，以适应新的内环境。当呼吸衰竭严重时，如机体代偿不全，则可出现严重的代谢功能紊乱。

（一）酸碱平衡及电解质紊乱

外呼吸功能障碍可引起呼吸性酸中毒，代谢性酸血症、呼吸性碱血症，也可合并代谢性酸血症，常见的多为混合性酸碱平衡紊乱。

1. 呼吸性酸血症　当病人呼吸严重衰竭时，机体内大量二氧化碳潴留可引起呼吸性酸血症。由于酸血症使细胞内 K^+ 外移及肾小管排 K^+ 减少，导致血清钾浓度增高。另外呼吸性酸血症时使红细胞中 HCO_3^- 生成增多，HCO_3^- 与红细胞的 Cl^- 交换使 Cl^- 转移入红细胞；酸血症时肾小管上皮细胞产生 NH_3 增多及 $NaHCO_3$ 重吸收增多，使尿中 NH_4Cl 和 $NaCl$ 排出增多，均使血清 Cl^- 降低。

2. 代谢性酸血症　机体严重缺氧使无氧代谢加强，乳酸等酸性产物增多，从而引起代谢性酸血症。此外，呼吸衰竭时可出现功能性肾功能不全，肾小球排酸保碱功能降低，导致代谢性酸血症。

（二）呼吸系统变化

呼吸功能障碍造成低氧血症和高碳酸血症时又可进一步影响呼吸功能。缺氧对呼吸中枢有直接抑制作用，PaO_2 低于 60mmHg 时可以兴奋颈动脉体和主动脉体化学感受器，反射性增强呼吸运动；当 PaO_2 低于 30mmHg 时，产生明显呼吸抑制作用。$PaCO_2$ 升高主要作用于中枢化学感受器，使呼吸中枢兴奋，引起呼吸加深加快，当 $PaCO_2$ 升高超过 80mmHg 时，对呼吸中枢产生抑制作用。此时呼吸运动主要靠动脉血氧分压对血管化学感受器刺激来维持。

（梅　伟）

第 4 章
肺移植疾病的内科学

第一节 慢性阻塞性肺病

慢性阻塞性肺病（COPD）是呼吸系统最常见的疾病之一，是一种以气流不完全可逆受限，进行性发展并与有害气体慢性、长期刺激相关的肺部疾病。COPD 是全球第四大死亡原因，其病程呈慢性发展，反复发作，并逐渐产生各种心肺并发症，严重影响患者生活质量，给患者和社会带来沉重的负担。临床主要指包括具有不可逆性气道阻塞的慢性支气管炎和肺气肿两种疾病。现有研究认为，COPD 发病机制研究主要包括蛋白酶 - 抗蛋白酶失衡、免疫学机制、氧化 - 抗氧化失衡、全身性炎症、凋亡以及无效修复等几个方面。

COPD 起病缓慢，病程较长。主要症状有慢性咳嗽、咳痰，可有脓性痰；气短或呼吸困难，早期在劳力时出现，后逐渐加重，以致在日常生活甚至休息时也感到气短，是 COPD 的标志性症状。喘息和胸闷，晚期患者有体重下降，食欲减退等。早期体征可无异常，随疾病发展出现以下体征：胸廓前后径增大，肋间隙增宽，剑突下胸骨下角增宽，称为桶状胸，部分患者呼吸变浅，频率增快，严重者可有缩唇呼吸等。双侧语颤减弱。肺部过清音，心浊音界缩小，肺下界和肝浊音界下降。双肺呼吸音减弱，呼气延长，部分患者可闻及湿啰音或干啰音。

主要根据高危因素史、临床症状、体征及肺功能检查等综合分析确定。不完全可逆的气流受限是 COPD 诊断的必备条件。有少数患者并无咳嗽、咳痰症状，仅在肺功能检查时 $FEV_1/FVC < 70\%$，而 $FEV_1 \geqslant 80\%$ 预计值，在除外其他疾病后，亦可诊断为 COPD。

COPD 治疗包括氧疗，支气管舒张药、β_2 肾上腺素受体激动剂、抗胆碱能药、茶碱类、祛痰药、糖皮质激素等药物治疗。晚期可进行肺移植。

第二节　抗胰蛋白酶缺乏症

自 1963 年以来 Laurell 与 Eriksson 发现 α_1- 抗胰蛋白酶（α_1-antitypsin，简称 α_1-AT）缺乏与肺气肿有密切关系，认为 α_1-AT 缺乏是家族性肺气肿的主要原因。α_1-AT 是人类血浆中最主要的一种蛋白酶抑制剂（protease inhibitor，简称 PI），其重要的作用在于抑制中性粒细胞的弹性蛋白酶，弹性蛋白酶可作用于肺泡壁的弹性蛋白及其组织的结构蛋白而造成组织损害。因而 α_1-AT 的主要生理功能是保护下呼吸道及其他组织免受弹性蛋白酶的损伤。

α_1-AT 缺乏症中弹性蛋白酶和抗蛋白酶平衡失调，蛋白酶的活性超过蛋白酶抑制过程时，弹性蛋白酶对肺泡结构造成持续损伤，肺组织销蚀，肺泡间隔破坏，气腔持久性扩大，临床上表现为肺气肿特征，由于肺泡壁的消失，小气道在呼气时失去支架而陷闭，引起肺功能的损害。这主要是损伤了肺泡结缔组织中的弹力纤维而致肺气肿。

高加索人群中，1% ～ 2% 的肺气肿患者伴有 α_1-AT 缺乏，80% ～ 90% 的 PiZZ 型个体有全小叶型肺气肿。其临床特点是：发病年龄早，呼吸道症状出现于 30 ～ 40 岁，早期症状为活动后呼吸困难，多有咳嗽和反复呼吸道感染，体检见病人有过度消瘦，呼吸音低；胸部 X 线片示横膈低平，肺过度充气，外周血管减少，尤其是以肺小叶明显，肺功能提示严重肺气肿，肺总量受限，弥散量减少，血气分析检查提示：早期有轻至中度低氧血症，而无高碳酸血症；晚期患者低氧血症加重伴有高碳酸血症。心电图示右心室肥厚，可伴右束支传导阻滞。

临床表现结合病史可作出肺气肿的诊断，在高加索人群中凡是肺气肿患者均应除外 α_1-AT 缺乏症的可能性。可经血清蛋白电泳、醋酸纤维电泳、放射免疫扩散法和电泳免疫分析等免疫分析，还可测血清胰蛋白酶抑制活性。进一步作定型检查可帮助确诊 α_1-AT 缺乏症。

α_1-AT 缺乏症治疗方法如下。

1. 人工合成的类固醇类药物达那唑（炔羟雄烯唑，danazol）治疗，能使肝细胞分泌的 α_1-AT 增加，血浆中的 α_1-AT 浓度增加，因此类药物为人工合成的类固醇类药物，无雄激素功能，能有效防止肺和肝的损伤。但可有肝转氨酶升高的副作用。

2. 补充治疗法：输入适量的 α_1-AT，使弹性蛋白酶与蛋白酶抑制剂之间达到平衡。一般输入正常人血浆或血浆制品可补充 α_1-AT。近年来应用 DNA 技术，在大肠杆菌和酵母中产生大分子 α_1-AT 用于治疗 α_1-AT 缺乏症。

3. 人工合成抗蛋白酶制剂的应用：人工合成的碱化剂如氨甲基酮肽，酰化剂如重氨肽类和单肽类均用于 α_1-AT 缺乏者和慢性支气管炎合并肺气肿者，但他们的毒性及致癌作用尚不清楚，仍在研究中，一种新型肽类硼酸 AAPb 在动物实验中能有效地使整个肺脏不受弹性蛋白酶的损害，这些实验性治疗对因 α_1-AT 缺乏致肺气肿的防治提供新途径。

4. 晚期可进行肺移植。

第三节　特发性肺纤维化

特发性肺纤维化（IPF）是一种进行性且不可逆肺间质疾病，以弥漫性肺泡炎和肺泡结构紊乱并导致肺间质纤维化为主要特征。IPF 发病率为 8/10 万～15/10 万，占间质性肺病的 65%，因其发病机制不明，治疗手段有限，生存期短，严重危害生命健康。传统观念认为 IPF 是慢性炎症积累性疾病，但最近研究表明 IPF 是一种上皮细胞纤维化疾病。激素治疗能够减轻患者症状，目前尚未发现逆转 IPF 肺纤维化进程的有效手段，晚期 IPF 患者只能依靠肺移植作为挽救生命的措施。

作为一种慢性间质性肺炎，IPF 起病隐匿、病情逐渐加重。IPF 临床表现包括呼吸困难、咳嗽迅速恶化、低热、气体交换指标明显下降，影像学提示渗出性改变。几乎所有 IPF 急性加重患者的肺泡灌洗液检查均表现为中性粒细胞升高。诊断基于 IPF 患者在 30d 内出现不明原因病情加重，结合影像学表现并且除外肺部感染、心功能不全、肺栓塞或药物因素诱发的急性肺损伤等。

随着对 IPF 病理机制的解析，抗纤维化及抗增殖性药物日益成为 IPF 临床治疗主要采用的方法。与纤维化及细胞增生相关的生长因子、细胞因子及信号通路也日益成为 IPF 研究的主攻方向。多种抗纤维化药物治疗 IPF 已经通过临床前预试验、临床试验，逐步进入临床应用阶段。美国 FDA 于 2014 年 10 月同时批准了罗氏的纤维化抑制剂吡非尼酮（商品名 Esbriet）和 BI 的多蛋白激酶抑制剂 nintedanib（商品名 Ofev）用于治疗特发性肺纤维化，结束了 IPF 患者无药可用的时代。吡非尼酮是目前被证实最有临床效果的抗纤维化药物。吡非尼酮在体外试验中被证实具有抗纤维化、抗炎、抗增生、抑制转化生长因子 β（TGF-β）及胶原合成的作用。近来，由美国国家卫生研究院（NIH）资助完成的临床研究显示 nintedanib 对 IPF 也具有明显改善作用。

低氧血症是 IPF 并发症之一。晚期 IPF 患者可通过机械通气治疗低氧血症，机械通气后患者主观呼吸困难得以改善，有效改善患者生活质量，但对患者生存期无明显改善。对于晚期肺纤维化患者，肺移植手术是有效延长患者生命的唯一方式。研究表明无肺动脉高压并发症的 IPF 患者，肺移植术后存活率高，可达 94.1%。然而，相比于其他肺部疾病接受移植的患者，IPF 患者肺移植

☆ ☆ ☆ ☆

术后整体生存率较低。IPF 患者肺移植术后中位生存期为 4.5 年，1 年生存率为 75% ～ 81%，3 年生存率为 59% ～ 64%，5 年总生存率为 47% ～ 53%。

第四节　肺囊性纤维化

肺囊性纤维化（cystic fibrosis，CF）为遗传性疾病，又名黏液物质阻塞症。主要表现为内、外分泌腺的功能紊乱，黏液腺增生，分泌液黏稠，汗液氯化钠含量增高，肺脏、气道、胰腺、肠道、胆道、输精管等的腺管被黏稠分泌物堵塞所引起的一系列症状，以肺部病症最为严重而多见。该病白种人发病率高，东方人及其他人种中罕见，婴幼儿期发病，主要发生于儿童，死亡率高。

肺囊性纤维化内、外分泌腺功能障碍的发病机制还不十分清楚。早期黏稠分泌物堵塞引起肺不张和继发性感染，感染反复发作，逐渐引起肺部广泛纤维化和阻塞性肺气肿，最后导致呼吸衰竭，引起肺动脉高压和肺源性心脏病。CF 合并肺部感染的主要致病菌是铜绿假单胞菌（pseudomonas aeruginosa，PA）。一旦 CF 患者的呼吸道被 PA 入侵，这种感染将会反复发作，造成持续性肺损害。目前认为，感染反复发作的原因除呼吸道分泌物阻塞之外，PA 在肺内形成生物被膜，使细菌耐受抗菌药物，产生免疫逃逸，也是主要原因。

典型的临床表现是患儿有反复呼吸道及肺部感染，并且有胰外分泌腺不足的表现，如大量脂肪便。呼吸道初发症状为咳嗽，主要为干咳，痰黏稠不易咳出，以后呈阵发性咳嗽，痰量增多。可以有胸闷、憋气及呼吸困难等缺氧表现，这些症状可持续数周甚至数月。如合并支气管扩张时有反复咯血，后期可以有发绀和杵状指，往往合并肺源性心脏病及心力衰竭等严重并发症。

实验室检查定量的毛果芸香碱电渗入疗法出汗试验。因为汗液中存在高浓度的 NaCl，一般情况下，$Cl^- < 60mmol/L$，如测定结果 $Cl^- > 70mmol/L$ 即为阳性，有诊断价值。再结合患儿有胰腺管等外分泌腺功能异常，大便量多，且以脂肪便为多，患儿经常容易发生呼吸道感染，呼吸道黏液性分泌物增多，容易引起气道阻塞，再结合家族史、X 线、CT、MRI 等可以诊断本病。

肺囊性纤维化如果能早期诊断和合理的综合治疗，多数病人可存活到 20 多岁甚至更长。否则很多患儿多在 10 岁前因反复呼吸道感染最后导致严重肺功能损害，右心负荷过大、肺源性心脏病、心功能不全而夭折。治疗上由于患儿有反复呼吸道感染，必须应用抗生素治疗，以控制呼吸道及肺部炎症，防止疾病进一步发展。其他治疗包括胰酶的补充、体疗、高热量饮食，补充多种维生素，尤其是维生素 C、维生素 E。如合并肺源性心脏病及心力衰竭等严重并发症，需进行肺移植手术治疗。

第五节　特发性肺动脉高压

特发性肺动脉高压（IPAH）曾被称为原发性肺动脉高压（PPH），以肺血管阻力、肺动脉压进行性升高为重要特征，发病原因不清，起病隐匿，临床表现多样，治疗棘手，预后较差。主要表现为不明原因的肌型小肺动脉丛样病变，肺动脉阻力进行性增加。根据目前研究，认为特发性肺动脉高压发病机制涉及细胞、体液介质和分子遗传等多个途径。

IPAH 早期症状不明显。主要是肺动脉高压和右心衰竭的表现，具体表现取决于病情的严重程度。常见的初始症状有：呼吸困难、疲乏、胸痛、眩晕、水肿、晕厥、心悸。血流动力学分析发现，症状的严重性与肺动脉高压的程度关系不大，可能与右房压增加和心排血量减少有关，这二者均反映右心室功能不全。出现症状的时间小于 1 年者与大于 3 年者之间肺动脉平均压相似，表明在病程的早期肺动脉压已增加到高水平。仅有劳力性呼吸困难的患者肺动脉高压已相当严重，疲乏和水肿反映已有右心衰竭，处于病程的晚期。

IPAH 诊断的标准方法是心导管检查和超声心动图，心导管检查能够准确提供肺血流动力学指标，超声心动图测量三尖瓣和肺动脉瓣的峰值流速，估测肺动脉平均压。此外，急性肺血管扩张试验检测血流动力学指标，可评价肺循环血管的反应性，也可用于 IPAH 患者预后的判断。磁共振成像无损伤地检测肺动脉形态学和血流动力学改变，评估右心室功能。X 线胸片可见肺动脉段突出，肺门血管扩张；严重时心电图可见电轴右偏，右心室肥厚，晚期可见右心房肥大。临床上 IPAH 患者会表现出活动后气促、乏力、胸痛、发绀、晕厥等表现排除引起肺动脉高压的继发原因。

针对 IPAH 的治疗采用综合治疗，主要是从血管收缩、内膜损伤、血栓形成以及心功能不全等方面进行联合用药，以恢复肺动脉的正常压力和阻力，改善心功能，减缓病情进程，提高生存质量。①基础治疗包括吸氧、强心、利尿和抗凝药，可延缓 IPAH 病情的进展，延长患者生存时间。②抗肺动脉高压药的使用钙离子通道阻断剂（CCB）是目前治疗 IPAH 最常用的血管扩张剂，包括硝苯地平、硫氮草酮、氨氯地平等。有文献报道，20% ~ 25% 的 IPAH 患者应用 CCB 有效，并且与对 CCB 治疗无效的患者相比，其 5 年生存率明显提高。前列环素（PGI2）及其类似物 PGI2 是治疗严重 IPAH 的首选药物，通过抑制血小板聚集和扩张血管可明显改善心肺活动能力和血流动力学，被认为是目前治疗重度 IPAH 的金标准方法。内皮素受体阻断剂内皮素（ET）具有强有力的收缩血管作用，可能是引起 IPAH 的病因之一。波生坦是临床上常用的内皮素受体阻断剂，能够降低心肺组织的炎性反应和血管渗透性，防止肺组织的纤维化，也可逆转肺组织学的改变。③外科手术治疗 经皮球囊房间隔造口术，作为肺移植治疗前的过渡治疗。肺移植和心肺联合移植，其 5 年生存率为 40% ～ 50%。

第六节　支气管扩张

支气管扩张是由于支气管及其周围肺组织慢性化脓性炎症和纤维化，使支气管壁的肌肉和弹性组织破坏，导致支气管变形及持久扩张。典型的症状有慢性咳嗽、咳大量脓痰和反复咯血。主要致病因素为支气管感染、阻塞和牵拉，部分有先天遗传因素。患者多有麻疹、百日咳或支气管肺炎等病史。

支气管扩张病程多呈慢性经过，可发生于任何年龄。典型症状为慢性咳嗽、咳大量脓痰和反复咯血。咳痰在晨起、晚上最多，每天可达 100 ～ 400ml。痰液多呈黄绿色脓样，合并厌氧菌感染时可有臭味。90% 患者常有咯血，程度不等。有些病人，咯血可能是其首发主诉，临床上称为"干性支气管扩张"，常见于结核性支气管扩张，病变多在上叶支气管。若反复继发感染，病人时有发热、盗汗、乏力、食欲减退、消瘦等。当支气管扩张并发代偿性或阻塞性肺气肿时，患者可有呼吸困难、气急或发绀，晚期可出现肺心病及心肺功能衰竭的表现。

支气管扩张可从以下几个方面进行诊断：①幼年有诱发支气管扩张的呼吸道感染史，如麻疹、百日咳或流感后肺炎病史，或肺结核病史等。②出现长期慢性咳嗽、咳脓痰或反复咯血症状。③体检肺部听诊有固定性、持久不变的湿啰音，杵状指（趾）。④ X 线检查示肺纹理增多、增粗，排列紊乱，其中可见到卷发状阴影，并发感染出现小液平，CT 典型表现为"轨道征"或"戒指征"或"葡萄征"。确诊有赖于胸部 HRCT。怀疑先天因素应做相关检查，如血清 Ig 浓度测定、血清 γ- 球蛋白测定、胰腺功能检查、鼻或支气管黏膜活检等。

支气管扩张的治疗包括：①基本治疗。包括清除分泌物及抗感染、提高免疫力等。支气管扩张患者感染的病原菌多为革兰阴性杆菌，常见流感嗜血杆菌、肺炎克雷伯菌、铜绿假单胞菌等，可针对这些病原菌选用抗生素，应尽量做痰液细菌培养和药敏实验，以指导治疗。伴有基础疾病（如纤毛不动症）者，可根据病情，长期使用抗生素治疗。低丙球蛋白血症、IgG 亚类缺乏者，可用丙种球蛋白治疗。②手术治疗。病变部位肺不张长期不愈；病变部位不超过一叶或一侧者；反复感染药物治疗不易控制者，可考虑肺叶切除等手术治疗，晚期需进行肺移植手术。

第七节　矽　　肺

矽肺又称硅肺，是尘肺中最为常见的一种类型，是由于长期吸入大量游离

☆　☆　☆　☆

二氧化硅粉尘所引起，以肺部广泛的结节性纤维化为主的疾病。矽肺是尘肺中最常见、进展最快、危害最严重的一种类型。我国每年有为 2 万例左右的尘肺新患者出现。因此，尘肺的防治是一项艰巨的工作。

临床表现有三种形式：慢性矽肺、急性矽肺和介于两者之间的加速性矽肺，这两种临床表现形式与接触粉尘浓度、矽肺含量与接尘年限有显著关系，临床以慢性矽肺最为常见。一般早期可无症状或症状不明显，随着病情的进展可出现多种症状。气促常较早出现，呈进行性加重。早期常感胸闷、胸痛，胸痛较轻微，为胀痛、隐痛或刺痛，与呼吸、体位及劳动无关。胸闷和气促的程度与病变的范围及性质有关。早期由于吸入矽尘可出现刺激性咳嗽，并发感染或吸烟者可有咳痰。少数患者有血痰。合并肺结核、肺癌或支气管扩张时可反复或大量咯血。患者尚可有头晕、乏力、失眠、心悸、食欲缺乏等症状。Ⅲ期矽肺由于大块纤维化使肺组织收缩，导致支气管移位和叩诊浊音。

根据可靠的生产性粉尘接触史、现场劳动卫生学调查资料可以诊断。X 线胸片是诊断矽肺的主要方法。主要表现为结节阴影（直径一般在 1 ~ 3mm）、网状阴影和（或）大片融合病灶。其次为肺门改变、肺纹理改变和胸膜改变。接触矽尘含量高和浓度大的矽肺患者，常以圆形或类圆形阴影为主，早期出现于两中下肺的内中带，以右侧为多，随后逐渐向上扩展，亦可先出现在两上肺叶。含矽尘量低或为混合性粉尘，多以类圆形或不规则阴影为主。大阴影一般多见于两肺上叶中外带，常呈对称性具跨叶的八字形，其外缘肺野透亮度增高。因大块肺纤维化收缩使肺门上移，使增粗的肺纹呈垂柳状，并出现气管纵隔移位。肺门阴影密度增加，有时可见"蛋壳样钙化"的淋巴结。胸膜可有增厚、粘连或钙化的改变。

矽肺病人应及时调离粉尘作业岗位，并根据病情需要进行综合治疗，积极预防和治疗肺结核及其他并发症，以期减轻症状、延缓病情进展、提高病人寿命、提高病人生活质量。终末期矽肺可进行肺移植手术。

第八节　其他需要肺移植的疾病

近年来，肺移植的适应证不断扩大，已报道的疾病有 30 种以上，除上述几种外还有继发性肺动脉高压(Eisenmenger综合征)、结节病、肺大泡、肺动静脉瘘、肺动脉栓塞、成人呼吸窘迫综合征、肺淋巴管平滑肌瘤及肺泡蛋白沉着症等。

（梅　伟）

第 5 章

肺移植外科学

第一节　单肺移植和双肺移植

一、肺移植的适应证和手术时机

肺移植与其他实体器官移植一样，选择合适的肺移植受体是移植成功最重要的决定因素之一。当前国际上肺移植发展的主要障碍是可利用供体的短缺，受体常因为等不到合适的供体病情加重而死亡。因此供体器官资源应最优化分配和使用，确保肺移植受体为终末期肺疾病，无其他可以替代措施时才能选入等候移植名单。为了帮助全世界的医师更好地选择具有潜力的肺移植受体，此领域具有卓著贡献的专家一致意见，并且基于一个中心，多个中心甚至是多国家移植中心的资料进行回顾性分析，1998 年在国际心肺移植协会支持下初步制定了肺移植指南，在此基础上 2006 年又重新修订了肺移植指南。当然要提高肺移植的手术成功率、肺移植术后近期和远期的生存率则需要术前对每一例肺移植受体进行严格的评估和内科治疗。

（一）适应证

慢性、终末期肺疾病，或其他的医疗手段医治无效的均为肺移植术的适应证。

潜在的肺移植受者应当给予专业的保健咨询。根据国际心肺移植协会的最新统计，目前肺移植的主要适应证包括：慢性阻塞性肺疾病（34%），特发性肺间质纤维化（23%），囊性纤维化（17%），α_1- 抗胰蛋白酶缺乏性肺气肿（6%），肺动脉高压（3.1%），支气管扩张（2.8%），肺结节病（2.5%）等。

肺移植的最根本的目标就是延长生存期限。一些研究表明肺移植可以达到这个目标，尤其是对于严重的囊性肺纤维化、特发性肺纤维化和原发性肺动脉高压患者。而关于肺气肿患者的报道比较矛盾，两份研究结果表明包括艾森门格综合征患者在内的肺移植术并未延长患者的生存时限。同时研究表明不同时间对存活率的评价可以得到不同的结果，随着时间推移存活率将升高。

如何评价存活率是否得到提高是一个值得探讨的问题。肺移植术对大多数患者来说都是相对的姑息治疗，但可以改善生活质量。当评价肺移植效果时，患者的生活质量也是其中重要的一项。但是由于供体器官的短缺，目前很难做到仅仅为了改善患者的生活质量而行肺移植术。

（二）手术时机的选择

一般来说，当患者 2～3 年的生存率为 50% 或按照 NYHA（纽约心脏协会）心功能Ⅲ～Ⅳ级水平或两者皆有可考虑进行肺移植评估。能否安全地度过等待供肺的时期取决于等待的时间，不同的疾病和供体器官分配方案。等待供体的时间并不确定，取决于多重因素，例如身高和血型。经验显示，身材矮小的妇女患者需要等待合适供体的时间较长，AB 血型的患者较易得到供体。特发性肺纤维化，囊性纤维化或原发性肺动脉高压患者相对于肺气肿或艾森门格综合征患者来说能够耐受等待供体的时间更短。

尽早地进行肺移植评估是非常有价值的，患者可以预先进入移植名单，并进入移植中心在专家的指导下进行配合的康复锻炼。无论最终患者是否需要移植，含多种学科的移植团队可以帮助患者全面的改善身体状况。这将依赖于各种临床指标（如感染率，进入 ICU 住院治疗，吸氧和减肥等），实验室检查（如氧分压、二氧化碳分压等）和功能检查（如肺功能测试、超声心动图、心功能等）。

二、肺移植的禁忌证

肺移植后的治疗非常复杂，包括术前后发病率和死亡率。因此全面考虑手术的禁忌证和并发症非常重要。下面列出了临床中可能常出现的问题。

（一）绝对禁忌证

1. 2 年之内的恶性肿瘤，表皮鳞癌和基底细胞瘤除外。总体说来 5 年之内有其他病史的都需谨慎，肺移植术在治疗局限的气管肺泡细胞癌中的应用还留有争议。

2. 伴有严重的无法治疗的其他器官或系统的严重病变（如心脏、肝或肾脏）者，冠状动脉疾病或具有严重的左室功能损伤都是绝对的禁忌证，但是可以考虑心肺联合移植术。

3. 无法治愈的肺外感染，包括慢性活动性病毒性肝炎（乙肝或丙肝）和艾滋病感染者。

4. 显著的胸壁或脊柱畸形者。

5. 无法完成医疗治疗过程或者随访过程者。

6. 未治疗的精神病或心理状况无法配合治疗者。

7. 没有社会保障的患者。

8. 成瘾患者（如酒精、烟草或麻醉药）或 6 个月之内有成瘾史者。

（二）相对禁忌证

1. 年龄超过 65 岁者。老龄患者由于并发症较多，生存率相对较低。因此患者的年龄应当是受体选择的一项参考条件。虽然对于年龄的上限并无绝对的标准，但是随着相对禁忌证的出现将会增加患者的风险。

2. 危重的或者不稳定的身体状况（如休克、机械通气或者体外膜氧合）。

3. 患者机体的恶病质。

4. 存在着高致病性的感染，如细菌、真菌或分枝杆菌。

5. 严重的肥胖（定义为体重指数超出 $30kg/m^2$）。

6. 严重的骨质疏松。

7. 机械通气。对于移植前使用机械通气支持的患者需要谨慎对待，要排除其他急性或慢性器官损伤。并且要积极的让其参与康复锻炼以提高肺移植术的成功率。

8. 同时伴有其他未达到终末期的器官损伤者，如糖尿病、系统性高血压、消化性溃疡或胃食管反流症需在移植前先给予治疗。患有冠状动脉疾病的患者应在肺移植术前先经介入治疗或搭桥术。

三、肺移植供肺评估及选择

供体为心脑死亡者，其肺并不一定适合移植。在健康的年轻人中，外伤是常见的脑死亡原因。急骤发生的脑死亡原因可能直接引起肺实质或支气管损伤，颅内压的升高也可引起神经源性肺水肿；另外在昏迷状态下，可能吸入胃内容物引起肺损伤，一些患者在 ICU 救治一段时间，经过气管插管和机械通气，肺炎相当常见，所有这些常可导致供肺不能使用。

供体的评估依据以下几点进行评估：①血型、年龄、身高、体重、胸围；②患者无重大疾病病史；③上呼吸机时间；④ X 线胸片或胸部 CT 提示双肺清晰，未见明显占位或无多重耐药细菌感染；⑤血气分析氧合指数大于 300mmHg（纯氧下 PEEP $5cmH_2O$，30min 后检测）；⑥床边纤维支气管镜，气管镜下所见气道分泌物情况，既往供者痰培养情况。

供体需要着重评估的方面如下。

动脉血气：在取供肺前，供肺的 X 线片和血液气体交换必须达到基本的标准。当供者的 FiO_2 为 1，且 PEEP 为 $5cmH_2O$ 时测定动脉血气，PaO_2 应大于 300mmHg。在取肺前每 2 小时测定一次血气，如果动脉血气不理想，在宣布此肺为不合格之前，应保证它的通气充足，气管内插管的位置正确，潮气量应足够。同时必须经气管镜吸引以排除大气道内分泌物的阻塞，只有在充分通气和维持最佳体液平衡后，才能在血气不良的情况下，做出供肺不适合移植的结论。

纤维支气管镜：供肺常规行纤维支气管镜检查，吸出物进行细菌学检查，供体和受体都应培养药敏使用抗生素。在确定为潜在供体后，采取相关措施维护供体，及时有效地吸尽供者气道分泌物，防止肺部感染或肺不张，对供肺常规行纤维支气管镜（纤支镜）检查，并行气道分泌物细菌培养及药物敏感试验（药敏试验），有条件者行支气管内冲洗，对洗出液进行细菌培养，若细菌培养阳性，则进行药敏试验，选取敏感抗生素控制感染。若纤维支气管镜检查发现有严重的气管 - 支气管炎，特别是脓液被吸出后仍从段支气管的开口涌出，提示患有肺炎，供肺无法使用。

供肺大小的估计：肺是唯一存在于相对限制空间中的器官，肺纤维化时，肺容积比同年龄同身体条件的人的预期值小，横膈的位置较高，胸廓的容量较小。而肺气肿患者横膈下降和肋间隙增宽，胸廓的容量较大。因此选择受者时需要加以考虑。术后最初 2 周内受体横膈、胸壁会在一定范围内逐渐与新的移植肺相适应。

根据国际心肺移植协会指南，肺移植理想供肺的有着严格的标准：供体年龄 < 55 岁；ABO 血型相符；胸片清晰；FiO_2=1.0，PEEP 5cmH$_2$O，PaO_2 > 300mmHg；吸烟史小于 20 包 / 年；无胸部外伤；无误吸和重症感染；无心肺手术史；痰革兰染色无病原体，气管镜下无脓性分泌物。在实际临床工作中，目前理想供体只是其中一部分。目前国外也在利用边缘性供肺进行肺移植，取得了一定的效果，但仍有大量供体无法应用于临床肺移植。中国的器官移植目前处于快速发展时期，2015 年中国肺移植供体获取和国际移植接轨，从 OPO 协调员进行供肺维护协调、作出评估，到肺源获取直至最后民航、高速、高铁转运到医院完成肺移植，每一环节都相当艰难，供者在判定脑死亡后，移植医师才能进行供肺评估决定肺脏能否使用，即使在家属签字同意捐赠器官后仍存在许多不确定因素，发生由于各种原因导致取消捐赠的情况。有时前期供肺胸片、血气等检查指标，提示供肺功能良好，能用于肺移植，但进行供肺评估时出现供肺水肿氧合下降，有时缺乏有效的维护，常不能应用于临床。因此，无锡市人民医院肺移植中心根据我国供肺特点制定了选择标准：①年龄 < 50 岁，吸烟史 < 20 包 / 年；②没有胸部外伤；③ FiO_2=1.0，5cmH$_2$O PEEP，PaO_2 > 300mmHg；④ X 线胸片显示肺野相对清晰；⑤支气管镜检查气管内相对干净；⑥无多重耐药细菌感染。但对边缘性供肺或初步评估后无法使用的供肺进行离体肺灌注（EVLP）修复，能使其中一部分供肺得到改善，最终应用于临床肺移植，扩大了供体来源。

（一）供肺维护

对于潜在供者，需要进行足够的维护，我们在到达供体所在医院后，立即进行评估，对于可能成为潜在供体患者，在评估时候采取系列措施，供肺维护基本策略：

1. 液体管理：限制液体入量，减少晶体量，循环稳定的情况下尽量负平衡，适当负平衡，提高胶体比例，在循环稳定的情况下控制 CVP < 10mmHg，必要时及时进行血滤。

2. 每日行纤支镜检查及吸痰：清理气道，吸净支气管分泌物，确保肺良好地扩张，尤其是防止肺下叶不张。

3. 激素应用：获取前 24h 甲泼尼龙 500mg 静脉滴注。

4. 保护性机械通气策略：潮气量 6 ～ 8ml/kg，PEEP 8 ～ 10cmH$_2$O，每天至少一次肺复张，即 30min 的 PEEP 30cmH$_2$O，以防止肺的不张及肺泡的萎陷，这对于呼吸停止的病人尤为重要。

5. 条件允许的情况下经常翻身拍背，能俯卧位通气更好，经常进行 X 线胸片和血气的检查，供体要做到血流动力学稳定以免发生肺水肿。供肺经过维护达到供肺使用标准，则立即获取。

（二）供肺获取及保存

在确定供肺能使用后，立即行供肺获取术。

1. 灌注保存液的准备　准备 5℃ 左右的 RLPD 灌注液 3 袋（2 升／袋），临时每升加入前列腺素 E1（PGE1）125μg，每袋悬挂高于手术床约 40cm 以保存一定的灌注压力，在灌注时可以用一测压导管连接肺动脉灌注插管，以测定肺动脉压力，使其保持灌注压力 15mmHg，防止压力过高，导致肺水肿。

2. 顺行灌注（anterograde flush）　准备取肺时，供体静脉注射肝素 3mg/kg，供体仰卧位，正中劈开胸骨进胸，充分打开心包，游离上、下腔静脉上阻断带，游离升主动脉和肺动脉圆锥，牵开上腔静脉和主动脉，升主动脉插入常规心脏停搏灌注管。在主肺动脉分叉处插入肺灌注管，将 500μg 前列腺素 E1 注入肺动脉。剪下下腔静脉、左心耳行双侧肺灌注，同时关闭升主动脉，共用 4 升 RLPD 交替进行双侧肺灌注（50 ～ 60ml/kg）。灌注时机械通气维持 FiO$_2$ 0.5，VT 10ml/kg，PEEP 5cmH$_2$O，同时用冰屑覆盖肺表面降温，灌至双肺完全发白。在主动脉钳闭处下方切断主动脉，在结扎处离断上腔静脉，关闭气管，整体取下心肺后体外分离心脏。

3. 逆行灌注（retrograde flush）　逆行灌注即从左房袖或肺静脉灌注液体，从肺动脉中流出。将 1 升 RLPD 连接一根带球囊的导尿管，球囊充盈 4 ～ 5ml，以确保能插入上、下肺静脉内阻塞管口，从一侧上下肺静脉内分别灌注，大约使用 LPD 液 250ml/PV，共需用 RLPD 液 1000ml，逆行灌注时可以轻轻抚压肺组织，肺动脉朝下仍可见到有少量微小血块灌洗出。直至肺动脉流出的灌注液清澈为止。最后使用 4 层塑料袋以保证安全和保持无菌，将肺浸在 3L 5℃ LPD 液中放入装有冰块的保温箱子中小心运送至医院，避免肺被冰块挤破，塑料袋中的空气必须尽量排除。在手术室移植前再次修剪供肺。

目前国内报道最常用的是肺动脉顺行灌注，其优点是方法简单可行，但它也有许多缺点，肺动脉顺行灌注仅仅增加肺实质的灌注，经常发生肺动脉血管收缩，而逆行灌注液同样能通过支气管动脉灌注支气管循环，增强气道的保护。由于肺静脉循环是低阻力高容量的循环，实验显示逆行灌注能到达肺段的血管，而顺行灌注达不到，在顺行灌注后立即进行逆行灌注，使顺行灌注后留下的血凝块、末梢血管床上的血栓均能被冲洗掉。另外逆行灌注能增强肺表面活性物质的功能，尤其是在无体外循环序贯式双肺移植时，逆行灌注可以延长第二个肺植入时临床缺血耐受时间，有助于加强顺行灌注的质量，减少术后肺水肿，改善术后肺的氧合，增强术后早期肺功能。

四、肺移植手术流程

病人仰卧位，肢体固定，双手置于两侧。病人术前一般放置 Swan-Ganz 导管检测肺动脉压力，桡动脉和股动脉置管，Foley 导管，经食管超声探头，完善心脏超声检查，气管内放置双腔导管或单腔双囊导管，便于单肺通气，手术期间完善气管镜检查，及时吸出分泌物、检查吻合口有无狭窄等。

根据患者术前或术中情况决定是否行 ECMO 或者 CPB 转流，当病人有严重的肺动脉高压，单肺通气无法满足手术要求，第一个肺移植结束后出现严重的移植肺功能障碍，应及时应用 ECMO，术后患者出现严重的 PGD，也需紧急 ECMO 插管治疗。当然，绝大多数病例无须使用体外循环，但都准备以防急需。准备自体血回输装置，减少异体输血用血量。

（一）单肺移植

受体胸腔内放置冰袋，将供肺置入。如果胸腔空间允许，可预先在胸腔内放置一层冰泥。按支气管、肺动脉、左房袖口顺序吻合。支气管吻合时，在支气管前壁中点缝牵引线，牵引支气管远离纵隔显露视野。开始吻合时，将供体、受体支气管后壁靠近，支气管使用 3-0 可吸收线连续端端吻合，通常在预先缝的牵引线两侧各缝两针就够了，但有时也需要在前壁的中间加一针间断缝合。用剪去前壁中点的牵引线并用冷盐水冲洗气道，将前壁缝合线打结。如果支气管管腔小（多见于左侧支气管），可选择以 3-0Vicry1 缝线单纯间断缝合支气管前壁以防止气道狭窄。支气管吻合口完成后，以支气管周围组织覆盖吻合口。接下来行动脉吻合，调整好供体和受体肺动脉的位置后，用小的 Satinsky 钳夹闭受体肺动脉，此时应小心避免误夹 Swan-Ganz 导管。在供体和受体动脉尺寸相匹配的位置剪除血管缝合线。修剪供体和受体肺动脉，防止血管过长术后发生扭曲。以一根 5-0 Prolene 连续缝合动脉吻合口。吻合须精密，针距小，同时要避免吻口狭窄。牵引两肺静脉干，在受体左房安置 Satinsky 钳，尽可能适度钳夹左心房，同时应观察血流动力学有无变化。常用脐带胶布带系紧钳子，防止在以后侧向牵引钳子时发生滑脱。然后切断受体肺静脉干并分离两干之间的连接，形成房袖口。另外，可在下肺静脉上方 2 ~ 3cm 处的心包上缝牵引线（注意避开膈神经），部分悬吊心脏，可以更好地显露左房吻合口。吻合口以 2 根 4-0Prolene 从后壁连续缝合。也可采用褥式缝合技术，褥式缝合可以使内膜对合更好，避免血栓形成。前壁的最后数针放松，肺部分膨胀，短暂开放肺动脉，冲洗残留在肺内的灌注液，然后松开左房钳排尽左房气体，收紧左房缝线打结，撤除左房钳。恢复通气和灌注后，所有吻合口缝线处和心包切缘都应检查止血。

（二）双肺移植

非体外循环下序贯式双肺移植时，一侧单肺移植完成后，采取同样方式行对侧肺移植。通常选用两根大口径胸管引流胸腔，一根成角的，一根直的。分别放在胸顶、膈肌。用单股非吸收缝线间断 8 字缝合闭合肋骨。胸肌，筋膜及皮下组织用标准缝合材料缝合。皮肤使用缝合器缝合。切口使用干的无菌敷料覆盖。在离开手术室前，行纤维支气管镜检查，查看支气管吻合口并清除气道分泌物，摄 X 线胸片了解移植肺缺血再灌注损伤情况。患者鼻插管或气管插管状态下送 ICU 术后监护。

第二节　肺叶移植

供、受体的肺大小相匹配是移植中心广泛接受的器官移植标准。通过测量供、受体的体重、身高、X 线胸片的纵、横径，胸廓周径，计算肺活量和胸腔容积，使供肺与受者胸腔相匹配。但由于供体的缺乏，实际工作中很难得到符合受体要求的供肺。由于供受体大小不匹配，供者大或受者胸腔小，可选择肺叶移植术，肺叶移植的供体来源包括传统的心脑死亡供者和活体供肺捐赠者。

心脑死亡供肺选择标准可参考传统肺移植标准：①年龄 < 50 岁，吸烟史 < 20 包 / 年；②没有胸部外伤；③ $FiO_2=1.0$，5cmH$_2$O PEEP，PaO_2 > 300mmHg；④胸片显示肺野相对清晰；⑤支气管镜检查气管内相对干净；⑥无多重耐药细菌感染。此类供肺的获取及保存均可参考传统肺移植操作流程。

一、活体供者选择条件

1. 活体器官接受人的配偶、直系血亲或者三代以内旁系血亲。

2. 有证据证明与活体器官接受人存在因帮扶等形成亲情关系。

3. 活体供肺还必须符合以下所有 5 个条件

（1）供者年龄大于 18 岁，小于 55 岁。

（2）完全自愿是基本原则，供者应有强烈和明确的捐献愿望，且不受到任何压力、强迫或利诱即不能有获利意图和动机。

（3）应当具有完全民事行为能力。

（4）供者必须完全知情，应清楚可能遇到的风险。

（5）符合医学选择标准。

二、供者术前检查

1. 活体供者依次完成下列检查　①血型鉴定：选择血型与受者相同或相容者；②淋巴毒试验：选择淋巴毒试验阴性；③群体反应抗体（PRA）；④ HLA 配型；⑤常规术前检查：血常规、尿常规、痰培养、肝功能、肾功能、血电解质、凝血功能检查、血气分析、肺功能、肺通气灌注扫描、心电图、胸部 X 线、HBV、HCV，巨细胞病毒，HIV 病毒，梅毒抗体检查；⑥影像学检查：心脏彩超、X 线胸片、CT、右心导管检查、心脏核素扫描。

2. 术前准备，首先是心理准备　术前应对供者做详细的解释工作，树立信心，消除恐惧心理，配合治疗；其次是常规术前准备：按常规肺叶切除手术术前准备。

三、供者评估和选择

活体肺移植应该将供者的身体、心理及社会适应性影响减少到最低点。供者的评估主要目的是确定合适、安全的和健康的候选供肺者，在完全知情同意的前提下再进行医学评估。

1. 捐赠意愿评估　①确认符合法律、法规、医学伦理学和医学原则；②确认活体器官捐赠者本人真实的意愿；③医疗机构应当充分告知供受者及其家属摘取器官手术风险、术后注意事项、可能发生的并发症及预防措施等；④供受者签署知情同意书。

2. 医学评估　筛查的重点应放在尽早筛查出不适合捐赠的供者，避免其他不必要的检查。首先排除有供肺禁忌证的候选者，再选择合适的可供进一步选择的供者。

绝对禁忌证包括：①严重认识障碍，无能力表达是否同意其意愿；②有被胁迫的证据；③有明显精神疾患；④高血压导致器官损害；⑤恶性肿瘤；⑥妊娠；⑦吸毒或酗酒；⑧ HIV 或人类 T 细胞白血病病毒（HTLV）感染；⑨高凝血栓形成倾向，需要抗凝治疗的疾病；⑩严重呼吸系统或心血管系统疾病及其他严重疾病全身疾病。

相对禁忌证包括：①年龄＞ 65 岁；② HBV 感染；③轻度或中度高血压；④肥胖，体重指数＞ 30 kg/m^2。

3. 医学评估的程序　推荐按设定程序计划依次进行下列检查，进行筛选，一旦发现禁忌证即不符合捐赠条件时，即终止其他检查，避免创伤性检查以及合理降低医疗费用。包括：① ABO 血型；②全面的内科疾病筛查（采集详细病史、体格检查、实验室检查：血液、尿液检查，X 线胸片和 ECG）；③ HLA 配型以及淋巴毒试验。

四、供肺选择原则

1. 心脑死亡供肺选择　尸体肺容积（total lung capacity，TLC）计算公式：TLC（男性）=7.99× 身高（m）－ 7.08；女性 =6.6× 身高（m）－ 5.79。减容肺容积（sr-TLC）= 供肺 TLC×（1 －受体/供体）%。根据供、受体容积不匹配程度，由供肺获取组医师在术中同期行移植肺减容手术。单侧减容范围20%，需行上叶或下叶切除；减容范围 10%，行右肺中叶或左肺舌叶切除。

2. 活体供肺选择　一个选择进行右下叶切除而另一个进行左下叶切除；较大的供者通常选用右下叶；如果供者同样高，选择左侧有更完整肺裂的供者捐献左下叶；可接受的供者有胸部手术史、外伤或感染史，在这种情况下，应选择对侧作为捐献侧。

五、活体供肺获取

心脑死亡供肺获取方法同传统肺移植。尸体供肺灌注后，肺叶切除时无法准确辨认各支肺血管、支气管及肺裂的解剖关系，故可选择术中含血灌注液再次逆行灌注，便于显露，避免误伤血管。注意减少对气管断端的钳夹损伤，气管周缘的结缔组织应予保留，尽量保留供肺支气管的血液供应，同时术中可用于包埋吻合口，促进侧支血供形成。心房袖、肺动脉袖则尽可能完全剥离周围脂肪组织，否则易导致吻合口狭窄，回流障碍。左肺劈离式移植，下叶背段和上叶舌段间分离肺动脉，心房袖尽量留长，必要时可自体心包补片拓宽房袖吻合口。

移植手术医师进行活体供者肺叶切取术，患者双腔气管插管全身麻醉，体位同一般肺叶切除手术。手术切口与普通肺切除相同（经第 5 肋间前外侧或第 6 肋间前外侧切口）。肺叶切除技术用来调节并最大化供肺动、静脉和气管的长度。在供者解剖通常在保留肺叶的侧边进行以尽可能减少漏气。

随后进行供者下肺叶切取，在上肺静脉前和上叶支气管起始部下面的后方解剖纵隔胸膜。肺动脉位于肺裂内，各分支应仔细确认，尤其是中叶。下叶上部动脉和中叶动脉之间的距离变化较大，要确认可获得的肺动脉袖的长度，必要时可牺牲上叶后段或舌段动脉，高位无损伤钳夹后切断，近端 5-0 prolene 线连续缝合。确认中叶的静脉回流以确保不是起源于下叶静脉。然后切除下肺静脉周围的心包，使用血管闭合器钳夹后切断。然后用 75mmGIA 切割缝合器分离肺裂并且任何组织损伤的区域都要电灼。上叶或中叶下切断支气管，移出供体肺叶，缝合支气管残端。在肺通气状态下经肺动脉及静脉灌注，要求同常规供肺获取。肺叶包于湿冷的棉巾中移走并在后台处理保存。

活体供者肺叶的保存：肺叶从供者移出之前用前列腺素舒张肺血管。一旦移到后台，每叶的支气管都要插入小的气管内插管并用纯氧供气。保存液采用顺灌并逆灌方式处理以确保肺叶的充分灌注。肺静脉置管并用至少 1L 肺灌注液灌洗肺叶或直到动脉回流液变清并且组织变白。然后肺送到受者的手术室。在保存期间要防止保存液流入支气管。

六、肺叶移植手术方式

肺叶移植手术流程同传统肺移植术。吻合气管时，由于供肺获取时支气管动脉血供的缺失，吻合口血供初期依赖肺动脉低压逆行性侧支循环灌注，尽量减少对气管周围结缔组织的破坏，减少组织损伤。减少对支气管的游离，尽可能保留气管周围组织，通过吻合口结缔组织包埋，降低移植肺气管缺血发生危险。在移植肺远段离断气管，缩短供肺气管的长度，距离受体隆突上一个软骨环端端吻合，并保留受体气管周缘的淋巴结和纤维结缔组织，起到对吻合口支撑和血运重建作用。采用肋间肌皮瓣加生物蛋白胶涂布封闭，促进粘连，减少漏气，有效降低术后气管软化、支气管胸膜瘘的发生率。

动静脉吻合时，肺移植受者术前长期缺氧，多合并肺动脉高压，肺动脉较正常增粗，尤其是原发性肺动脉高压患者，肺动脉内径可达主动脉水平，血管弹力纤维破坏，管壁显著变薄。受体肺动脉必须保留足够长度，在吻合时，可采用血管切割缝合器闭合动脉上干，供肺血管与中间段肺动脉吻合，吻合口应保证无张力、无扭转。动脉开放后，若发现吻合口有漏血，应再次行动脉近端

☆ ☆ ☆ ☆

阻断，在无张力状态下，5-0 prolene 线 8 字缝合修补，必要时可用垫片加固。静脉心房袖吻合时，受者心房周围心包反折彻底分离，便于阻断。由于供体房袖极短，术中可采用自体心包补片拓宽吻合口，否则吻合口易出现狭窄，回流不畅，移植肺严重肺水肿。肺动脉及左心房袖吻合完毕后，先不打结，部分开放右肺动脉干阻断钳，恢复移植肺供血，使供、受者左心房袖吻合口处有鲜红色血液流出，以便彻底排气，并观察回流是否通畅，然后结扎，肺动脉干阻断钳开放时要缓慢，确保排气完全，同时应注意防止血压波动太大。

　　肺叶移植术基本需要在 ECMO 辅助下完成。肺叶移植由于供受体体型相差悬殊，单侧肺叶移植后血管床少，当对侧肺动脉阻断时，难以耐受全部右心血流高压灌注，同时移植肺缺血再灌注后，炎症介质、细胞因子大量释放，导致毛细血管通透性显著升高，术中极易并发急性肺水肿、左心衰竭。肺叶移植中供肺心房袖较短，钳夹左心房保证有足够长度吻合时，极其容易出现室颤、心脏停搏，因此，对于术前麻醉评估高危患者，建议常规使用 ECMO 辅助循环，能够有效降低第一侧移植肺再灌注损伤、水肿和急性左心衰竭几率。受者术后改为单腔气管插管呼吸机辅助呼吸，给予 5 ~ 10 cmH$_2$O 的 PEEP，可防止肺膨胀不全，减少肺不张，PEEP 呼吸至少维持 48 ~ 72 h，同时，严格控制液体入量，量出为入，注意补充血浆、蛋白等胶体液入量。联合使用多巴胺、去甲肾上腺素、小剂量硝酸甘油，在提高心输出量同时，改善外周循环灌注。对于氧合、血流动力学不稳定患者，术后继续 ECMO 辅助循环，出现肾衰竭患者，应及时行血液透析治疗。EMCO 应用容易导致凝血功能紊乱，术后引流量多，与本组术后血胸发生率偏高有关。术中应严密止血，术后长时间转流应定期监测血常规、凝血功能，及时补充血小板、冷沉淀、凝血酶原复合物，待血流动力学稳定后 ECMO 流量逐渐降至 1.0L 以下及时撤除。

第三节　心肺联合移植

　　心肺联合移植是治疗终末期心肺疾病最重要的手段之一，首例临床心肺联合移植于 1968 年由 Cooley 等实施，1981 年 Reitz 等首先将环孢素 A（CsA）用于心肺联合移植，并获得良好的效果。根据国际心肺移植协会（ISHLT）的最新统计，截至 2015 年 6 月，全世界共完成 3879 例心肺联合移植，随着心肺联合移植外科技术的进步，以及新型免疫抑制剂和抗感染药物的应用，心肺联合移植术后 3 个月、1 年、3 年、5 年、10 年的生存率分别为 71%、63%、52%、45% 和 32%。然而由于供者短缺，目前世界范围内心肺联合移植的规模正逐年缩小。

一、心肺联合移植（HLT）的手术适应证

HLT 为最初治疗原发性肺动脉高压、先心伴艾森门格综合征的移植术式，HLT 主要用于合并左心或全心功能不全的患者，包括左室射血分数低于 40% 或伴行肺移植存在技术困难。

目前 HLT 的适应证为：①估计患者的存活时间不超过 12 ~ 18 个月；②纽约心脏学会心功能分级（NYHA）为Ⅲ级或Ⅳ级；③除心肺疾病外，其他脏器没有严重病变；④患者的心理状态稳定；⑤先天性心脏病心内分流后继发性肺动脉高压引起艾森门格综合征；⑥原发性肺动脉高压（> 6 Wood 单位，且使用血管扩张剂无效）同时伴有不可逆的右心衰竭；⑦肺囊性纤维化、肺气肿或双侧支气管扩张所致肺脓毒性感染等；⑧其他应用药物治疗无效的肺实质性病变合并心功能不全，呈终末期心肺衰竭者。此外一部分不能成功修复的先天性心脏畸形患者可考虑行 HLT。

二、HLT 供体获取及保护

供者心肺的保护是 HLT 手术成功的关键因素之一，目前常用的心脏保存液有 UW 液、HTK 液、EC 液、LYPS 液、Celsior 液、STH21 液、STH22 液等，肺保存液主要有 UW 液、EC 液、LPD 液、Celsior 液、RLPD 液等。由于供肺保存不当，再灌注损伤或早期移植排斥反应可导致肺水肿，术后早期胸部 X 线片可见弥漫性的肺间质浸润阴影。前列地尔是内源性血管活性物质，对肺血管作用强，而对体循环的影响较小。有研究提示，前列地尔可以有效扩张供肺遇冷收缩的血管，促进肺保护液均匀分布，同时能抑制白细胞和血小板聚集、保护血管内皮细胞、改善红细胞变形性及减少体外循环全身炎症反应等，从而减少肺缺血再灌注损伤，降低术后原发性移植物失功的发生。

供者气管插管后，吸尽呼吸道分泌物，正压通气。给予甲泼尼龙 30mg/kg，静脉注射肝素 3mg/kg。经胸骨正中切口，切除心包，打开两侧胸膜腔，初步探查心肺无明显异常。向肺动脉主干内注射前列腺素 E1 100μg，阻断上腔静脉、下腔静脉及主动脉，主动脉、肺动脉主干插管，重力灌洗心及肺，心肌保护液 20ml/kg，心脏灌洗量约 1500ml，肺保护液 60ml/kg，肺灌洗量约 4000ml，灌洗液流量 300 ~ 400ml/min。肺灌洗压力不超过 20mmHg，灌洗时间不超过 10min。灌洗以心跳停止，肺表面呈白色（无红色）、流出液清亮为止，右心房及左心耳切口，以排出灌洗液，切断气管前给予轻度膨肺，然后钳夹气管并切断，保持肺泡轻度膨胀。分离左、右下肺韧带，高位切断升主动脉，分离心后组织，

取出心肺。用4℃生理盐水冲洗,放入无菌袋中,浸泡于1500ml 4℃心肌保护液中,其外再套两层无菌袋包裹,然后放入置冰块的保温桶内运至受者手术室。

修整供体时先用4℃无菌生理盐水冲洗表面,再浸泡于4℃生理盐水中进行修整,同时于主动脉根部及肺动脉插管,灌注4℃心肌保护液和肺保护液各2000ml,吻合期每20min经冠状静脉窦逆行灌注冷晶体心肌保护液1次,每次400ml。开放主动脉前逆灌无钾温血200ml。

三、受者手术及术中循环支持

(一) 受者手术

受体胸骨正中切开,肝素化,主动脉远端及上、下腔静脉远端插管建立体外循环 (CPB)。主动脉瓣上切断主动脉,肺总动脉中点切断肺动脉,沿房间隔切开右房壁至上、下腔静脉。将心脏向右、前抬起,切除左房外侧壁、左房顶、房间隔,取出心脏。然后分离左肺静脉,距膈神经前、后1 cm切开心包,上至左肺动脉,下至膈肌,切断左肺韧带,向前、右方牵拉左肺,游离左肺门,显露左支气管,结扎支气管动脉,横断左肺动脉,结扎或用闭合器切断左支气管,取出左肺;分离右肺静脉,按上述方法保护膈神经,去除右肺。向左牵拉主动脉远端,分离气管周围组织,在隆突上一个环状软骨处切断气管。

将供心置入心包内,于两侧膈神经前将左、右肺置入胸腔。于供肺隆突上1～2个软骨环处切合气管,4-0 prolene 连续缝合气管膜部,4-0 ethobide "8"字间断缝合软骨部,证实无漏气后,机械通气($< 30cmH_2O$)。再依次吻合主动脉、上下腔静脉,开放阻断钳,恢复心脏血液供应,心脏自动复跳。体循环至窦性心律稳定,循环稳定,血气分析结果满意后停机,拆除体外循环。

(二) 循环支持

目前移植中循环辅助装置主要包括心脏机械循环辅助和体外膜肺氧合 (ECMO) 装置等。2006年Kirklin报道了机械辅助循环支持统计资料,结果显示,2002—2005年共有1228例心室机械辅助植入,左心室辅助969例,右心室辅助32例,双心室辅助227例,其中作为心脏移植过渡941例,心功能恢复过渡70例,最终治疗158例。Wieselthaler分析了欧洲的心脏移植过渡性机械辅助应用现状,指出只有一小部分机械辅助是用作心功能恢复的手段,对于大多数患者,是作为过渡到心脏移植辅助性手段。2007年Wigfield报道了ECMO在术后早期移植物失功中的应用,1991年7月至2004年11月,该中心完成286例肺移植和11例心肺联合移植,其中有20例因严重的早期移植物失功而使用ECMO。ECMO对血流损伤小,不需全身肝素化可减少围术期的出血风险,对炎症介质的影响小,转流效果较好,但是ECMO采用体外泵驱动,对血流动力学仍有一定影响，使用时间一般不超过 2 周，最近几年 NovaLung 装置在临床上取得较好的效果，Stefan Fischer 等对 12 例患者应用此装置过渡到肺移植，其中 10 例患者接受肺移植，随访一年 8 例仍存活。M.Strueber 等使用体外无泵的肺辅助系统，使 4 例肺动脉高压病人成功过渡到肺移植或者心肺联合移植，其中 3 例康复出院。NovaLung 装置无须采用体外人工血泵，只需将体内部分血液引出体外氧合，其氧合效率高，二氧化碳清除完全，一般6h内即可明显改善高碳酸血症，配合采用保护性肺通气策略，可以达到较满意效果。Novalung 较长时间的转流对移植病人的影响远比 ECMO 小，从而延长等待获得供体的时间，紧急情况下减少边缘性供体的应用，术中和术后也有较好使用价值，为移植的成功奠定良好的基础。虽然 Novalung 装置价格与 ECMO 相比较昂贵，但其应用前景是好的。

（陈静瑜　毛文君）

第 6 章
肺移植的免疫学

第一节 主要组织相容性抗原

组织相容性是指不同的个体间进行组织或器官移植时，供者和受者双方相互接受的程度。若移植物被接受的程度高，则移植容易成功，否则移植物将被受者排斥。编码最强移植抗原的基因座位即主要组织相容性复合体（MHC），其编码的抗原即主要组织相容性抗原。如何最大限度地减少存在于供受者细胞间组织相容性抗原的差异，是提高同种移植器官移植存活率，减少移植排斥反应和移植物抗宿主反应的关键。

由 MHC 编码的分布于生物体有核细胞表面的抗原性物质，对人类而言，被称为人白细胞抗原（human leukocyte antigen，HLA）。与移植有关的 MHC 分子被分成两类，分为 HLA Ⅰ 类分子和 HLA Ⅱ 类分子，Ⅰ 类分子包括 HLA-A、B、C，存在于大部分的有核细胞上，Ⅱ 类分子是 HLA-DR、DQ、DP（图 6-1），表达在一些淋巴组织的特定细胞表面。主要组织相容性抗原不仅仅在临床上与器官移植的排异反应有关，更重要的常规功能是参与介导有抗原呈递细胞存在的特异性免疫应答。

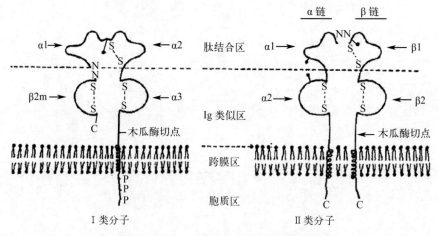

图 6-1　HLA Ⅰ 类分子和 HLA Ⅱ 类分子

第二节　同种异体移植的排异反应

受者进行同种异体组织或器官移植后，外来的组织或器官等移植物作为一种"异己成分"被受者免疫系统识别，后者发起针对移植物的攻击、破坏和清除，这种免疫学反应就是移植排斥反应（transplant rejection）。与人类移植有关的抗原主要是 ABO 血型抗原系统和人类白细胞抗原 HLA 系统。排斥反应的发生机制主要包括细胞免疫和体液免疫两个方面。临床最常见的急性排斥反应主要由细胞免疫介导，而超急性排斥反应和慢性排斥反应主要由体液免疫介导。

一、细胞介导的排斥反应

细胞免疫在急性排斥反应发生发展过程中起主导作用。移植物中供体的淋巴细胞和树突状细胞具有丰富的 HLA- I 和 II 类抗原，是诱发排斥反应的主要致敏原。在移植物植入受体后，随着移植物的血液循环重建，供者的 HLA- I 和 II 类抗原不可避免的暴露于受者的免疫系统,受者的免疫细胞识别外来抗原后，即可引发一系列免疫反应。

二、抗体介导的排斥反应

体液免疫也在移植排斥反应过程中发挥着重要作用，尤其在超急性排斥反应和慢性排斥反应发生发展过程中起着主导作用。

在移植前循环中已有 HLA 抗体存在的受者，接受器官移植手术后，循环抗体与移植物血管内皮表达的 HLA 分子结合，诱发 II 型变态反应，引起血管内皮受损，导致血管壁的炎症、血栓形成和组织坏死。这种情况多见于多次妊娠、多次输血、人工透析或感染过某些与供者 HLA 有交叉反应的细菌或病毒的患者。

同种异体移植中，排斥反应有两种基本类型：宿主抗移植物反应（HVGR）和移植物抗宿主反应。

三、宿主抗移植物反应

受者对供者组织器官产生的排斥反应称为宿主抗移植物反应，根据移植物与宿主的组织相容程度，以及受者的免疫状态，移植排斥反应主要表现为三种不同的类型。

（一）超急性排斥反应

较为罕见，一般发生在移植后 24h 内，出现坏死性血管炎表现，移植物功能丧失，受者常伴有全身症状。超急性排斥反应发生的基本原因是受者循环内存在针对供者 HLA 的抗体，常见于下列情况：ABO 血型不符、由于多次妊娠或反复输血或既往曾做过某种同种移植等使受者体内存在抗 HLA 抗体、移植物保存或处理不当等其他原因。超急性排斥反应多见于肾移植，在肝移植中非常罕见。超急性排斥反应一旦发生，无有效方法治疗，终将导致移植失败。因此，通过移植前 ABO 血型及 HLA 配型可筛除不合适的器官供体，以预防超急排斥的发生。

（二）急性排斥反应

临床最常见的移植排斥反应类型，多见于移植后一周到几个月内，但移植多年以后亦可发生急性排斥反应。急性排异反应通常在肺移植术后前几个月发生概率最高，随着时间的推移而概率慢慢降低。急性排异是淋巴细胞主导的血管和气道周围的炎症反应。目前认为急性排异（特别是反复发生的急性排异）是发生慢性闭塞性细支气管炎的危险因素。体液免疫在急性排异中的作用还存在争议，一些证据显示毛细血管炎是有体液免疫介导，抗 -HLA 抗体可能在中间起到非常重要的作用。

（三）慢性排斥反应

一般在器官移植后数月至数年发生，表现为进行性移植器官的功能减退直至丧失，主要病理特征是移植器官的毛细血管床内皮细胞增生，使动脉腔狭窄，并逐渐纤维化。慢性排异是肺移植术后影响病人长期生存最为主要的因素。慢性排异病理学上主要分为慢性血管排异和慢性气道排异，慢性血管排异是慢性排异相对较少的表现形式，表现为肺血管的硬化。慢性气道排异是相对常见的一种情况，组织学上表现为闭塞性细支气管炎（OB）。OB 在肺移植术后非常常见，早期病理学上表现为黏膜下淋巴细胞性炎症以及小气道上皮的断裂，然后发生纤维黏膜液样肉芽组织增生并阻塞气道管腔。

四、移植物抗宿主反应

如果免疫攻击方向是由移植物针对宿主，即移植物中的免疫细胞对宿主的组织抗原产生免疫应答并引起组织损伤称为移植物抗宿主反应。根据病程不同，移植物抗宿主反应分为急性与慢性两型。急性型多见，多发生于移植后 3 个月以内，患者出现肝脾大、高热、皮疹和腹泻等症状。虽是可逆性变化，但死亡率较高；慢性型由急性型转来，患者呈现严重的免疫失调，表现为全身消瘦，多个器官损害，以皮肤和黏膜变化最突出，病人往往因严重感染或恶病质而死亡。

　　实体器官移植术后的移植物抗宿主反应非常少见，文献报道的移植物抗宿主反应的发生条件包括：宿主与移植物之间的组织相容性不合、移植物中必须含有足够数量的免疫细胞、宿主处于免疫无能或免疫功能严重缺损状态。

第三节　供者特异性免疫耐受

　　免疫耐受（immunologic tolerance）是指免疫活性细胞接触抗原性物质时所表现的一种特异性的无应答状态（a state of specific unresponsiveness）。供者特异性免疫耐受是指免疫成熟个体在接受组织配型不相容的器官移植或加短疗程治疗后出现的不用药（指免疫抑制剂）、不排斥、不感染的"三不状态"。

　　免疫耐受的病理生理机制理论包括克隆丢失、双信号激活理论及克隆无反应性和抑制机制，其中克隆无反应性和抑制性机制与"分离耐受"或免疫背离的形成有关。

　　T 细胞克隆丢失：Burnet 和 Fenner 认为，发育过程中的免疫系统如果接触特定的抗原（自身的和外源的）足以引起耐受。这一假说得到 Medawar 的证实。与此同时，Ledesberg 提出，用抗原刺激未成熟的淋巴细胞可以引起克隆丢失。

　　双信号激活理论及克隆无反应性：实验证实，当 T 细胞与抗原相遇时，如果没有适当的辅助信号，这些细胞将保持静息状态而不呈现攻击性反应。这就是双信号激活理论。通过控制第二信号的传递，即可造成免疫耐受。支持和证实这一理论的证据来自于 R.H.Schwartz 和 M.Jenkins 合作的著名"3 细胞"实验：① T 细胞。②经化学处理的抗原递呈细胞（APC），使其不能处理抗原，但其表面仍带有 MHC 分子。这种灭活的细胞仍可以向 T 细胞递呈抗原，但不能激活 T 细胞。③加入另一组带有不同 MHC 分子的抗原递呈细胞，可提供第二信号，一种非特异性信号。该实验中，只有当第三种细胞加入试管时 T 细胞才能被激活。

　　免疫抑制作用：由 Gershon 和 Kondo 最早通过耐受的试验所获得的，即将对羊红细胞产生耐受的小鼠脾细胞转移到具有潜质反应力的同系小鼠，发现该小鼠针对羊红细胞产生抗体的能力降低。这一实验表明耐受细胞对正常细胞功能有抑制作用。

（许爱军　梅　伟）

参 考 文 献

[1] 卿恩明. 器官移植术语组织移植术麻醉学. 北京：人民卫生出版社，2004: 208-215.

[2] 陈实. 移植免疫学. 武汉：湖北科学技术出版社，1998: 303-305.

[3] 王益波，马改改，陈安，等．特发性肺动脉高压发病机制的新进展．中国循环杂志，2015, 30(6):605-607.

[4] 冉莉，万令，覃和平．特发性肺动脉高压的诊治进展．心血管病防治知识，2015, 7: 159-160.

[5] 郭玉婷，蒋琳．α_1- 抗胰蛋白酶的缺乏与治疗．微生物学免疫学进展，2015, 43(3):72-75.

[6] 王恺京，陆英，赵倩，等．特发性肺纤维化的发病机制和临床治疗．中国医药导报，2015, 12(12):32-35.

第 7 章
肺移植的病理学

第一节　肺移植的原发病

世界上第一例肺移植手术在 1963 年成功施行，迄今为止肺移植是目前临床上治疗多种终末期肺病如慢性阻塞性肺疾病（chronic obstructive pulmonary disease，COPD）、间质性肺疾病（interstitial lung disease，ILD）、α1- 抗胰蛋白酶缺乏（alpha-1-antitrypsin deficiency，A1ATD）、特发性肺动脉高压（idiopathic pulmonary arterial hypertension，IPAH）、囊性纤维化（cystic fibrosis，CF）及支气管扩张等唯一有效的方法。根据 2019 年国际心肺移植协会（International Society for Heart and Lung Transplantation，ISHLT）统计数据，全球范围内 2017 年完成肺移植超过 4500 例，成人肺移植受者术后 5 年和 10 年生存率分别为 60% 和 40%，儿童肺移植受者分别为 50% 和 35%。患者原发病不同，术后转归也不尽相同。

一、慢性阻塞性肺疾病

据 ISHLT 统计，每年有 1000 多例严重 COPD 患者接受肺移植，已然成为全世界肺移植的最常见适应证。COPD 是一组由各种原因引起的以肺实质和小气管受损后，导致慢性不可逆性气道阻塞、呼气阻力增加以及肺功能不全为共同特征的肺疾病的统称，主要是指慢性支气管炎、肺气肿、支气管哮喘和支气管扩张症等疾病。COPD 终末期患者 5 年生存率仅为 25% 左右，临床表现为进行性劳累性呼吸困难、咳嗽咳痰及频繁呼吸道感染。

1. 病因和发病机制　COPD 是多种因素长期作用的结果，呼吸道感染、大气污染、气候变化、过敏因素等外源性因素，机体抵抗力下降和肺防御功能受损为重要内在因素，促进体内产生慢性炎症反应，炎性渗出物一方面破坏细支气管壁及肺间质导致管壁增厚管腔狭窄，另一方面堆积于终末及细支气管导致支气管阻塞。由于支气管通路不畅，吸气时尚可通过细支气管扩张和肺泡间孔到达受阻支气管远端肺泡中，但呼气时由于肺泡间孔闭合、细支气管闭塞等原因导致气体呼出受阻，肺内残气量增多，最终肺组织过度膨胀、肺泡扩张、间隔断裂、肺泡融合、肺大疱形成。

2. **病理变化**　COPD 终末期病人的病理表现复杂多样，大小气道、肺实质和脉管系统的持续性炎症常同时存在且因人而异。即使在呼吸系统症状轻微的早期患者中也发现了气道炎症存在的证据，且去除刺激（如香烟烟雾）后，该炎症过程仍持续很长时间。

大气道：炎症浸润表层上皮、黏液上皮及腺体分泌功能亢进使黏液分泌增加，因黏液分泌增多使分泌物变黏稠，不易咳出，易潴留于支气管腔内形成黏液栓，病变后期可出现气道黏膜及腺体出现萎缩性改变使黏液分泌减少。

外周气道：炎症浸润使支气管壁损伤和修复过程循环发生出现气道壁重构，炎症随病情加重向周围组织及肺泡扩散，纤维组织增生，引起支气管壁僵硬或塌陷，引起阻塞性肺气肿。

肺实质：可见肺过度膨胀，弹性减退，按照累及肺小叶的位置可将阻塞性肺气肿分为小叶中央型、全小叶型及介于两者之间的混合型，其中以小叶中央型多见。

肺血管：以管壁增厚为特征。

3. **病理临床联系**　在病理学改变的基础上，COPD 出现了特征性病理生理特点：

呼气流量受限：气道因素（黏膜水肿和炎症、气道重构、纤维化及分泌物过度分泌等）和其他因素（肺泡过度膨胀导致小气道受压等）共同导致气道内压力增高。同时，长期低氧和高碳酸血症以及胸内压的增加导致自主神经系统的紊乱、肺泡壁的破坏又使气道口径进一步缩小。

肺过度充气：小气道塌陷可导致呼气受限产生肺过度充气，表现为平静呼吸结束时肺内余气量（功能余气量）逐渐增加。慢性肺过度充气是 COPD 患者病情恶化出现呼吸困难的重要原因。

呼吸衰竭：由于整个肺部通气 / 灌注比例（ventilation/perfusion ratio，V/Q）失衡，导致肺的氧气吸收能力和二氧化碳排出能力均受到损害，最终导致低氧血症和高碳酸血症。

肺动脉高压（pulmonary arterial hypertension，PAH）：是 COPD 预后的独立影响因素，COPD 可伴有轻至中度的 PAH，但仍有 3% ~ 5% 的 COPD 患者可发生重度 PAH。由于肺过度膨胀破坏血管床，以及慢性缺氧的血管收缩作用，导致 PAH 和右心衰竭。已有新证据表明，烟草烟雾对肺血管有直接毒性作用，可导致内皮源性血管活性介质产生和血管重塑，所见变化与特发性肺动脉高压相似。加拿大胸科学会在指南中建议，当 COPD 患者伴发严重 PAH（平均肺动脉压大于 35 mmHg）时，应将 PAH 作为一个独立的疾病而不是 COPD 的并发症看待。

终末期 COPD 患者可出现桶状胸，往往伴有发绀、呼吸性酸中毒等阻塞性通气功能障碍和缺氧症状，出现肺功能下降、肺活量下降和残气量增加，甚至累及循环系统出现肺源性心脏病或右心衰竭。1974 年首次报道了肺移植在治疗 COPD 中的应用，但 9 例单肺移植的 COPD 患者仅 1 例存活超过 1 个月，死亡原因主要为顺应性较高的自体肺过度充气并挤压移植肺，移植肺血管阻力较低接受大部分血流灌注，从而导致严重的 V/Q 失衡。在 1981 年后，为避免 V/Q 失衡，COPD 患者多采用心肺联合移植，但这又受到心肺供体的限制难以广泛推广，为了解决这一问题，随后又发展了双肺移植，避免不必要的心脏移植，但双肺移植气道并发症发生率较单肺移植高，如早期气道坏死、吻合口狭窄等，且需要体外循环，并有心脏去神经支配的副作用。之前有研究表明，接受双肺移植的 COPD 患者存活率高于单肺移植，因此目前 ISHLT 仍推荐 COPD 患者采用双肺移植。但单中心的研究容易产生选择偏倚，随着肺移植数据库的建立，多中心大数据研究文章表明单侧和双侧肺移植受者 5 年死亡率无明显差异，而且 60 岁以上患者双肺移植死亡率较单肺移植更高。经临床实践证明，只要病例选择恰当，自体肺过度通气问题并不严重，单肺移植可以不构成对移植肺的压迫，V/Q 失衡亦在生理代偿范围内。考虑到对有限社会资源的分配问题，应对患者进行单、双肺移植的风险和利益进行持续评估，取得个人和社会利益的双赢。

二、α_1- 抗胰蛋白酶缺乏

A1ATD 是常染色体显性遗传病，由于丝氨酸蛋白酶抑制剂缺乏导致肺内中性粒细胞弹性蛋白酶（neutrophil elastase，NE）过量而易于发生肺气肿，占北欧地区 50 岁以下 COPD 病例的 1% ~ 2%。将 A1ATD 与 COPD 混为一谈是不合适的，A1ATD 多导致肺基底段肺气肿，而 COPD 多引起上叶小叶中央性肺气肿，但 A1ATD 尚未被充分认识，只有一小部分患者在临床治疗过程中被识别，即使是确诊患者从首发症状到最终确诊也需要较长的时间，在实际治疗也以类似 COPD 的对症治疗为主。虽然 A1ATD 与 COPD 临床症状相似，但 A1ATD 出现症状时间更加年轻化，吸烟量较少，而且 A1ATD 患者通常在年轻时就发展为严重的呼吸衰竭。

1. 病因和发病机制　正常人体内 α_1 抗胰蛋白酶（α_1-antitrypsin，AAT）可聚合形成 AAT 聚合物，聚合可以捕获中性粒细胞，抑制其 NE 活性，保护机体

正常细胞和器官免受蛋白酶的损伤。AAT 主要在肝细胞中合成，也可在中性粒细胞、单核细胞、巨噬细胞、肺泡巨噬细胞、小肠上皮细胞、癌细胞和角膜细胞中合成，AAT 的相对缺乏可造成 NE 活性过高，从而使 NE 不断水解破坏弹性蛋白，使弹性组织破坏，促进肺泡细胞凋亡和肺气肿，A1ATD 双显性基因纯合子患者还可以在支气管及肺泡细胞激活 NF-κB 信号级联反应促进中性粒细胞的募集，进一步加重蛋白水解负担。

2. 病理改变　A1ATD 主要为弥漫性全小叶型肺气肿，呼吸性细支气管、肺泡管、肺泡囊和肺泡均有扩张，多见于肺前部和下部。细支气管管壁充血、水肿和炎性细胞浸润，纤毛脱落、稀疏，黏液腺和杯状细胞增生、肥大，管腔内分泌物潴留，细支气管壁软骨变性或破坏，弹性减退。与细支气管伴行的肺小血管有炎性改变，中膜平滑肌水肿、变性和坏死，管腔狭窄直至完全闭塞。

3. 病理临床联系　美国心肺血液保健协会数据显示，从不吸烟、已戒烟和正在吸烟的 A1ATD 患者每年 FEV_1 下降速度为 67ml、54ml 和 109ml，对 FEV_1 处于 35%～49% 预计值的患者进行强化内科治疗，但 FEV_1 下降速度只减慢到每年 27ml，无法抑制肺气肿的进一步恶化。在美国心肺血液保健协会记录的肺气肿死亡患者中，72% 为 A1ATD 患者，45% 为无吸烟经历的 A1ATD 患者。内科治疗对 A1ATD 引起的肺气肿疗效较差，在没有明确的治疗方案前，治疗严重气流阻塞的最有效方法是肺移植，在肺移植难以实施的情况下，可采用肺减容术作为肺移植的替代治疗。在 2015 年，A1ATD 成为继 COPD、肺纤维化和 CF 之后肺移植常见原发病的第四位。瑞典最近的一项研究表明，与保守治疗相比，肺移植术后中位生存时间为 8～11 年，而未移植的平均生存时间为 5 年，且移植术后患者生活质量可得到明显改善。ISHLT 公开的 2005 年至 2013 年 6 月的移植库数据中，A1ATD 占全部肺移植（2342/41 900）的 5.6%，双肺移植（1572）约为单肺移植（771）的 2 倍。目前 ISHLT 指南中 A1ATD 与 COPD 移植指征相同，临床医师通常认为 A1ATD 患者更适合进行肺移植，因为他们相对年轻，但也需要综合考虑 A1ATD 相关其他疾病带来的风险。

三、结缔组织病相关的间质性肺疾病（connective tissue disease-associated interstitial lung disease，CTD-ILD）

间质性肺疾病（interstitial lung disease，ILD）是以弥漫性肺实质、肺泡炎症和间质纤维化为病理基本病变，以活动性呼吸困难、X 线胸片弥漫性浸润阴影、限制性通气障碍、弥散功能降低和低氧血症为临床表现的不同种类疾病的总称，不同的疾病之间炎症、肉芽肿和纤维增生的程度不一。

1.病因和发病机制　虽然不同类型的 ILD 病因各不相同，但在发病机制上均存在以下 4 个过程。

（1）肺组织损伤和水肿，以呼吸膜损伤为主，支气管上皮、肺泡隔成纤维细胞、弹性纤维等也有一定程度的损伤。

（2）炎症反应和 II 型肺泡上皮增生，开始以中性粒细胞浸润为主，接着巨噬细胞大量增生，伴有一定数量的嗜酸性粒细胞和淋巴细胞。

（3）间质细胞增生，开始以原始间叶细胞增生为主，以后则出现较多分化的间质细胞。

（4）弥漫性纤维化，病灶中大量胶原纤维、弹性纤维以及平滑肌束等增生。

2.病理改变　以硬皮病为例，CTD-ILD 的主要病变特点为弥漫性肺间质纤维化，主要累及肺中、下部。病变早期，细支气管周围、肺泡壁、小叶间隔内纤维增生，使中下肺形成线、网状纤维结构。晚期，由于肺间质广泛纤维化，使肺体积缩小，质地变硬，常因伴明显的肺气肿和支气管扩张而出现蜂窝状改变。胸膜明显增厚并有纤维性粘连，甚至形成胸膜斑，即发生于壁层胸膜上的局限性纤维瘢痕斑块。

3.病理临床联系　肺移植是终末期 ILD 的重要治疗方案，但 ILD 患者必须具备内科治疗无效和无肺外禁忌证两个条件才可以接受肺移植术，大部分 CTD-ILD 患者通常存在多系统受累，传统观念认为此类患者肺移植效果并不理想，同时理论上此类免疫系统亢进的疾病可能造成移植排异反应增加。据 ISHLT 数据，1987 年 10 月至 2018 年 3 月，美国范围内 CTD-ILD 接受肺移植的患者仅占 2.6%，针对这类患者的研究也较少，目前 CTD-ILD 在许多移植中心仍是肺移植的绝对禁忌证。

ILD 和 PAH 是 CTD 患者高死亡率的重要原因，40% ~ 45% 的硬皮病患者具有明显的 ILD，10% ~ 12% 的硬皮病患者患有 PAH，即使进行了充分的免疫抑制治疗，9% ~ 12% 的患者仍会死于呼吸衰竭。为改善 CTD-ILD 患者的预后，根据 2014 年 ISHLT 肺移植受者选择指南，当 CTD-ILD 患者对内科治疗反应不佳且无其他手术禁忌证时，可考虑行肺移植，但目前尚无明确统一的评估和移植标准。通常情况下，系统性疾病处于静止或相对稳定状态、肺部病变处于终末期的患者才推荐行肺移植，具体手术时机与特发性肺纤维化（idiopathic pulmonary fibrosis，IPF）一致。

四、特发性肺纤维化（IPF）

IPF 是特发性间质性肺炎中最常见的类型，组织病理学和（或）胸部高分辨率 CT 特征为普通型间质性肺炎（usual interstitia pneumonia，UIP），其主要病变为纤维化，以肺泡上皮细胞损伤，成纤维细胞大量增生和 ECM 聚集增多为病理特点，病变的程度及分布不均一。在低倍显微镜下同时可见伴有蜂窝肺改变的瘢痕纤维化区域和病变较轻甚至正常的肺组织区域，病变通常以胸膜下和间隔旁肺实质为主。炎症较为轻微，可有少量淋巴细胞和浆细胞间质浸润，伴 Ⅱ 型肺泡上皮细胞和细支气管上皮细胞增生。纤维化区域主要由致密的胶原纤维组成，可见散在分布的成纤维细胞灶。蜂窝肺区域由囊性纤维化的气腔组成，腔壁通常附着细支气管上皮细胞，腔内有黏液和炎症细胞填充。肺纤维化区域和蜂窝肺改变区域中的肺脏间质可见平滑肌细胞增生。

1. 病因和发病机制　　IPF 的病因尚不清楚，吸烟、病毒、遗传等均是发病的危险因素，但大部分患者并无上述三种危险因素暴露。由于 IPF 病因不明，对于 IPF 发病机制的猜想主要有以下两种，随着研究的不断深入，目前更倾向于损伤修复假说。

（1）炎症假说：炎症导致纤维化。人们普遍认为所有肺纤维化疾病都是由慢性炎症导致，香烟烟雾等诱发因素促进肺泡内巨噬细胞积聚激活了炎症反应链。但这一假说遭到了质疑，首先肺泡间隔可能因炎症浸润而增厚，但很少有成纤维细胞的大量增殖，而且 IPF 患者炎症反应轻微，多局限于胶原沉积和蜂窝状改变的区域，很少涉及肺泡间隔，最后炎症为主的间质性肺疾病，如过敏性肺炎，通常不会发展到纤维化阶段。

（2）损伤修复假说：肺泡上皮损伤修复异常。在正常情况下，肺泡上皮组织受到损伤可引起出血，激活凝血反应和炎症反应，激活肺泡上皮细胞和成纤维细胞，成纤维细胞转化为肌成纤维细胞并迁移至肺泡内，同时大量合成、分泌 ECM，进入损伤修复的增生阶段。如果损伤因子此时消除，则会转入重塑阶段，ECM 被重吸收、肺泡上皮组织和血管内皮组织再生、肌成纤维细胞凋亡，修复过程结束。IPF 患者肺内反复的肺泡上皮细胞损伤使得 TGF-β 等因子激活，通过 TGF-β/Smad 通路促使上皮细胞上调纤溶酶原激活物抑制剂 -1 分泌，实验发现过表达纤溶酶原激活物抑制剂的小鼠相比对照组出现明显纤维化增多，表明细胞运动可能受到损害从而阻碍修复过程。同时促进成纤维细胞的增殖、迁移和分化，在发生损伤修复的位置可以观察到肌成纤维细胞形成成纤维细胞灶，分泌大量 ECM 的同时促进肺泡上皮细胞凋亡，造成其持续损伤，肺泡上皮细胞损伤后又进一步激活成纤维细胞形成恶性循环。这种异常过程反复进行，反复的肺重构最终导致蜂窝状改变和肺结构的破坏，最终导致进行性肺纤维化和功能丧失。

此外，IPF 具有特殊的病理学特征，即由成纤维细胞、成肌纤维细胞和丰富的 ECM 组成的小区域，称为成纤维细胞灶。细胞灶内成纤维细胞的来源目前主要有三种假设：肺内本身存在的成纤维细胞、来源于骨髓的成纤维细胞祖细胞、以及来自上皮间质转化（epithelial-mesenchymal transition，EMT）。EMT 是指在特定因素影响下，完全分化的上皮细胞发生形态改变，获取成纤维细胞或肌成纤维细胞标志物，发生细胞表型改变的过程。EMT 受特定转录调节因子调控，细胞黏附分子 E- 钙黏着蛋白的丢失是 EMT 的标志，但 EMT 被哪些因素影响尚不清楚，研究表明，TGF-β 可介导肺泡上皮细胞 EMT，促进成纤维细胞增殖，刺激结缔组织的合成和沉积，并抑制结缔组织分解，导致纤维化的发生。实际上，EMT 并不仅存在于 IPF 中，COPD 的气道上皮中也存在具有活性的 EMT，且 EMT 参与许多浸润性癌的发展过程中。

2. 病理改变　IPF 早期或急性期主要病理改变为肺泡炎，可见肺泡壁与间质内存在淋巴细胞、浆细胞、单核细胞、组织细胞、少数中性和嗜酸性粒细胞浸润，肺泡间隔出现网状硬蛋白增生，随着疾病发展，炎症细胞逐渐减少，成纤维细胞和胶原纤维增生，肺泡壁增厚，Ⅰ型肺泡细胞减少，Ⅱ型肺泡细胞增生，肺泡结构变形，并可波及肺泡管和细支气管。晚期 IPF 出现弥漫性肺纤维化，肺泡、肺泡管、细支气管变形扩张成囊状形成蜂窝肺。局部可有肺气肿或肺大疱突出于肺表面。不同阶段的病理改变在同一患者可能同时存在，肺切面可见两肺弥漫实质病变，轻重不一，轻者可保持正常的肺泡结构，重者可出现受累部位被很厚的纤维囊壁分隔成多方囊状结构，即蜂窝肺。

3. 病理临床联系　IPF 临床主要表现为劳累性呼吸困难、干咳、吸气时爆裂音和杵状指，由于表现无明显特异性，患者在诊断明确时症状多持续超过 6 个月，诊断后中位生存期 3 ～ 5 年，而接受肺移植的 IPF 患者术后 5 年生存率为 50% ～ 56%，10 年生存率约 30%。因此 ISHLT 建议具备 UIP 及以下任何一项的患者尽早进行肺移植评估：

（1）随访 6 个月内肺活量下降 10% 或更多。

（2）6MWT 测试过程中脉搏血氧饱和度下降至 < 88%。

（3）胸部 CT 显示为蜂窝肺。

（4）肺对一氧化碳弥散能力（DLCO）< 39% 预计值。

IPF 患者死亡率高，应尽早进入肺移植等待名单，并在等待过程中每 3 ～ 6 个月重新进行肺功能评估 1 次，同时应加强对患者 PAH 情况的评估，回顾性研究表明 IPF 中 PAH 的患病率为 14% ～ 84%，且 IPF 患者的死亡率与 PAH 严重程度呈正相关。为应对 IPF 患者术中和术后风险，采用何种肺移植术式产生许多争议。ISHLT 建议伴发化脓性感染或 PAH 的 IPF 患者首选双肺移植，但其他患者则两种肺移植术式各有利弊。决定使用单 / 双肺移植时必须综合考虑伴发 PAH 的严重程度、感染情况、潜在并发症、患者年龄和移植中心的经验等因素，个性化选择单、双肺移植和活体肺叶移植。

☆ ☆ ☆ ☆

五、特发性肺动脉高压

肺动脉高压（PAH）是指肺动脉压力升高超过一定界值（静息状态下平均肺动脉压 > 25mmHg）的一种血流动力学和病理生理状态。在 1991 年 IPAH 死亡率研究中，IPAH 患者的中位生存期小于 3 年。由于现在血管舒张剂的发展与广泛运用，大多数早期患者不愿意选择肺移植等外科手术治疗，当内科治疗无效时患者才开始考虑肺移植并进入肺移植等待名单，但 IPAH 病情恶化较快，需静脉前列环素治疗的 IPAH 患者 3 年生存率仅有 63%，患者多在等待移植的过程中死亡。因为肺供体紧缺，IPAH 的肺分配评分（lung allocation score，LAS）普遍较高因而优先进行肺移植，引起了较多争议。

1.病因和发病机制　PAH 是一种持续进展的致死性疾病，以肺血管收缩和重构为主要病理特征，最终导致右心衰竭。IPAH 病因不明，目前认为炎症、缺氧等导致的血管内皮损伤是 IPAH 的起源，基因突变、离子通道异常、免疫炎症诱导、慢性血管内皮损伤及血管介质调节能力失衡等影响因素作用下，肺动脉增生性重构和血管收缩，肺血管重构导致弹性蛋白 / 胶原蛋白比例下降，血管壁变硬，动脉顺应性下降。无法抑制的肺动脉平滑肌细胞增殖加剧血管壁狭窄，导致 PAH 进一步恶化。在 PAH 起病初期，由于右心室壁比左心室壁薄，为增加入肺血流，右心室壁增厚，室壁应力增加。根据 Laplace 定理，室壁应力与心室内压力、心腔半径成正比，与室壁厚度成反比，高室壁应力伴随高心肌需氧量但抑制心肌的灌注，为满足心肌细胞供氧，支持性脉管系统也相应过度产生，当出现心肌细胞缺氧，则可能引起心肌瘢痕和纤维化。心肌细胞的细胞外基质（extracellular matrix，ECM）主要由胶原蛋白构成，承担心肌舒张和收缩过程，基质不均匀则会产生泵血功能异常、信号传导异常和心律不齐。并由于心排血量和组织灌注的减少引起适应性不良的神经激素信号传导、活性氧和活性氮的大量形成诱导细胞损伤、凋亡和炎症促进心脏重塑、过度的炎症反应等机制，最终出现失代偿性右心衰竭。

2.病理改变　IPAH 的病理改变主要包括两个方面，一是肺动脉的病理变化，以直径 < 500μm 的小动脉受累最为明显，特征性病理改变包括肺动脉中膜肥厚、内膜向心性或偏心性增殖和纤维化、外膜增厚纤维化、血管周围炎症细胞浸润及管腔内原位血栓形成等，肺血管内膜肥厚不仅发生于肌性动脉，IPAH 患者可出现无肌型细动脉出现中膜肌层和内外弹力层，即无肌细动脉肌化。二是 PAH 继发引起的心脏病理变化，主要为右心肥厚，表现为心脏体积增大，右心室肥厚，心腔扩张，心尖圆钝，肥厚的右心室内乳头肌、肉柱增粗，室上嵴增厚。

3. *病理临床联系*　IPAH 手术难度大，术后死亡率高，肺移植术后可出现右心室负荷下降，但左心室舒张功能尚不能立即改善，因此容易出现左心衰竭及血流动力学障碍，严重影响预后。ISHLT 指南中推荐 NYHA 心功能处于Ⅲ～Ⅳ级、疾病进展较快、常规使用静脉治疗和疑似肺静脉或毛细血管阻塞的 IPAH 患者尽早接受肺移植术，并且强调等待移植的 IPAH 患者每 3～6 个月需要重新评估患者的 LAS 评分。根据 ISHLT 的统计结果，1994 年 1 月至 2008 年 6 月的所有接受肺移植的 IPAH 患者中位生存期为 5.3 年，其中术后存活时间超过一年的患者中位生存期可达 7.5 年。这些结果表明肺移植为患者提供了延长寿命和提高生活质量的机会。IPAH 患者移植后短期风险较大，术后 3 个月和 1 年的生存率最低（分别为 76% 和 71.1%），与 IPF（85%、74.1%）、囊性纤维化（90%、82.6%）、COPD（91%、82.4%）相比尤为明显，但术后中位生存期 9.3 年明显高于 COPD（中位生存期 6.6 年）和 IPF（中位生存期 6.7 年）。目前指南中推荐 PAH 患者采用双肺移植术，对于伴有不可逆心肌功能障碍或心脏先天性缺陷的 IPAH 患者可以考虑心肺联合移植，心肺联合移植可以为严重右心功能障碍及需要长期心肌肌力支持治疗的患者提供良好的早期和长期疗效。研究表明，双肺移植后右心室可以出现功能学和形态学上的明显恢复，这可能预示着右心室重构可能是可逆的，大多数伴有右心衰的 IPAH 仅采用双肺移植也可以取得较好的结果，且双肺移植可减少手术和排异风险，移植等待时间较短，移植术式的选择目前尚无定论。

六、囊性纤维化

CF 患者早期多表现为咳嗽，随着时间推移可由干咳逐渐出现痰液量增加、痰液颜色改变、FEV_1 逐渐降低，并使肺内残气量及残余容量占总肺容量的比例增加，肺活量下降，出现运动耐力的下降和体重减轻，最终因呼吸衰竭死亡，平均寿命约为 32 岁，内科治疗对肺功能的改善较小，肺移植仍是 CF 的唯一治愈方案。

1. *病因和发病机制*　CF 是一种常染色体隐性遗传疾病，自 1989 年发现是由于囊性纤维化跨膜电导调节因子（CFTR）突变引起上皮细胞通透性改变导致器官进行性恶化和早衰，但目前尚无治愈方法。主要病因机制包括：

（1）先天性气道异常。刚出生即患有 CF 的小鼠、大鼠和猪体内均发现了先天性气道异常，包括近端气道变窄、气道软骨、黏膜下腺体增生和气道平滑肌肥大。

（2）氯离子通透性下降和钠吸收增加。CFTR 作为上皮阴离子通道，负责环磷酸腺苷酸激酶依赖的氯化物和碳酸氢盐分泌，以及上皮细胞钠通道介导的钠吸收。当发生 CF 时，CFTR 的跨膜离子转运功能失调，出现上皮细胞阴离子通透性下降、钠通道受到抑制而促进钠吸收，使得气道脱水，从而导致气道内黏液淤滞和纤毛清除功能受损。

（3）气道表面 pH 下降。CFTR 突变导致气道上皮细胞碳酸氢盐分泌下降，导致气道表面及黏膜下腺体分泌的液体 pH 下降。正常人呼吸到表面液体中含有抗菌肽、蛋白质和脂质，pH 的下降导致液体内抗菌肽减少，杀菌效果受到抑制。

（4）气道感染。刚出生的 CF 仔猪气道内未发现炎症迹象，但随着时间流逝，可检测到各种细菌，气道先被金黄色葡萄球菌和流感嗜血杆菌感染，后逐渐被黏液型的铜绿假单胞菌取代，而当铜绿假单胞菌在肺部定植就再难根除。这可能意味着 CF 婴儿在出生几小时后可能产生防御缺陷导致细菌感染，进而引发气道炎症和气道重塑的级联反应。

2. *病理改变*　CF 主要临床表现为慢性细菌性气道感染、明显的中性粒细胞炎症浸润、气道黏液和进展性细支气管炎，疾病早期的肺功能检测反映出较小的气道阻塞，随着呼吸道上皮慢性感染继发细支气管炎并逐渐发展为支气管扩张。CF 具有一个显著特征，即整个病程中大多未涉及肺实质，只是气道的严重受累，表现为受累支气管呈囊状或筒状扩张，病变可局限于一个肺段或肺叶，也可累及双肺，以左下肺最多见。扩张的支气管、细支气管数目不等，可呈节段性扩张，也可连续延伸至胸膜下，支气管腔内可见黏液脓性渗出物或血性渗出物。

3. *病理临床联系*　ISHLT 每年报告的儿童肺移植术约为 100 例，年龄较小的儿童患者中，以表面活性剂蛋白缺乏、先天性心脏病和 IPAH 最常见，而在年龄较大的儿童患者中，以 CF 最为多见。据 ISHLT 的最新统计结果显示，大部分能活到成年的 CF 患者 FEV_1 基本正常，即使如此他们在成年后的平均存活时间仅 9.5 年，在相同的 FEV_1 结果时儿童患者的死亡率明显高于成年患者，因此指南推荐儿童患者早期施行肺移植。多年来，肺移植术的不断发展，CF 患者的生存率得到了明显改善，但仍存在许多问题。在最近美国的一项研究中显示，由于缺乏医疗保险、教育水平及年龄等因素，35% 符合肺移植标准的 CF 患者从未考虑肺移植，及时接受肺移植可以预防 31% 的 CF 患者死亡。但由于新肺再感染等原因，许多 CF 患者需要进行 2 次甚至 3 次肺移植，2 次移植的 CF 患者占全部肺移植数量的 4%，第 1 次接受肺移植术的 CF 患者术后 5 年生存率为 62%，而二次移植的仅有 42%，如何改善 CF 患者术后结局，如何处理相关并发症仍是目前一大难题。

七、非囊性纤维化支气管扩张（non-cystic fibrosis bronchiectasis, NCFB）

支气管扩张是一种病理性不可逆性持续进展性疾病，以扩张的厚壁支气管为主要特征，早期主要表现为间歇性的咳痰和肺部感染，而后进展到每天持续大量脓性痰，还可能包括呼吸困难、胸痛和咯血症状，其主要的病理过程表现为对呼吸道的损害。

1. 病因和发病机制　NCFB 的常见病因包括大气道先天性异常、异物误吸、严重下呼吸道感染、结核和非结核分枝杆菌感染、免疫缺陷、结缔组织疾病、炎症性肠病等。目前 NCFB 的发病机制主要倾向于"恶性循环"假说，该假说认为肺不断吸入病原体和环境污染物，正常人体内由多重防御系统可以保持肺的无菌状态，各种原因导致腺体分泌物受损、原发性纤毛运动功能障碍或免疫功能障碍等肺防御系统被破坏表现，致使肺部易于发生感染，并且难以清除。气道内的炎症反应使气道进一步扩张并促进免疫细胞募集，中性粒细胞等释放弹性蛋白酶、自由基等致使气道壁损伤，上皮细胞和支气管壁的弹性蛋白不断被攻击，最终发展为肌束和软骨的破坏。黏液分泌增加、纤毛清除能力下降、气道壁增厚和扩张的支气管可能出现的暂时性塌陷等都可能导致慢性阻塞的发生，由此引发慢性咳嗽和气道阻塞的双重打击导致腔内压力升高，进一步使支气管扩张，因此一旦防御缺陷确立，便会导致恶性循环从而促进细菌定植。

2. 病理改变　继发于炎性反应的支扩多见于两肺下叶，扩张形态可分为柱状和囊状两种，亦常混合存在，受累管壁的黏膜表面常有慢性溃疡，黏膜上皮可萎缩、脱落或增生，纤毛柱状上皮细胞鳞状化生或萎缩，管壁弹力组织、肌层以及软骨破坏由纤维组织替代，管腔变形扩张。扩张的支气管内可积聚大量脓性分泌物，其炎症蔓延到邻近肺实质，引起不同程度的肺炎、脓肿和肺不张，伴有慢性支气管炎的病理改变。常伴毛细血管扩张，或支气管动脉和肺动脉的终末支扩张与吻合，形成血管瘤，出现反复大量咯血。

3. 病理临床联系　目前绝大多数进行肺移植的支扩患者都是 CF 患者，非 CF 的支气管扩张移植例数较少，暂未制定具体的移植指南，通常以 CF 患者的移植指南为主要参考。支扩目前是肺移植最常见适应证之一，也是双肺移植的最常见适应证，支扩患者应首选双肺移植避免未移植侧旧肺污染新肺，但也造成了支扩患者的移植术后住院时长、死亡率高等不良后果。支扩移植术后细菌感染较常见，许多病原体长期存在于这些患者的呼吸道分泌物中，铜绿假单胞菌是移植前后最常见的病原体，常导致患者术后存活率降低，因此在术前和围术期进行完善的抗菌治疗，并为病毒和真菌提供常规预防药物尤为重要。

☆☆☆☆☆

八、结节病

结节病是一种影响全身多个系统的炎症性疾病，90% 以上累及双肺门淋巴结及肺实质，其他易受累的器官为心脏、肝、脾、眼及皮肤等。

1.*病因和发病机制*　结节病的病因未明，目前认为是痤疮丙酸杆菌、伯氏疏螺旋体、结核分枝杆菌等病原体刺激易感个体发生炎症反应，出现涉及抗原呈递细胞、T 细胞、细胞因子和趋化因子释放的免疫应答刺激细胞募集，导致受影响的组织中形成肉芽肿。

2.*病理改变*　结节病的肺部病理特征在于由炎症细胞积累引起的非干酪样上皮样细胞肉芽肿，最终可转变为纤维组织。结节病的诊断主要依赖活检发现非坏死性上皮样肉芽肿以及排除其他可能原因，结节病和结核在组织学上形态相似，结节病的结节内有大量上皮样细胞，淋巴细胞较少，且结节内有血管因此很少发生坏死或仅有轻度坏死；而结核的结节中上皮样细胞周围有明显的淋巴细胞浸润且伴有明显的干酪样坏死。

3.*病理临床联系*　结节病的预后相对较好，50% 的患者可在发病 2 年内自愈，病程超过 5 年者自愈可能性较小，20% 的患者因不可逆的纤维化而出现持续的临床症状。结节病患者的病死率为 7.6%，主要死因为肺纤维化所致的呼吸衰竭和肺动脉高压。由于结节病常为慢性病程且存在病情变化，因此较难确定推荐肺移植的合适时机，只有 3% ~ 5% 的结节病患者接受肺移植术，且47% ~ 67% 的结节病患者在接受了同种异体肺移植术后发生了原发病复发，但通常对短期结局无明显影响。目前仍沿用 2006 年 ISHLT 制定的结节病肺移植标准，当存在运动耐力下降并符合静息状态存在低氧血症、PAH 和右房压＞15mmHg 中任一项则应进行肺移植。

九、淋巴管平滑肌瘤病（lymphangioleiomyomatosis，LAM）

LAM 是一种由于平滑肌异常增殖导致支气管、淋巴管和小血管阻塞，呈进行性发展的全身性疾病，好发于育龄期女性，肺部最易累及，临床表现为活动后呼吸困难，可反复发生气胸和乳糜性胸腔积液。

1.*病因和发病机制*　LAM 患者体内两个结节性硬化基因（*TSC1* 和 *TSC2*）发生突变，导致哺乳动物雷帕霉素靶蛋白（mammalian target of rapamycin，mTOR）所介导的信号通路持续活化继而 LAM 细胞大量增殖，在雌孕激素、基质金属蛋白酶等因子的催化下，增生的 LAM 细胞形成结节分布于囊腔壁、肺部小血管、淋巴管及支气管，导致气道阻塞、血管壁增厚、淋巴管阻塞，从而引起呼吸困难、气胸等症状。

2. 病理改变　表现为平滑肌样细胞（LAM 细胞）异常增生，组织病理可见肺部弥漫性囊性改变形成蜂窝状外观，囊性结构中常充满空气，可能还含有血清、血液或乳糜，部分反映了平滑肌的增殖阻塞了远端气道形成单向阀的作用。

3. 病理临床联系　LAM 是一种罕见病，在肺移植原发病中仅占 1.1%，接受肺移植的 LAM 患者大多患病 10 ~ 11 年，数据显示在多伦多中心接受肺移植的 LAM 患者 5 年生存率约为 60%，比其他原发病患者高出 50%。根据 2006 年 ISHLT 指南，当出现严重肺功能损害和运动耐力下降，或严重低氧血症时，应考虑肺移植以提高生活质量，由于 LAM 患者相对年轻，合并症少，且复发率较低，因此肺移植成功率较高。

十、肺朗格汉斯细胞组织细胞增生症

肺朗格汉斯细胞组织细胞增生症（pulmonary langerhans cell histiocytosis, PLCH）是一类相对罕见的肺脏疾病，通常发生于青年人，与吸烟密切相关。

1. 病因和发病机制　目前 PLCH 的病因尚不清楚，一般认为 PLCH 无遗传倾向，绝大多数与吸烟有关，主要争论点在于 PLCH 是对免疫刺激的反应性增生还是肿瘤性病变。

2. 病理改变　肺组织病理以朗格汉斯细胞增生和浸润为特征，形成双肺多发的细支气管旁间质结节和囊腔。在同一患者的病理检查结果中，不同阶段的病变可能同时存在，从病变发展来看 PLCH 主要分为 3 期：

（1）富于细胞期：终末及呼吸性细支气管周围可见大量朗格汉斯细胞浸润的肉芽肿，并可见嗜酸性粒细胞、浆细胞、淋巴细胞及少许中性粒细胞浸润。

（2）增生期：肺间质纤维化，伴有慢性炎症细胞浸润，肺泡上皮增生，肺泡内可见大量巨噬细胞浸润，此时朗格汉斯细胞数量是减少的。

（3）愈合或纤维化期：有较多的瘢痕，无朗格汉斯细胞，间质可以有纤维化及肺气肿、肺大疱，甚至蜂窝肺。

3. 病理临床联系　PLCH 的临床表现为咳嗽、呼吸困难、胸痛、发热、咯血、消瘦及反复发作气胸，最终导致呼吸衰竭，出现肺小动脉和肺小静脉受累可出现严重的继发性 PAH。大多数 PLCH 患者预后较好，75% 的患者可在早期戒烟及激素治疗后病情稳定或好转，出现严重肺功能损害需行肺移植的病例，仅占肺移植总病例的 0.2%。研究表明 PLCH 患者的肺移植术后 10 年生存率可达 53.7%，虽然术后复发率约 20%，但对生存率无明显影响，因此肺移植是晚期 PLCH 患者提高生活质量、延长生存时间的较好选择。目前 PLCH 患者肺移

☆☆☆☆

植标准仍沿用 2006 年 ISHLT 指南，即严重的肺功能损害和运动耐力下降或出现静息状态下低氧血症时，应进行肺移植。

第二节　肺移植的术后并发症

肺移植已成为治疗终末期肺病的有效手段之一，随着肺保存技术、手术技术、围术期处理方案的发展，肺移植术后并发症已有明显减少，据 ISHLT 统计，2017 年完成肺移植超过 4500 例，成人肺移植受者术后 5 年和 10 年生存率分别为 60% 和 40%，儿童肺移植受者术后 5 年和 10 年生存率分别为 50% 和 35%。生存率的提高得益于术后并发症的控制，但并发症仍是制约肺移植发展的重要因素。肺移植术后并发症主要可以分为以下几类：①气道相关及术后即刻发生的并发症（包括气道并发症、血管并发症、胸膜并发症、肺扭转等）；②原发性移植物功能障碍（primary graft dysfunction，PGD）；③感染；④免疫性并发症（移植物排异反应）；⑤肿瘤；⑥医源性并发症。

一、气道并发症

术后初期，支气管吻合情况取决于动脉循环是否良好，肺移植术中支气管切断后一般不予重建，因此气道血供只能依赖于肺动脉系统的逆行血流。如果支气管动脉未重新吻合，血管供血不足可导致支气管缺血、溃疡、开裂、狭窄和软化等。如果并发感染和移植物排斥则会使症状加重。气道并发症的处理措施主要包括观察、抗菌/抗真菌药物、支气管镜介入手术或手术治疗，目前因难治性气道并发症而进行二次移植的病例已经非常罕见。据估计，有 5% ~ 15% 肺移植患者发生气道并发症。术后最常见的气道并发症是气道狭窄，除此之外还有气道感染、外生肉芽组织形成、吻合口裂、气管支气管软化症和支气管瘘。

1. **气道狭窄**　是肺移植术后最常见的气道并发症，通常发生在移植后 2 ~ 9 个月，可能有呼吸困难、呼吸窘迫、肺炎和呼吸衰竭等症状，但也有通过呼吸峰值流量下降或支气管镜检查发现的无症状患者。气道狭窄主要有两类：中央气道狭窄（吻合口或在吻合口 2cm 范围内狭窄）和远端气道狭窄（吻合口远端或肺叶支气管的气道狭窄，可伴或不伴中央气道狭窄）。远端气道狭窄较少见，与急性细胞排斥反应有关，可能由气道炎症和损伤触发，远端气道狭窄最常见于中间支气管，中间支气管在移植后容易缺血，可能导致中间支气管消失综合征（vanishing bronchus intermedius syndrome，VBIS）。目前主要治疗方案是通过内镜进行球囊扩张、冷冻疗法、电灼、激光、近距离放射疗法和支架置入。

2. **气道感染**　感染既是并发症，也是肺移植后续气道并发症的危险因素，可累及整个气道或仅局限于吻合口处。移植时供体或受体支气管内存在的细菌极易诱发术后感染，血流减少、免疫抑制和分泌物减少为细菌和真菌的生存创造了最佳的环境，吻合口处的曲霉菌感染尤其具有破坏性，而 20% 的移植后患者伴有曲霉菌感染。治疗方案主要包括抗真菌治疗和坏死组织的清创术。

3. 外生肉芽组织形成　在吻合口处产生肉芽组织是正常现象，但过量的肉芽组织生长可导致气管缩小 25% 甚至更多时，可致呼吸道症状或阻塞性肺炎。在吻合口处由增生的肉芽组织引起严重狭窄的发生率为 7% ~ 24%，通常发生在移植后的前 3 个月内，曲霉菌的感染、气道创伤和手术操作可能会促进肉芽组织的形成。治疗方案主要包括观察和清创术，由于容易复发，目前可通过内镜进行近距离放射治疗复发性肉芽组织增生。

4. 坏死和开裂　吻合口开裂很难治疗，且死亡率较高，发生率为 2% ~ 3%，通常发生于移植后 2 ~ 4 周，支气管镜检查首先可观察到吻合部位的黏膜坏死，而后出现开裂的迹象，影像学表现为局灶性的支气管壁缺损，临床表现为漏气感、气胸和纵隔气肿。对于仅有黏膜坏死，尚未开裂的患者通常采取非手术治疗，使用抗菌药物、内镜下放置支架等优化肺通气、刺激新上皮形成；对部分裂开的患者，可通过内镜将纤维蛋白胶涂抹在缺损处，再使用支架刺激上皮形成；而对于介入治疗失败或已经完全开裂的患者，则需要手术修复或进行肺切除术。

5. 气管支气管软化症　气道感染和术后支气管缺血可导致气道软骨损伤，破坏气道壁结构完整性，使呼气期间气道变窄 50% 甚至更多。软化症可发生于吻合口处，也可以发生于其他部位，严重程度主要与气道狭窄的程度正相关。主要的治疗方式包括观察、夜间进行持续气道正压，或在严重情况下置入支气管内硅胶支架，较少进行手术修复。

6. 支气管瘘　瘘可以从支气管通往胸膜、纵隔和血管等处，虽然发生率不高，但死亡率较高，主要表现为胸腔积液、气胸、皮下气肿、呼吸窘迫和低血压等。一般治疗方案为包括两个部分，对症和封堵，即排空胸膜中的空气和液体等进行对症治疗，同时通过纤维蛋白胶或支架等进行封堵。

二、血管并发症

在 2013 年的一项研究中，720 例肺移植患者中肺移植术后血管并发症发生率为 1.8%，术后血管并发症记载在文献报道中较少，可能与供体受体大小不匹配、手术技术、动静脉吻合处扭曲、狭窄和血栓形成有关。血管并发症主要有三个类型，1 型是由于血管过长或肺门未对准导致血管扭转，2 型是血管缝合时出现方向错误问题，可能是由于供体血管相对于受体倒置造成的，3 型是由于缝合线过紧或缝线位置错误导致的吻合口狭窄。部分文献中可能包括第 4、5

☆☆☆☆

型，分别为血栓和血管腔外病变导致的血管狭窄。当患者出现无法解释的缺氧，尤其是合并肺动脉高压时，应怀疑肺血管受损，由于新移植的肺没有替代的支气管循环，术后发生肺梗塞的风险较大，4～6h 的热缺血足以造成新肺不可逆转的损害，因此，需通过 CT 肺动脉造影等手段对血管吻合并发症早期识别和干预。

1. 胸膜并发症　研究表明，22%～34% 的肺移植受者术后可发生胸膜并发症，如轻微漏气、气胸、血胸、乳糜胸和胸腔积液等，术后可能会暂时发生一段时间的漏气，通常在 7d 内自发消退，如 7d 后仍然存在则称为持续性漏气，可能预示着支气管裂开或气道缺血等严重气道并发症存在，最终可能引起持续性气胸或皮下气肿。研究表明，几乎所有肺移植受者在手术后都经历了胸腔积液、漏气等胸膜并发症，但只有约 3% 的肺移植受者因此二次入院。术后的早期积液通常为血性并与移植肺同侧，积液内蛋白质浓度会在术后逐渐降低，大部分的胸腔积液在 2 周内减少或消失。但如果受者既往有开胸手术、气胸或胸膜粘连手术史或肺/胸腔反复感染，均会导致肺胸膜广泛粘连并形成侧支循环，同时体外循环和体外膜肺氧合的使用会导致凝血功能障碍，容易发生术中创面失血较多，导致凝血因子丢失过多、止血困难，继而产生胸腔内出血，久之可导致胸膜增厚和钙化等长期并发症。

2. 肺扭转　是一种罕见但严重的并发症，常在术后即刻发生，可能为轻微扭转无明显症状，也可能是受累肺叶完全扭转坏死。各种类型的胸外科手术术后大叶扭转的发生率为 0.89%～3%。发生该并发症的主要原因是受者胸腔较大，而移植肺相对较小。如果涉及肺叶的完全扭转，可出现涉及肺叶完全塌陷，影像学可见肺门结构、气道和脉管系统的全部扭转，一旦发现需立即进行手术干预以防肺叶梗死和坏死。

三、原发性移植物失功

原发性移植物失功（primary graft dysfunction，PGD），也称为再植入反应、局部缺血再灌注损伤和再灌注水肿，是肺移植患者术后早期死亡的主要原因，也是慢性排斥反应的重要危险因素。首次发现于 1986 年，通常发生于肺移植后 72h 内，临床上以肺水肿为特征。病理表现为弥漫性肺泡损伤，由多种机制共同参与形成，但目前研究认为 Toll 样受体和炎症小体等自身免疫功能的激活、上皮细胞损伤、内皮细胞功能障碍及细胞因子在其中起到主要作用。2016 年 ISHLT 提出了 3 级 PGD 的诊断标准：氧合指数小于 200，并且存在与肺水肿相符的浸润影。临床试验证明，该诊断标准对患者术后存活率预测效果较好，但症状不具备特异性，需排除超急性排斥反应、左心衰竭、体液超负荷、感染、肺静脉流出道梗阻和急性呼吸窘迫综合征等类似疾病才能确定诊断。目前 PGD 的治疗方法仍以对症治疗为主，大部分患者可在术后 5 ～ 10d 观察到浸润影的消退，但完全清除所需要的时间与损伤的严重程度有关，轻症患者可在 48h 内解决，重度可持续数周。

四、感染

感染是肺移植后最常见的并发症，由于免疫抑制、肺部神经损伤、黏液纤毛和淋巴引流功能受损，患者感染的易感性增加，移植后 4 周内以细菌感染为主，而病毒感染多见于移植术后第 2 个月，而真菌感染可见于术后任何时间段内。由于目前已常规使用复方新诺明，肺孢子虫肺炎已较少见。

1. **细菌感染**　细菌性肺炎约占肺移植术后肺炎的 36%，术后第一个月内发病率最高，肺移植受者的细菌感染发生率远高于其他器官移植受者，这与免疫抑制水平较高和肺局部防御能力的丧失有关，以淋巴引流减少和黏膜纤毛清除率降低为主要特征，由于广谱抗生素的广泛使用，死亡率已有明显下降。最常见的致病菌是革兰阴性杆菌，如克雷伯菌、铜绿假单胞菌和阴沟肠杆菌，除此之外也观察到革兰阳性菌，如金黄色葡萄球菌。原发病为 CF 的患者检出伯克霍尔德菌往往意味着严重的术后感染和生存率降低。细菌性肺炎的影像学表现可能不明确，可能会出现斑片状或融合性阴影，毛玻璃样改变、间隔增厚和胸腔积液。

2. **病毒感染**　肺移植后医源性免疫抑制是感染病毒、真菌的重要诱因，病毒感染以巨细胞病毒（cytomegalovirus，CMV）最为常见，感染率可达 50%，其他病毒包括副流感病毒、呼吸道合胞病毒和腺病毒。CMV 最常发生在术后 1 ～ 4 个月，可能与基因缺陷导致的 NK 细胞活性水平降低有关，存在原发性感染和继发性感染两种，原发性感染表示接受阳性供体移植物的阴性受者感染，继发性感染表示免疫抑制后潜伏病毒重新激活引起，也可能有另一种 CMV 株感染导致，继发性感染通常不如原发性感染严重。CMV 肺炎影像学可能正常或显示弥漫性肺实质阴影或肺间质浑浊，临床表现从无症状至暴发性肺炎均有可能，重症患者可有呼吸困难、发热、咳嗽和全身不适，可以通过支气管肺泡灌洗或经支气管活检进行诊断。CMV 感染可增加细菌和真菌感染的风险，并与 BOS 有关，通过常规使用更昔洛韦并降低免疫抑制强度等手段进行早期预防可减少 CMV 感染的发生率。

3. **真菌感染**　与细菌和病毒感染相比，肺移植后真菌感染较少，但死亡率较高。在肺移植受者中，曲霉菌和念珠菌是最常见的致病菌，通常发生于术后 10 ～ 60d 内，念珠菌常在气道中定植而侵袭性肺部感染并不常见。相反，曲霉菌可引起顽固性肺炎或全身性的暴发性血管浸润性感染，大大增加发生慢性肺同种异体移植功能障碍（chronic lung allograft dysfunction，CLAD）的风险，而 CLAD 是肺移植术后患者死亡的主要原因。在肺移植受者中曲霉菌感染普遍，发病率可达 6%，由于术后的免疫抑制状态，侵袭性曲霉菌感染（invasive aspergillus infection，IA）可占曲霉菌感染的 19%～49%。CMA 感染、肾脏替代治疗和气管切开术是 IA 发生的危险因素，对于此类具有高 IA 风险的受者，应在术后进行至少一年的预防性用药。

五、免疫学并发症

免疫学并发症（CLAD）是最近引入的一个术语，涵盖了包括急性排斥反应（acute cellular rejection，ACR）、抗体介导的排斥（antibody mediated rejection，AMR）、淋巴细胞性细支气管炎、滤泡性或渗出性细支气管炎、限制性同种异体移植综合征、慢性血管排斥和感染等所有形式的移植物功能障碍，主要分为阻塞性 CLAD（闭塞性细支气管炎综合征）、限制性 CLAD（限制性同种异体移植综合征）和与慢性排斥反应无关的原因导致的移植功能障碍。尽管目前已经开发了多种新型免疫抑制剂用于肺移植，但免疫学并发症仍是肺移植术后极为普遍和严重的并发症，ACR 是肺移植术后免疫学并发症中最常见的，影响了约 35% 的术后第 1 年患者，但只造成不到 4% 的死亡率。ACR 定义为血管周围或支气管单核炎症，与闭塞性细支气管炎综合征（bronchiolitis obliterans syndrome，BOS）的发生密切相关，严重限制了肺移植后的生存率。临床表现多为非特异性，包括呼吸困难、咳嗽和急性呼吸窘迫综合征等，因此 ACR 的诊断主要依赖支气管活检证实血管周围淋巴细胞浸润。由于影像学结果特异性较小，容易与 PGD、心衰导致的肺水肿难以区分，促使临床上出现为规避漏诊和误诊而术后常规应用支气管镜，是否应该为此目的的常规进行支气管镜检查目前仍存在争议。目前发现由于供体特异性抗体导致移植受者出现 AMR，AMR 的影像学结果同样不具备特异性，因此诊出率不高，应结合临床特征、血清学、组织病理学和免疫学等综合判断，避免 AMR 导致慢性移植物功能衰竭。

六、闭塞性细支气管炎综合征

闭塞性细支气管炎综合征（BOS）通常发生于移植术后的 3 个月内，由于供体免疫系统攻击肺小气道导致 COPD 和空气滞留，特征是闭塞性细支气管炎的存在导致肺移植物中不可逆的进行性气流阻塞。BOS 是通过细支气管上皮的抗原免疫反应导致炎症和上皮破坏，随后逐渐发展为末端小支气管的腔内纤维化。多项研究表明，BOS 诊断后生存率与肺功能下降有关，存活时间超过 2 年的患者只占 44%。患者通常会出现咳嗽和呼吸困难加重，影像学结果可能正常或轻度支气管扩张和支气管壁增厚，最终诊断基于排除其他疾病的基础上持续 3 周以上的 FEV_1 的下降。BOS 的治疗方案主要包括激素、免疫抑制剂和抗生素，对于内科无法治疗的 BOS 可考虑二次肺移植，因 BOS 接受二次肺移植的患者复发率高于其他原因接受二次移植的患者，但生存率也较其他原因接受二次移植的患者高。

七、肿瘤

随着移植前全面筛查的发展，肺同种异体移植中发生原发性肺癌很少见，因此受者发生原发性肺癌的风险与普通人无明显区别。肺移植后可能会发展出多种淋巴增生性疾病，从组织学上良性的淋巴多克隆样增生到侵袭性高级别淋巴瘤不等，统称为移植后淋巴组织增生性疾病（post-transplantation lymphoproliferative disorders，PTLD），多发生于术后第 1 年内，影响了约 5% 的肺移植受者。目前认为 PTLD 是 EB 病毒感染后继发 B 淋巴细胞增殖引起，正常情况下 EB 病毒激活 B 淋巴细胞可以促进淋巴组织增生（lymphoproliferative disorders，LPD），LPD 可被细胞毒性 T 细胞抑制，当免疫系统受损，EB 病毒驱动的 LPD 可发展为淋巴瘤。PTLD 在接受 EB 阳性供体肺的 EB 阴性受者中更常见，常为单发或多发的肺结节或肿块，肺外也可累及，临床主要表现为低热、嗜睡和体重减轻。目前对于 PTLD 尚无标准化的治疗方法，大部分病例对于抗病毒药物反应较好，可应用阿昔洛韦并降低免疫抑制程度进行治疗。

八、医源性并发症

肺移植术是治疗多种终末期肺疾病的重要治疗手段，但同时也是风险最高的器官移植术之一。根据临床指征进行支气管活检，可监测或诊断出排斥反应或感染，指导肺移植术后治疗。但经支气管活检后可引起局灶肺出血，可在 CT 上发现实心或空洞性结节（2 ~ 15mm），结节周围伴中心向外周逐渐衰减的磨玻璃样影。这些发现可能于其他并发症相混淆，如感染和 PTLD 等，结节产生与活检的时间及活检位置等信息有助于明确诊断。为抑制术后移植排斥，移植患者均需要长时间甚至终身使用免疫抑制剂，除了免疫抑制导致的并发症外，可能导致药源性并发症。依维莫司是一种 mTOR 抑制剂，常用于实体器官移植，主要的不良反应有血细胞减少、血脂异常和肝肾毒性，应用过程中需要早期识别和治疗，以免严重药源性疾病的发生。

（王志萍　王　蕊）

第 8 章
肺移植的药理学

第一节 常用的麻醉药物

肺移植麻醉药物选择的原则主要为避免血流动力学的波动和对心肺功能的损害。肺移植手术不同于常规肺切除，需要较深的麻醉深度，又强调循环的平稳，为达到此目的，诱导采用常规诱导剂量半量为基础剂量，肌肉松弛药物可常规剂量给予，且在诱导时采用滴定式给药，保证循环的最小波动。

一、静脉全麻药

1. 依托咪酯　对呼吸和心血管功能影响轻微，不影响肝肾功能，不释放组胺，但此药有一个重要缺点即抑制肾上腺皮质功能，使皮质醇合成量减少，故不适用于长时间麻醉维持。麻醉诱导剂量 0.1 ~ 0.2mg/kg，静脉注射后 1min 起效。不良反应除肌肉震颤、阵挛外，还有注射部位疼痛和局部静脉炎，可通过小剂量利多卡因和芬太尼预注减少疼痛和不随意肌活动的发生。

2. 丙泊酚　静注后起效快、苏醒快且清醒质量高，但此药对心血管和呼吸均有抑制，可导致动脉压和心排血量下降，对老年人的心血管抑制更加明显，因此不推荐单独用于肺移植患者的诱导，但可以与依托咪酯按比例混合使用，达到降低不良反应取长补短的作用。虽然丙泊酚循环抑制明显，但仍是肺移植的常用静脉全麻药物，诱导剂量为 1mg/kg，老年人可酌减，诱导时应注意减慢注射速度，观察患者情况，术中维持以静脉持续泵注 0.01 ~ 0.08mg/(kg·min)，根据血流动力学情况进行调整，需注意在体外膜肺氧合(extracorporeal membrane oxygenation，ECMO) 使用期间应停止使用丙泊酚等脂性药物以避免损坏中空纤维膜肺。肺移植手术时间一般较长，丙泊酚的长时间大剂量输注可能导致丙泊酚输注综合征（propofol infusion syndrome，PRIS)，因此术前麻醉方案制订时需考虑麻醉方法的选择和各类药物的配比，一旦发现不明原因的心动过缓及心力衰竭应及时停用丙泊酚并予以支持和透析疗法。

二、镇静、催眠及安定药物

1. 咪达唑仑　对循环的影响较小，无组胺释放作用且不抑制肾上腺皮质功能，用于肺移植患者的全麻诱导和维持可减少全麻药的用量，常用剂量为 0.05 ～ 0.1mg/kg，可根据年龄和病情调整，用于麻醉维持可采取分次或持续静脉滴注。

2. 地西泮　静脉注射痛较咪达唑仑明显，且强度约为咪达唑仑的一半，同时由于大剂量时可能导致躁动、谵妄、兴奋等不良反应，目前已逐渐被咪达唑仑取代。

3. 氟马西尼　是合成的特异性苯二氮䓬类（benzodiazepines，BDZ）拮抗药，为其 0.01% 溶液（1mg/10ml），此制剂可溶于生理盐水或 5% 葡萄糖溶液，室温下可保持稳定性。在已用 BDZ 情况下，可拮抗其所有效应，包括抗焦虑、镇静、催眠、遗忘等，首次静脉注射剂量 0.2mg，静脉注射后立即生效，如在 1min 内未达到要求的清醒程度，可再注射 0.1mg，通常使用剂量为 0.2 ～ 0.4mg，老年患者应适当酌减。

4. 右美托咪定　是高选择性 α_2- 肾上腺素受体激动剂，起效快，作用时间短，具有镇痛、镇静作用且无明显呼吸抑制。右美托咪定诱导的镇静类似于非快速动眼睡眠，故具有独特的易于唤醒的特点，同时可减少其他镇静药物的用量。右美托咪定和阿片类药物联用不仅增强阿片类药物的镇痛效果还减少阿片类药物的用量，有效预防阿片类药物过量所致的不良反应。右美托咪定有血流动力学稳定作用，故常用于肺移植术中泵注，但也可以引起心动过缓和低血压，应用于肺移植术后镇痛还可减少阿片类药物的用量并降低术后躁动、恶心、呕吐的发生率。右美托咪定具有器官保护作用，肺移植术中泵注常用剂量 0.1 ～ 0.3μg/（kg·h），需注意长时间给予右美托咪定可使苏醒期延长，手术结束前 40min ～ 1h 停止给予右美托咪定，以免影响苏醒时间。

三、麻醉性镇痛药物

1. 芬太尼及其衍生物　多为肺移植麻醉诱导及术后镇痛的常规使用药物。芬太尼的镇痛强度为吗啡的 75 ～ 125 倍，作用时间约为 30min，舒芬太尼的镇痛强度更大，为芬太尼的 5 ～ 10 倍，作用持续时间约为其 2 倍，瑞芬太尼的效价与芬太尼相似。阿芬太尼由于镇痛强度较小、作用时间较短，肺移植中应用较少。芬太尼及其衍生物均具有一定的呼吸抑制作用，对心血管影响较小，可引起恶心、呕吐，但无组胺释放。在麻醉前小剂量静脉注射芬太尼可减轻插管反应，麻醉诱导时通常使用芬太尼 2μg/kg 和舒芬太尼 0.3 ～ 0.5μg/kg，术中维持通常使用芬太尼、舒芬太尼间断静注或瑞芬太尼泵注，反复或大剂量使用芬太尼或舒芬太尼可导致用药后 3 ～ 4h 出现延迟性呼吸抑制，而瑞芬太尼消除半衰期仅 9.5min，且代谢不依赖肝肾功能，不论静脉输注多长时间均能在 4min 内血药浓度减半，因而更适用于术中维持，瑞芬太尼维持剂量一般为 0.25 ～ 2μg/（kg·min），必要时可用到 4μg/（kg·min），但瑞芬太尼术中高剂量使用可导致术后痛觉过敏，需在手术结束时及时加用其他镇痛药物减轻患者术后疼痛。由于肺移植患者创伤大，为减轻患者术后痛苦，既往肺移植术后镇痛选用芬太尼或舒芬太尼加用 5-HT3 受体拮抗剂通过病人自控静脉镇痛（patient controlled intravenous analgesia， PCIA）持续小剂量泵注止痛，但术后易出现恶心、呕吐和呼吸抑制，目前的镇痛配方已逐渐减少芬太尼及其衍生物用量，加用其他麻醉镇痛药物和辅助镇痛药物。

2. 羟考酮　作为半合成的纯阿片受体激动药，药理作用与作用机制与吗啡相似，二者镇痛效能比接近 1：1，且用于 PCIA 时恶心呕吐的发生率较吗啡低，目前成为肺移植患者术后 PCIA 常用的镇痛药物，常用浓度为 0.5 ～ 1mg/ml，但羟考酮可导致呼吸抑制，且容易产生耐受性，不建议长时间使用。

3. 阿片类受体部分激动剂　喷他佐辛、地佐辛、布托啡诺等均为阿片类受体部分激动剂，主要激动 κ 受体，具有镇痛强度较小、呼吸抑制较轻、依赖性产生较少等特点，喷他佐辛镇痛强度为吗啡的 1/4 ～ 1/3，地佐辛镇痛作用与吗啡相当，而布托啡诺镇痛效力为吗啡的 3.5 ～ 7 倍。此类药物可激动 6 受体提高血浆的肾上腺素水平，对心血管产生兴奋作用，增加心脏指数、肺动脉压及左室每搏输出量，因此在 PCIA 中常与其他镇痛药物搭配使用以减少强阿片类受体激动药的用量，减少不良反应。

4. 纳洛酮　不仅可拮抗吗啡等纯粹的阿片受体激动药，而且可拮抗喷他佐辛等阿片受体激动-拮抗药，使患者痛觉恢复，静脉注射后作用持续时间 2.5 ～ 3h。纳洛酮通常用于拮抗麻醉镇痛药急性中毒导致的呼吸抑制，但该药作用时间较短，单次剂量拮抗虽能使自主呼吸恢复，但一旦药效消失可再度陷入昏睡和呼吸抑制。

5. 纳美芬　是一种特异性吗啡受体阻断剂，静脉注射 2min 后可产生拮抗作用，主要用于逆转术后阿片类药物的过度应用且避免引起完全逆转和急性疼痛，纳洛酮的半衰期为 1 ～ 2h，而纳美芬半衰期可达 11h，比大多数阿片受体激动剂都要长，目前已逐渐成为纳洛酮的替代产品。

四、骨骼肌松弛药

1. 维库溴铵　非去极化肌松药，主要在肝中代谢，代谢速度慢，重复用药

☆ ☆ ☆ ☆

可出现蓄积。维库溴铵不释放组胺，适合肺移植患者的麻醉诱导，常用剂量为 0.1mg/kg 麻醉诱导，1 ~ 2μg/（kg·min）术中维持。

2. 阿曲库铵　非去极化肌松药，优点是消除不依赖肝肾功能，而是通过非特异性酯酶水解和 Hofmann 消除，低温时分解减慢。阿曲库铵快速大剂量注射可引起组胺释放，但临床用量较少引起严重不良反应，而且阿曲库铵麻醉可控性好，对患者的肝肾功能要求较小，因此目前逐渐代替维库溴铵成为肺移植首选肌松药，诱导剂量 0.2 ~ 0.4mg/kg，持续静脉滴注无蓄积作用，术中维持剂量 5 ~ 10μg/（kg·min）。

五、吸入麻醉药

含氟麻醉药物均有不同程度的心肌收缩力抑制，异氟烷、七氟烷和地氟烷的心血管抑制效应相对较小，但地氟烷血 / 气分配系数低，苏醒快，不适用于肺移植一类的大手术维持。含氟麻醉药均能抑制呼吸功能，降低肺血管阻力，抑制缺氧性肺血管收缩反射，引起肺通气血流比例失调，对支气管黏膜纤毛功能也有抑制，可致黏液蓄积、肺不张和术后感染。但吸入麻醉药的麻醉深度易于调节，苏醒迅速平稳，尤其在患者需要控制液体容量或静脉药物用量时，静吸复合麻醉较全凭静脉麻醉更加适合。

1. 异氟烷　又称异氟醚，具有辛辣性刺激气味，心肌抑制轻于安氟醚，心脏麻醉指数（心力衰竭浓度 / 麻醉所需浓度）为 5.7，高于安氟醚的 3.3 和氟烷的 3.0。目前认为异氟烷在 2.0MAC 以内较为安全，随吸入浓度的增加，周围血管阻力下降，心排血量减少，血压降低，心率稍快，但心律失常的发生率低。异氟烷抑制通气量，可使 $PaCO_2$ 增高，且抑制 $PaCO_2$ 增高的通气反应，与剂量相关，麻醉浓度增高时可致呼吸停止。目前将异氟烷常使用低浓度剂量作为静脉麻醉的辅助用药，通常用于减轻手术操作导致的应激反应。

2. 七氟烷　又称七氟醚，为无色透明、带香味的无刺激性液体。七氟烷对呼吸和循环系统呈剂量性抑制，也抑制机体对缺氧和 $PaCO_2$ 增高的通气反应。七氟烷与异氟烷一样通常用于减轻手术操作导致的应激反应，而且动物实验表明七氟烷预处理（从麻醉诱导至单肺通气给予七氟烷）对肺移植有减轻氧化应激和炎症反应等作用，但尚未证实临床效果。

六、局部麻醉药

肺移植术后镇痛对预防并发症至关重要，如果术后疼痛控制不当，会导致并发症的发生率和 ICU 住院时间增加。术后镇痛方法包括 PCIA、胸段硬膜外镇痛（thoracic epidural anesthesia， TEA）、连续椎旁置管镇痛、前锯肌平面阻滞和竖脊肌阻滞，TEA 作为术后疼痛控制和改善肺移植预后的多模式镇痛策略的一部分，明显减少阿片类药物消耗，但对于使用体外生命支持的患者，为避免凝血功能差导致硬膜外血肿等并发症，可采用前锯肌平面阻滞等进行替代。

1. 利多卡因 又名赛罗卡因，是酰胺类局部麻醉药，其药理特点是穿透力强，弥散性好，起效快，局部注射后 3 ～ 5min 起效，作用时间短，为 45 ～ 60min。利多卡因可以用于局部注射和椎管内给药，术前静脉给药可减轻注射痛和气管插管反应，经验发现，在声门及气道表面喷射少量利多卡因有利于减轻拔管时患者血流动力学反应，在心脏表面喷射少量利多卡因可减轻肺移植手术操作带来的应激反应，利多卡因有两种制剂，即盐酸利多卡因和碳酸利多卡因，盐酸利多卡因 pH 为 3.5 ～ 5.5，注入神经周围需经体液中和至生理范围才能发挥神经阻滞作用，碳酸利多卡因较盐酸利多卡因起效快、阻滞效果强，临床应用时给药浓度、剂量和次数应根据情况而定，患有心脏传导阻滞、肝肾功能不全及休克患者应慎用利多卡因。

2. 罗哌卡因 是新型长效酰胺类局部麻醉药，起效时间约 10min，作用维持 4 ～ 5h，由于罗哌卡因对感觉神经纤维的阻滞优于运动神经纤维，低浓度(0.2%)时产生神经与运动神经的分离阻滞，患者在充分镇痛同时仍可进行运动，罗哌卡因对中枢神经系统和心血管系统的潜在毒性低，耐受性好，因此罗哌卡因更适合术后区域神经阻滞及硬膜外阻滞镇痛。

七、作用于胆碱能受体的药物

胆碱能的神经递质是乙酰胆碱，能产生拟似乙酰胆碱作用的药物称为拟胆碱药，如新斯的明；能与胆碱受体结合但不产生或较少产生拟胆碱作用，却能妨碍乙酰胆碱或拟胆碱药与受体结合的药物称为抗胆碱药，如阿托品、长托宁等。

1. 新斯的明 通过抑制胆碱酯酶，减少乙酰胆碱的分解，使乙酰胆碱与受体结合而产生作用。临床用于拮抗非去极化肌松药作用，常用剂量0.04 ～ 0.05mg/kg，需合用抗胆碱药物阿托品以消除新斯的明引起的心血管系统、气道和倡导等的毒蕈碱样不良反应。

2. 阿托品 与 M 胆碱受体结合后，阻碍乙酰胆碱和其他拟胆碱药与受体结合，从而拮抗乙酰胆碱作用。阿托品用于肺移植患者可治疗迷走神经过度兴奋所致的窦性心动过缓，同时抑制腺体分泌、减轻胃肠道张力，对于心率正常的患者可使用长托宁替代，但需注意青光眼、幽门梗阻及前列腺肥大患者禁用，避免原有症状加重。

第二节 血管活性药物

血管活性药物对心脏和血管系统的影响主要在三个方面：对血管紧张度的影响；对心肌收缩力的影响（心脏变力效应）；心脏变时效应。由此可将血管活性药物分为以下三类：①血管加压药，即血管收缩药物，如多巴胺、肾上腺素、间羟胺、异丙肾上腺素等；②血管扩张剂，如硝普钠、硝酸甘油、钙离子拮抗剂、卡托普利、酚妥拉明、乌拉地尔等；③正性肌力药，如多巴酚丁胺、米力农、洋地黄类等。

一、血管收缩药物

1. α、β 受体激动药

（1）肾上腺素：肾上腺素激动 α、β 受体，产生 α、β 型作用，包括加强心肌收缩力、增快心率、提高心肌兴奋性，主要用于麻醉和手术意外、药物中毒等导致心搏骤停的心脏复苏。在肺移植术中，肾上腺素常作为急性右室衰竭的急救药物，静脉输注还可升高血压，但对 β2 受体激动作用可引发继发性低血压，此作用已使用去甲肾上腺素替代。临床研究表明小剂量 0.05 ~ 0.4 μg/（kg·min）泵注可增加脑氧饱和度、优化心功能，暂未应用于肺移植术中。

（2）多巴胺：多巴胺激动多巴胺受体、α 受体和 β1 受体。肺移植术中静脉泵注 2 ~ 10μg/（kg·min）可促进每搏量增加、心排血量增加、收缩压增加，可用于麻醉加深时、肺动脉夹闭及开放等血流动力学变化最剧烈的时期，维持心肌收缩力和外周阻力稳定。多巴胺的使用剂量不宜过大，静脉泵注剂量＞ 10μg/（kg·min）时，α1 受体作用占优势，促进血压、心率、肺动脉压的增高，心排血量则下降。

（3）麻黄碱：麻黄碱与肾上腺素相似，均为 α、β 受体激动剂，但比肾上腺素作用弱、缓慢而持久。临床可用于椎管内麻醉、吸入麻醉及静脉麻醉引起的低血压状态，需注意反复用药可致耐受状态，停药后可恢复。

2. α 受体激动药

（1）去甲肾上腺素：去甲肾上腺素主要激动 α 受体，对心脏 β1 受体有较强的激动作用，对 β2 受体几乎无作用，临床常用剂量为 4 ~ 10μg/（kg·min），可促进外周阻力增加、使心脏收缩力增强、传导速度增快、心率增快、每搏心输出量增加。对于 PAH 患者的术中管理，必须保证循环血压在肺动脉压之上以保证右冠脉血流，肺移植术中常采用小剂量＜ 0.5μg/（kg·min）去甲肾上腺素泵注提高体循环阻力，虽然会因为 α 受体激活增加平均肺动脉压，但肺血管阻力通常

☆☆☆☆

无明显改变。肺移植术中加深麻醉时给予去甲肾上腺素静脉泵注维持外周阻力稳定；夹闭肺动脉时可出现肺动脉压升高，可应用扩血管药物加用去甲肾上腺素维持体循环压力稳定；在肺动脉开放时，大量血流涌入体循环可造成血流再分布，可使用去甲肾上腺素提高外周阻力保持血流动力学稳定。病肺切除和供肺移入期机体血流动力学变化最剧烈，需灵活组合各类血管活性药物维持循环功能的稳定。

（2）间羟胺：间羟胺性质稳定，主要作用于 α 受体，对 β$_1$ 受体作用较弱，促进去甲肾上腺素释放，作用较去甲肾上腺素弱而持久，反复连续使用可产生反复耐受。与麻黄碱相比，间羟胺对血管收缩作用较强，对心脏作用较弱，心率变化不明显，血压升高可反射性引起心率减慢。间羟胺可小剂量静注用于肺移植患者作为去甲肾上腺素的替代，但间羟胺具有肺血管收缩作用，可增加肺动脉压力，使用时应密切注意肺动脉压力变化。

（3）去氧肾上腺素：去氧肾上腺素，也称为苯肾上腺素，主要激动 α$_1$ 受体，对 β 受体几乎无作用。血压升高可反射性引起心率减慢，肺血管收缩，肺动脉压升高。与去甲肾上腺素不同，肺移植术中应用去氧肾上腺素可能因肺血管阻力增大、心率减慢而降低心排血量，通常需与阿托品合用治疗麻醉引起的血压下降。

3. β 受体激动药

异丙肾上腺素：异丙肾上腺素对 β 受体有很强的作用，表现出正性肌力、正性频率的作用，适用于一、二度房室传导阻滞、心动过缓、QT 间期延长的患者，使用时需注意控制心率。

二、血管扩张药物

终末期肺病患者可伴有平均肺动脉压的升高，慢性 PAH 可引起右心室肥厚或衰竭，因此在肺移植围麻醉期间应维持平均肺动脉压不超过 40 ～ 50mmHg，降低肺血管阻力的同时维持外周血管阻力的稳定对肺移植患者的预后至关重要。

1. 硝基血管扩张剂（硝酸甘油、硝普钠）   硝基血管扩张剂与血管内皮细胞接触时，可释放 NO 及激活鸟苷酸环化酶，增加细胞内环鸟苷酸（cyclic guanosine monophosphate， cGMP）水平从而松弛血管平滑肌导致血管扩张。硝普钠与硝酸甘油是传统的非选择性及非特异性肺血管舒张药物，直接作用于动静脉血管，使肺血管阻力下降的同时急剧降低外周血管阻力，两者均抑制反射性肺血管收缩引起静脉分流的增加及 PaO$_2$ 的降低，目前已逐渐被替代。

2. 乌拉地尔   主要阻断突触后 α$_1$ 受体，使血管扩张显著降低外周阻力，同时也有较弱的突触前 α$_2$ 阻滞作用，阻断儿茶酚胺的收缩血管作用。单次小剂量（5 ～ 25mg）缓慢注射用于各类围术期高血压，降血压的同时一般不引起反射性心动过速，效果不够满意可重复用药，应用于心功能不全的患者可降低心肌

☆ ☆ ☆ ☆

耗氧量、降低肺动脉压及外周血管阻力。

3. 前列地尔　又名前列腺素 E1（prostaglandin E1，PGE1），通过增加血管平滑肌内的 cAMP 含量发挥其扩血管作用，降低外周阻力。PGE1 在一般剂量时，几乎第一次通过肺循环就全部被代谢，因此对肺血管有一定的特异性，降肺动脉压效果优于硝基血管扩张剂，常用剂量为 10 ～ 30ng/（kg·min）。PGE1 的作用呈剂量依赖性，当超过一定浓度时，肺血管内皮不足以完全清除，则会引起体循环血压下降，此时可通过小剂量去甲肾上腺素提升体循环阻力予以对抗，另外研究表明 PGE1 通过抑制炎症反应降低肺缺血再灌注损伤，从而改善肺移植术后患者肺功能。

4. 前列环素（prostacyclin，PGI2）　是强效肺血管扩张药，静脉应用可降低肺血管阻力、增加心排血量，临床常用 PGI2 及其衍生物伊洛前列素。PGI2 是强效肺血管扩张药，可通过静脉给药和吸入给药，吸入 PGI2 降低肺血管阻力的效果差于 NO，且大剂量使用时可导致过剩的药物进入体循环而降低血压。PGI2 半衰期约为 2 ～ 3min，静脉常用剂量 2 ～ 12ng/（kg·min）或从 2ng/（kg·min）开始，每 10min 增加 2ng/（kg·min）直至出现不良反应，持续注射可降低肺血管阻力、增加心排血量并改善 PAH 患者预后，对其他肺部疾病的受者静脉注射 PGI2 可引起明显的饱和度降低。伊洛前列素静脉半衰期为 20 ～ 30min，持续注射从 0.5ng/（kg·min）开始，每 60min 增加 0.25 ng/（kg·min）直至出现不良反应，也可通过吸入伊洛前列素缓解 PAH 患者症状，吸入治疗的优势在于选择性作用于肺、且间断吸入不产生耐受性，常用吸入浓度为 10μg/（kg·min），首次吸入剂量为 2.5μg，以后可根据患者的耐受情况逐步增加至 5μg，目前此方法可使原先需要 CPB 的严重 PAH 受者可在无 CPB 下行肺移植术。

5. NO　具有亲脂性且易于在细胞间扩散，经气道吸入的 NO 很快通过肺泡壁弥散入肺内小血管，选择性松弛肺内阻力小血管平滑肌，降低肺血管阻力和肺动脉压，提高肺血流量，扩大肺动脉血管床而不降低循环血压。NO 半衰期仅 3 ～ 6s，吸入肺内后，其与血红蛋白的亲和力较一氧化碳高数百倍，迅速与氧合血红蛋白结合形成高铁血红蛋白而迅速失活，防止其全身作用。肺移植患者 NO 常用剂量为 5 ～ 20ppm，可预防肺缺血再灌注损伤，并降低原发性移植物功能障碍的发生率，但 NO 持续吸入才能维持疗效，停止给药会发生显著的肺动脉压力和肺血管阻力反跳，持续大剂量吸入既可导致耐受又会导致体内高铁血红蛋白和亚硝酸盐含量增高。

三、强心药

又称为正性肌力药，是指选择性增强心肌收缩力，主要用于治疗心力衰竭的药物。主要分为强心苷类和非强心苷类，非强心苷类中又可分为儿茶酚胺类、磷酸二酯酶Ⅲ抑制剂类、钙增敏剂类及其他类别。

1. 强心苷类　在手术室中常用去乙酰毛花苷丙（西地兰），能加强心肌收缩，减慢心率与传导，作用快而蓄积小。研究表明，双肺移植患者房颤发生率较心脏移植患者更高，且术前有房颤史的患者术中进行肺静脉切断和吻合时再发房颤的可能性较高。目前指南将强心苷作为控制房颤患者心衰的首选药物，西地兰与胺碘酮联用可控制合并心衰的心房颤动，但目前也有研究认为基于β受体阻滞剂的心脏保护作用，β受体阻滞剂有望替代强心苷成为首选药物，且已证明比索洛尔、美托洛尔等β受体阻滞剂可降低合并心衰的房颤患者的死亡率。

2. 多巴酚丁胺　选择性激动β_1受体，对β_2受体和α受体作用较弱，对多巴胺受体无激动作用，且没有促进去甲肾上腺素释放作用。多巴胺、多巴酚丁胺增加窦性节律的作用比异丙肾上腺素弱，在较低浓度时β_1正性效应可被加速性快速性心律失常的变时效应所抵消，肺移植术中泵注多巴酚丁胺增加每搏量，肺血管阻力和肺动脉楔压下降，外周阻力不变或下降，后负荷往往下降。多巴酚丁胺在中小剂量时，除增加心肌收缩力外，对心率、血压及心肌耗氧影响较小，增加心率及心排血量作用比多巴胺和强心苷效果好，当剂量在$5 \sim 10\mu g/(kg \cdot min)$时可剂量依赖性降低肺血管阻力和增加心排血量，使用于PAH患者时与一氧化氮（nitric oxide，NO）还有协同作用，目前已作为肺移植术中的常规正性肌力药物使用。不过多巴酚丁胺对于心率、心肌氧耗、体循环阻力的作用限制其在右心室功能不全时的使用，常需联合应用升压药。

3. 磷酸二酯酶-5抑制剂（phosphodiesterase-5 inhibitor，PDE5i）　通过选择性抑制cAMP使心肌细胞内的cAMP浓度增高触发内质网释放大量Ca^{2+}，使胞内Ca^{2+}浓度升高，产生正性心肌收缩的同时使血管扩张，降低外周血管阻力和肺血管阻力，以米力农和西地那非最为常用。米力农的肺血管阻力降低程度大于外周血管阻力下降程度，副作用较少，常用剂量为$25 \sim 75\mu g/kg$静脉注射，5min血药浓度即可达峰值，然后以$0.25 \sim 0.5\mu g/(kg \cdot min)$维持可降低术中肺血管阻力。西地那非是治疗PAH的有效选择，西地那非服用可有效缓解PAH，降低肺缺血再灌注损伤，且与PGI2合用治疗PAH安全、有效。

第三节　其他相关药物

1. 抗心律失常药物　主要通过影响心肌细胞膜的离子专业，影响心肌细胞动作电位各时期，抑制自律性或中止折返而纠正心律失常，主要分为4类：Ⅰ类钠通道阻滞剂、Ⅱ类β受体阻滞剂、Ⅲ类延长动作电位时程药、Ⅳ类钙通道阻滞剂。肺移植心律失常的治疗需依据患者术前情况进行个性化选择，术中常用的抗心

☆　☆　☆　☆

律失常药物主要为 β 受体阻滞剂及胺碘酮。

（1）胺碘酮：对心脏多种离子通道均有抑制作用，降低窦房结、浦肯野纤维的自律性和传导性，明显延长动作电位时程和有效不应期，延长 Q-T 间期和 QRS 波。此外，胺碘酮尚有非竞争性拮抗 α、β 肾上腺素能受体从而扩张血管平滑肌的作用。房颤是肺移植术中常见的并发症，作为术中房颤治疗的首选药物，常单独使用或与西地兰配合使用抑制肺移植术中房颤。房颤的发生与肺动脉的异位起搏有关，肺移植术中需要进行肺静脉的切断，使供肺静脉与受者的左房袖吻合，理论上形成了类似导管消融的方法阻断了肺静脉的异位起搏传导，应当降低房颤的发生率。但研究表明，肺移植早期房颤发生率（29%）远高于其他胸外科手术（14%），原因尚不清晰，可能与手术操作、炎症、水肿和神经激素激活等相关。

（2）β 受体阻滞剂：肺移植术中 β 受体阻滞剂的使用目前尚有争议，β 受体阻滞剂抑制异位起搏点的自律性，减少房扑、房颤患者的心室率。研究表明，术前应用 β 受体阻滞剂可降低心脏手术术中和术后心律失常的发生率，但非心脏手术术前应用 β 受体阻滞剂虽然减少了术中心律失常的发生率，但术后总死亡率和脑卒中发生率却有所增加，可能是 β 受体阻滞引起的低血压和心率减慢带来的结果。美国胸外科医师协会目前仍建议非心脏性胸科手术前继续使用 β 受体阻滞剂，但强调此药可能造成更大的副作用。肺移植术中常用于抗心律失常的 β 受体阻滞剂主要为艾司洛尔，一旦诱发副作用，只要立即停药即可迅速终止作用。艾司洛尔是选择性 β_1 受体阻滞剂，起效快、作用时间短，单次静脉注射后被血中的酯酶水解，半衰期约为 2min。用于肺移植患者可抑制应激反应导致的短暂性心率增加，平均动脉压、心排血量、肺动脉压等均无明显改变，对外周血管阻力影响小。

2. 抗凝剂与拮抗剂　肝素是国内最常用的抗凝剂，通过加速抗凝血酶Ⅲ的失活、抑制血小板聚集、刺激血管内皮细胞释放抗凝物质和纤溶物质产生抗凝血功能。目前国内主张在不使用体外循环的情况下不使用抗凝剂，并在肺动脉开始后及时进行凝血拮抗治疗减少出血。

（1）肝素：肝素经静脉注射迅速产生抗凝作用，与碱性蛋白（溶酶体、鱼精蛋白、白蛋白）结合失去活性，半衰期约 40min。由于肝素的抗凝作用取决于机体对肝素的反应、肝素的活性、个体及产品差异较大，因此肝素用量应个体化。目前推荐在体外循环管道内用肝素冲洗，将激活全血凝固时间（activated clotting time of whole blood，ACT）控制在 200s 左右，以减少术中出血，肺动脉开放后以凝血和血小板功能检测指导促凝治疗。

（2）鱼精蛋白：临床使用用于抗肝素过量，用量与最后 1 次肝素使用量相当（1mg 硫酸鱼精蛋白可中和 100 单位肝素）。每次静注不超过 50mg，需缓慢静注，速度一般为 0.5ml/min，以 10min 注入量不超过 50mg 为度。由于鱼精蛋白自身存在抗凝作用，2h 内使用量不宜超过 100mg。

3. 组织脏器保护剂

（1）抑肽酶：通过酶上的丝氨酸活性部分，形成抑肽酶 - 蛋白酶复合物抑制人体胰蛋白酶、纤溶酶、血浆及组织中的血管舒缓素，术中静脉注射可预防和治疗纤维蛋白溶解导致的急性出血，但双肺移植术中应用抑肽酶对术后早期生存率和肺功能无明显作用。动物研究表明在供肺灌注液中加入抑肽酶可减轻肺缺血再灌注损伤，但此作用尚未在临床试验中证实。

（2）乌司他丁：属蛋白酶抑制剂，对丝氨酸蛋白酶、粒细胞弹性蛋白酶、透明质酸酶等多种酶有抑制作用，另具有清除氧自由基及抑制炎症介质释放的作用。临床剂量 25 000 ～ 500 000U 溶于 500ml 输液中静滴可改善手术刺激引起的免疫功能下降、蛋白代谢异常和肾功能降低，防止手术刺激引起的对内脏器官与细胞的损伤以及改善休克时的循环状态等。肺移植术中应用乌司他丁可治疗肺移植所致急性肺损伤，但还不能替代如呼吸管理、液体复苏、控制感染、治疗原发病等常规的治疗方法。

（3）奥美拉唑：为质子泵抑制剂，对基础胃酸和刺激引起的胃酸分泌均有很强的抑制作用。ICU 患者应激性溃疡的发生率为 90%，内脏低灌注、呼吸机使用、阿片类药物和镇静药均是应激性溃疡的影响因素，因此肺移植术中可将 40mg 奥美拉唑溶于 100ml 溶液中滴注，降低术后溃疡发生率。

（4）地塞米松：与其他 GC 一样，具有抗炎、抗内毒素、抑制免疫、抗休克及降低应激反应等作用，研究表明，术前注射地塞米松 10mg 可有效降低术后恶心、呕吐（postoperative nausea and vomiting，PONV）发生率，但存在导致术后血糖增高的副作用，为降低副作用可与 5-TH$_3$ 受体抑制剂联用减少地塞米松用量。

（5）5-HT$_3$ 受体阻断药：是指药物通过与外周胃肠嗜铬细胞和中枢的 5-HT 受体结合，抑制 5-HT 释放及阻断向呕吐中枢传入冲动，从而抑制呕吐的一类药物。在抑制 PONV 作用上，各种司琼类药物具有类似的止吐作用和安全性，可以互换，不良反应发生率很低，且多为一过性反应。

第四节　免疫抑制剂

由于肺与外界直接接触，烟尘、毒物、微生物均可触发局部炎症反应启动排斥反应，术后正确应用免疫抑制剂时肺移植术后长期存活的关键因素。使用免疫抑制剂时，首先要认识该类药物的使用除了受者因免疫功能的降低导致感染、肿瘤的发生率增高以外，药物自身的毒副作用会影响移植物的长期存活和受者

☆ ☆ ☆ ☆

的生活质量。临床免疫抑制剂一般采用的联合用药，利用免疫抑制药之间的协同作用，增强药物的免疫抑制效果，同时减少各种药物的剂量，降低其毒副作用。此外，更重要的是要实施个体化的用药方案，即根据不同的个体，同一个体不同的阶段以及个体对药物的敏感性和毒副作用调整用药种类和剂量；最后应该注意国内外在用药方案上的差别，结合国内用药情况总结用药经验。

一、诱导阶段

临床肺移植的免疫抑制方案可分为预防排斥反应和治疗排斥反应两部分。预防排斥反应即应用免疫抑制剂有效预防排斥反应发生，由于移植肺血流畅通后即开始免疫应答构成，故早期免疫抑制剂用量较大，这一阶段也称为诱导阶段，临床可肾上腺皮质类固醇和抗体联合使用，术后可逐渐减量，最终达到维持量。移植后早期的排斥损伤主要由 T 细胞介导，抗体治疗通过耗尽淋巴细胞或抑制 T 细胞的增殖和活化，包括淋巴细胞耗竭因子和 IL-2 受体拮抗剂。经验用药在术中常使用甲泼尼龙 500mg 和巴利昔单抗 20mg 于肺动脉开放前静滴。既往采用单肺移植 500mg 甲泼尼龙、双肺移植 1000mg 甲泼尼龙的诱导阶段治疗方案，但术后感染率较高，目前单肺和双肺移植均采用 500mg 甲泼尼龙方案，感染发生率已明显下降。

1. **糖皮质激素 (glucocorticoids，GC)**　在临床中主要起到抗炎和免疫抑制的作用，已广泛应用于肺移植围术期。术前应用大剂量 GC 治疗原发病如慢性阻塞性肺疾病、肺结节病等；术中应用甲泼尼龙 500mg 静脉滴注进行免疫诱导治疗；术后免疫抑制治疗需要长期应用泼尼松或泼尼松龙；术后出现急性排斥反应也需给予大剂量甲泼尼龙冲击治疗。GC 既是重要的工具，但也带来严重的并发症，患者长期应用 GC 可产生容貌改变、高血压、体重增加、高血脂、高胆固醇血症等并发症，骨质疏松、糖尿病等都是肺移植术后常见的药源性并发症。目前对于并发症通常采取提前预防、尽早减少 GC 用量及对症治疗等方案，对于激素撤除时机及是否应早期撤除激素尚无定论，激素撤除后的风险和收益仍需进一步的研究。甲泼尼龙为人工合成的糖皮质激素，抗炎作用较强、钠潴留作用较弱，目前临床主要应用于脏器移植，肺移植术中常用剂量为 500mg，用于急性排斥反应时应大剂量冲击治疗，剂量可达 30mg/kg，大剂量静脉滴注时应注意慢速，控制在 10 ～ 20min 内滴完。

2. **淋巴细胞耗竭因子**　通常是抗淋巴细胞表面抗原的单克隆或多克隆抗体。多克隆抗体包括抗淋巴细胞免疫球蛋白 (anti-lymphocyte globulin，ALG) 和抗胸腺细胞球蛋白 (anti-thymocyte globulin，ATG)，通过消耗循环淋巴细胞间接消耗细胞毒性 T 细胞。ATG 是针对 T 淋巴细胞或 B 淋巴细胞表面的多克隆抗体，

☆ ☆ ☆ ☆

通过将人胸腺细胞注射马或兔，然后从血清中分离纯化。ATG 注射后会引起急性淋巴细胞减少，减少肺移植术后早期急性排斥反应及闭塞性细支气管炎的发生率，但不能显著延长生存时间。由于 ATG 多次使用后易出现过敏反应，目前已较少应用。

3. IL-2 受体拮抗剂　是最长使用的诱导药物，常用有巴利昔单抗和达利珠单抗。两种均为直接拮抗 IL-2 受体 CD25 的人源化单克隆抗体，选择性阻断 T 细胞的激活，抑制 T 细胞增殖和分化。IL-2 受体拮抗剂相对有较好的耐受性，目前已广泛应用于肺移植术中。

二、维持阶段

免疫抑制诱导期结束后，即进入维持阶段，维持期治疗通常包括联合 3 种不同免疫抑制药物，包括钙调神经磷酸酶抑制剂、抗代谢药物和小剂量激素，使免疫系统充分被抑制但不完全抑制，从而在预防急性排斥反应、慢性排斥反应和防治药物副作用之间取得平衡。研究显示肺移植围术期最常用的钙调神经磷酸酶抑制剂是他克莫司（tacrolimus，TAC），最常用的抗代谢药物是吗替麦考酚酯（mycophenolate mofetil，MMF）。

1. TAC　主要通过移植 IL-2 的释放，全面抑制 T 淋巴细胞的功能，TAC 作为预防和治疗排斥反应的药物已经用于多种器官移植手术，TAC 抑制 T 细胞活性的功能是环孢素的 10 ～ 100 倍，且使用 TAC 的肺移植患者急性排斥反应的发生率明显低于使用环孢素的患者，ISHLT 数据显示，2011 年 TAC 在肺移植患者中的使用率已经达到了 70%，逐渐替代了环孢素 A 的使用。TAC 通常采用口服、静脉及舌下给药，使用时需检测谷浓度并及时调整用药剂量，避免肾毒性、高血压、高血脂、糖尿病等不良反应的发生。

2. MMF　能抑制次黄嘌呤核苷酸脱氢酶的活性，阻断鸟嘌呤核苷酸的合成，抑制 DNA 合成从而选择性抑制 T 淋巴细胞和 B 淋巴细胞增殖，主要不良反应为骨髓抑制及消化道功能紊乱，肝肾损伤较少见，目前已取代硫唑嘌呤成为移植术后首选抗代谢药物。

目前，免疫抑制疗法已经无法抑制许多肺移植患者体内促炎细胞因子的产生，可能表明部分患者对免疫抑制疗法已经产生耐药性。

（王志萍　王　蕊）

第 9 章

其他相关学科

第一节　肺移植的影像学

一、影像学检查目的与影像检查选择

1.检查目的

（1）术前影像学检查清楚显示病变，确定手术部位，评估患者的肺功能情况，进而判断手术的必要性。

（2）从术前评估至接受移植术的等待时间较长（通常为 18 个月或更久），在等待移植的时间内应定期检测肺功能。

（3）移植前应多次进行 CT 检查及时发现恶性肿瘤。

（4）术前使用前后胸部 X 线片进行供体肺和受体胸腔之间的大小匹配，尺寸差异在 10% ~ 20% 是可以接受的。

（5）术后影像学检查可以评估患者的恢复情况，并及时发现并发症。

2.影像检查选择

术前评估：首选 CT，CT 检查可以清晰地显示肺内病灶的形态、分布、内部及周边情况，并对病变进行分级，评估是否需行肺移植手术。

术后随访：术后 1 周患者不宜下床及站立，建议床边 X 线检查，鉴于患者屏气功能及体位等因素，床边 X 线检查图像质量较差，对于可站立患者建议行正常胸部 X 线检查；对于术后怀疑支气管吻合口狭窄或断裂患者建议 CT 检查；对于怀疑血管吻合口问题建议 CT 血管造影进一步明确；术后不能明确的并发症建议 CT 检查结合支气管镜活检等其他临床检查进一步明确。

二、影像检查技术特点

1.胸部透视

优点：可以转动病人体位，改变观察方向，了解器官的动态变化，设备简单，

☆☆☆☆

操作方便，费用低，可立刻得出结论。

缺点：影像对比度、清晰度差，难以分辨密度或厚度差异较小的器官，以及密度或厚度较大的部位；另外由于缺乏客观记录，目前肺移植患者较少使用。

2. 胸部 X 线片　成像清晰，对比度良好，密度、厚度差异较大或厚度、密度差异较小的部位能得到显示，有客观记录。后前位和侧位投影是评价胸部影像的标准放射学观察方式，可恰当、三维地评价胸部影像。正确的体位是将 X 线束投照在患者中心，患者身体无旋转，肩胛骨充分向前旋转，患者充分吸气后屏住呼吸。对于因疾病无站立的患者，可选择直立前后位或仰卧位投照，但这样做图像质量会受到影响。前后位投照图像质量下降主要是因为焦点到胶片距离缩短、心脏影像放大增加及多数无法站立患者的屏气及吸气能力受限。缺点是每一幅照片只是一副相对的影像，要建立立体概念需要互相垂直的两个方向摄影，对功能检查不及透视，费用相对较高。肺移植患者术后并发症的判断与比较常用。

3. 胸部 CT　CT 扫描获得的横断面图像层厚准确，图像清晰，密度分辨率高，可做定量分析，可以通过计算机的软件的进行图像处理，获得诊断所需的多平面的断面图像。但 CT 的空间分辨率较低，只反映解剖方面的情况，没有脏器功能及生化方面的资料。在临床实践中，主要有四种扫描模式：常规 CT 扫描、高分辨率扫描、螺旋扫描及增强扫描。

(1) 常规扫描：指使用常规扫描技术，为非连续性扫描，相邻两个层面间有停顿，患者一般采用仰卧位，两手臂放在头上，扫描范围常规从肺尖扫至肋膈角，要求患者平静呼吸状态下于吸气末憋气，当观察的重点是肺的后部，则需要俯卧位扫描。由于常规扫描技术呼吸不均匀易造成的小病灶遗漏目前较少用。

(2) HRCT 扫描：比常规扫描有更高的分辨率，能显示次级肺小叶为基本单位的微小结构，在肺实质的评价中效果较好，这种算法减少图像的平滑感并增加空间分辨率，可以更好地描述正常和异常的肺实质界面，并可以更好地观察小血管、气道和细微的间质异常。HRCT 需采用 1 ~ 2mm 层厚，高管电压（120 ~ 10kV），高管电流（240 ~ 300mAs），高空间频率重建算法（骨算法重建）。目前对于肺移植的主要适应证，包括慢性阻塞性肺疾病（chronic obstructive pulmonary disease，COPD）、囊性纤维化 / 支气管扩张、纤维化性肺病等，HRCT 均可清楚的显示病变；肺移植术后的并发症如缺血 - 再灌注损伤引起的间质性水肿、排斥反应引起的小叶间隔的增厚、闭塞性细支气管炎等均可清晰显示。

(3) 螺旋 CT 扫描：指在整个扫描过程中，X 线球管和探测器不断地旋转，扫描床以预定的速度和方向不断的移动的方法，患者在一次憋气时间内完成扫描，扫描速度快，避免了常规 CT 扫描呼吸不均匀造成的小病灶的遗漏，已并广泛应用于临床，是肺移植患者术前及术后重要的扫描模式。

(4) 增强 CT 扫描：能清晰分析血管的解剖结构，还能观察血管与病灶之间的关系，病灶部位的血供和血流动力学变化。肺部气体是天然的对比剂，纵隔内脂肪丰富，解剖结构较清楚，一般无须增强扫描，但在以下情况需做增强扫描：①患者消瘦，纵隔缺少脂肪对比；②观察病变的强化程度；③鉴别肺门血管及淋巴结；④明确肺和纵隔的肿瘤对血管是否侵犯及侵犯的程度；⑤有血管畸形或血管性病变。

（5）肺动脉血管造影：可利用薄层的原始图像重建肺动脉的三维立体图像，常用的重建方法主要有最大密度投影（maximal intensity projection，MIP）、容积再现（volume rendering，VR）、曲面重建（curved planar reconstruction，CPR）。对肺栓塞有很高的敏感性和特异性，能很好地显示亚段以上水平肺血管分支的栓子。对于拟行肺移植的患者需排除肺栓塞可行肺动脉 CTA 检查，肺移植适应证肺动脉高压（pulmonary arterial hypertension，PAH）患者亦可行肺动脉 CTA 进行术前评估，显示肺动脉及其分支，排除肺栓塞，显示心腔。

4. 胸部 MRI　　MRI 检查具有对比分辨率高、多参数成像、任意断层、可显示心脏和大血管腔、无骨伪影、无放射线损伤等优点。胸部 MRI 检查可适用于纵隔肿瘤、纵隔淋巴结肿大、主动脉、肺动脉和上腔静脉病变，心脏的形态和功能，先天性及后天性心脏病，心包病变，膈肌和胸壁肿瘤等。

（1）MRI 平扫：对于肺部病变，MRI 诊断价值有限，效果不如 CT。对于 PAH 患者 MRI 能非侵入性评估心脏及血管的形态学和功能，PAH 的 MRI 特征性组织学改变包括右室肥厚、室间隔曲度倒转、肺动脉扩张。MRI 亦能评价心脏大小、心室肌及室壁运动情况。

（2）MRI 增强：MRI 诊断 COPD 具有一定优势，其可提供患者通气、灌注及呼吸动力学方面信息，具有较高时间与空间分辨率且无放射性辐射，特别是在诊断灌注异常方面准确度较高，可达到 90% ~ 95%。但不可忽视的是，其容易受到血流信号丢失、肺质子密度低等因素不利影响，因此无法较好评价患者肺部形态学，无法有效掌握患者肺部组织形态方面异常，不利于早期确诊。对于囊性纤维化 / 支气管扩张、纤维化性肺病及 PAH 等其他需行肺移植的疾病，一般无须 MRI 增强，若需观察纵隔淋巴结、血管形态等 CT 增强即可。

（3）MRA：磁共振 MRA 的图像质量不及 CTA，一般不用于胸部血管检查，一般用于不适合 CT 增强的患者。

三、肺移植相关影像学所见

1. 术前评估要点

（1）COPD 或 α₁- 抗胰蛋白酶缺乏引起的肺气肿：X 线胸片上可见肺过度膨

胀的相关表现，包括两肺透亮度增加，肺纹理稀疏，膈肌下移和变平（图 9-1 A）。胸部 CT 上可见两肺透亮度增加，见散在囊状透亮影，可伴支气管扩张以及气管壁增厚等，亦可见胸腔积液、气胸、肺大疱、感染及肺间质改变等相关并发症（图 9-1B 和 C）。

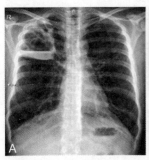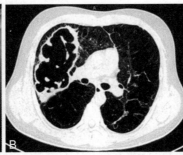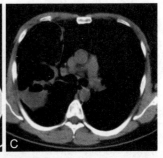

图 9-1　患者男性，24 岁，COPD 伴感染。胸部 X 线检查示两肺纹理稀疏，透亮度增加，右上肺野见囊状透亮影，内见气 - 液平面（A）；胸部 CT 显示两肺纹理稀疏，见散在囊状透亮影，右肺上叶见薄壁囊状透亮影，部分囊壁欠光滑（B），纵隔窗见气 - 液平面及分隔（C）

（2）囊性纤维化 / 支气管扩张：X 线胸片上表现为边界不清的环形阴影或"轨道样"病变，部分管腔内可见气 - 液平面（图 9-2A）。胸部 CT 可见支气管呈柱状、曲张样及囊状扩张（图 9-2B），支气管壁增厚，部分管腔内可见气 - 液平面；扩张的支气管与邻近的肺动脉可形成印戒征；部分气道堵塞，支气管内的黏液炎性分泌物可充盈扩张的支气管，形成管状或结节样病变，部分会引起部分肺叶或肺段不张。

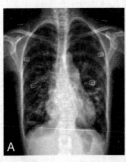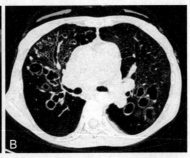

图 9-2　患者女性，43 岁，两肺支气管扩张伴感染。胸部正位 X 线片示两肺见多发囊状透亮影，部分囊状影内见气 - 液平面，两肺下叶局部透亮度增加（A）；胸部 CT 示两肺见散在囊状、柱状、曲张样扩张支气管影，两肺透亮度不均（B）

（3）纤维化性肺病：胸片上表现为两肺不规则线样影构成的网状影和（或）斑片模糊影。随着病变的进展，病变更加弥漫，并形成粗网状或网状结节影，晚期可见蜂窝状囊腔（图 9-3A）。CT 上表现为主要累及两肺下叶及胸膜下的网格、蜂窝影，可见牵拉性支气管或细支气管扩张；部分患者 CT 可显示肺气肿；急性加重期可表现为弥漫、多发局灶性或周边分布的磨玻璃影或实变影，或两者并存（图 9-3B）。

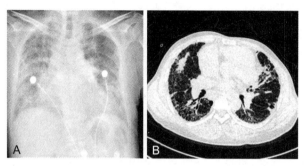

图 9-3　患者男，47 岁，特发性间质纤维化伴少许感染。胸部正位 X 线片示两肺见散在分布的网格、条索及斑片模糊影，部分呈蜂窝状改变，左肺上叶局部透亮度增加（A）。胸部 CT 示两肺以胸膜下为著见散在网格、蜂窝状改变，两肺局部透亮度减低，见散在分布的磨玻璃、斑片模糊影（B）

（4）PAH：肺动脉主干扩张是 PAH 标志性的表现。CT 上主肺动脉直径 ≥ 29mm 对 PAH 有一定的诊断价值；另外测定同一平面肺动脉和胸主动脉直径比值，肺动脉直径超过主动脉直径，亦可预测 PAH（图 9-4）。

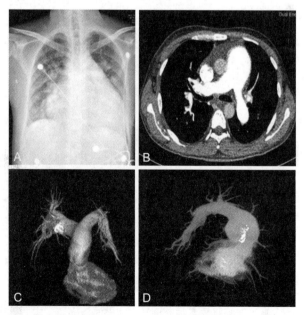

图 9-4　男性，32 岁，特发性高血压患者。胸部正位 X 线片示心影增大，肺动脉段突出，两肺纹理增多，两肺见散在斑片模糊影（A）；肺动脉 CTA 横断面（B）、VR（C）及 MIP（D）示肺动脉主干增粗

2. 术后评估要点

（1）监测时间：术后第1周，每日行常规行胸部X线检查，根据病情需要看是否需行床边X线检查。对于怀疑吻合口狭窄或闭塞性支气管炎等并发症时可行CT检查，然后再根据患者病情变化考虑是否需行胸部X线或CT检查。

（2）检查内容及诊断标准

移植肺内检查：看是否出现缺血-再灌注、急慢性排斥反应、感染、吻合口狭窄等并发症。

移植吻合口检查：看支气管、血管等吻合口处是否存在狭窄、断裂情况。

3. 常见并发症诊断标准

（1）缺血再灌注损伤：通常术后2d内几乎所有的移植受体都会发生再灌注水肿，术后第3~4天加重，术后5~14d缓解，术后第5天以后新出现的影像异常多为其他原因。影像表现多样且不具有特异性，通常表现为肺门周围浅淡阴影或间质性肺水肿，亦可表现为密集的肺泡实变，肺泡实变好发于双肺移植，两侧不对称，中下肺野多见（图9-5）。缺血再灌注损伤是一种排除性诊断，术后出现的时间是诊断的一个要点，其鉴别诊断包括液体过量、超急性期或急性期肺排斥反应、感染、术后肺膨胀不全及左心室衰竭。

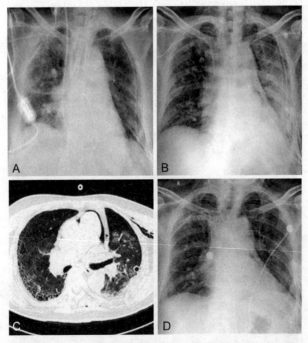

图9-5　患者男性，71岁，左肺移植术后并肺缺血-再灌注损伤。术后第1天，胸部正位X线片示左肺门周围见少许斑片模糊影（A）；术后第4天，胸部正位片示渗出加重（B）；术后第5天，胸部CT示左肺门周围可见磨玻璃样密度增高影，伴小叶间隔增厚，另见纵隔及皮下少许积液，左侧少量胸腔积液（C）；术后第6天胸部正位X线片示左肺渗出性改变减轻（D）

☆ ☆ ☆ ☆

（2）急性期排斥反应：可见于大多数肺移植的受体，最早可见于术后 1 ~ 2 周。影像上表现为小叶间隔增厚，呈网格状，支气管周围套袖征、肺内磨玻璃样改变（图 9-6）。如果这些改变发生在术后 1 周后，为新发或比原来范围扩大的渗出性改变，则更支持急性排斥反应。但确诊需依靠支气管镜活检，并进行支气管肺泡灌洗以排除同时发生的感染。

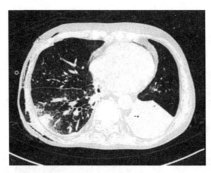

图 9-6　患者男性，47 岁，右肺移植术后并发急性排斥反应。胸部 CT 示右肺移植术后第 6 天，右肺下叶见斑片状高密度影，周围见小叶间隔增厚形成的网格影，纵隔少许积气，右侧胸壁皮下气肿，右侧少量胸腔积液

（3）吻合口狭窄：支气管壁的狭窄可能与缩窄、支气管软化或肉芽组织形成过多有关，多发生于术后最初的几个月。建议做薄层 CT 扫面及多平面重建，若主支气管的管腔直径减少 50% 以上（图 9-7），即可认为有明显的功能性改变。虚拟仿真支气管内镜可无创的显示主支气管病变，但不能发现浅表溃疡等黏膜损伤，亦不可活检。

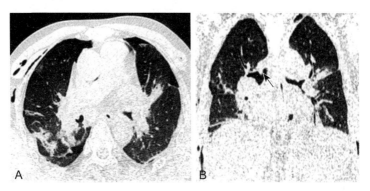

图 9-7　患者男性，57 岁，双肺移植术后第 10 天，胸部 CT 轴位（A）及冠状位（B）示中间段支气管吻合口局部结节状增厚、变窄

（4）感染

X 线片：多表现为肺特异性的不均匀浸润影，常有不同程度的胸膜渗出（图

9-8 A)，且多发生于单肺移植病人。

CT：表现多样，实变、磨玻璃影、树芽征、大小不等结节（图 9-8B），伴小叶间隔增厚和胸膜渗出，实变多见于中叶和下叶。

明确诊断需要结合支气管镜检查并结合支气管肺泡灌洗和经支气管活检。肺移植感染的放射学表现无特异性，需与很多情况进行鉴别，但根据临床征象结合移植后的时间、肺功能等级、病人目前免疫抑制的强度可以做出诊断。

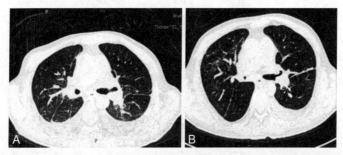

图 9-8　患者男性，39 岁，双肺移植术后并发肺部感染。术后第 22 天，胸部高分辨率 CT 示右肺上叶未见明显异常（A），术后两个半月，患者出现咳嗽、咳痰、发热症状，胸部高分辨率 CT 示右肺上叶见斑片模糊影，部分呈树芽征（B）

（5）闭塞性细支气管炎：是导致肺移植后发病率和死亡率上升的一个主要因素，常认为是一种慢性的同种异体移植排斥反应，因细支气管向心性纤维化而导致小气道阻塞。高分辨率 CT 可见吸气相的支气管扩张和马赛克灌注，呼气相显示该区域内肺体积减少量小于正常，提示气体潴留。气体潴留是诊断闭塞性细支气管炎最准确、最敏感的影像征象，支气管扩张是晚期闭塞性细支气管炎的特征（图 9-9）。

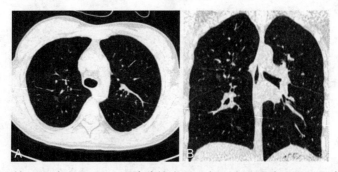

图 9-9　患者女性，20 岁，因 PAH 双肺移植术后 1 年，高分辨率 CT 示两肺透亮度增加，右肺见散在柱状扩张的支气管影

第二节 肺移植的内镜学

一、内镜检查的目的

1. 对原发病的明确诊断，了解肺功能及病变程度，及对术后并发症及时诊断和治疗。

2. 评估患者情况是否能耐受手术。

3. 排除移植禁忌证并对患者非禁忌证的其他情况进行术前处理。

二、常用内镜检查手段及技术特点

1. 气管、支气管镜检查　是将细长的支气管镜经口或鼻置入患者的下呼吸道，即经过声门进入气管和支气管以及更远端，直接观察气管和支气管的病变，并根据病变进行相应的检查和治疗。检查所用内镜分为硬质支气管镜和软性支气管镜（又称可弯曲支气管镜），可弯曲支气管镜又分为纤维支气管镜和电子支气管镜。优点在于可以直观地观察到气道内病变，对需检查的病灶部位可镜下采样进行组织和细胞学检查，可弯曲纤维支气管镜柔软，镜体细长可达更远端，同时对于术后支气管狭窄、感染、支气管开裂等并发症，可以镜下进行治疗避免二次手术造成的创伤。缺点在于支气管镜为侵入性操作，可能造成局部损伤、出血，导致术后并发症。

2. 经食管超声心动图（transesophageal echocardiography，TEE）　将探头从食管插入到心脏后方的左心房附近，从心脏后面观察心脏内部病变。优点在于可排除肺内气体、胸壁、肋骨等结构对检查结果的干扰，图像显示更加清晰，增加诊断的准确性；同时对于开胸手术、胸部有创伤等无法进行经胸壁超声的情况，TEE 可以避开切口和创伤，并在术中进行实时监控不影响手术进行。缺点在于只能从有限的角度进行观察，无法获得更多切面的图像；其次 TEE 作为侵入性操作，可能会使原有的食管和胃部损伤加重，并且可能诱发心律失常等并发症。

3. 心导管　是利用特制的不透光导管经由周围血管将导管送入心腔或血管部位进行检查的手术过程，用于检测心腔和血管的压力、氧饱和度、心脏和血管的解剖异常、心室功能及瓣膜狭窄或反流情况。心导管主要分为普通型、Swan-Ganz 导管、猪尾巴导管和冠状动脉造影导管等。优势在于术前检测可以动态了解心腔和血管的压力情况，准确评估患者的循环系统功能并对冠脉狭窄等原发病进行同期治疗；手术中应用 Swan-Ganz 导管等对患者肺动脉压力等进行实时监测可以更好进行麻醉管理，降低手术风险；术后应用可以观察手术后的恢复情况。缺点在于需要专业的配套设备价格较高，且侵入性操作可能会导致出血、感染、血栓等并发症出现。

4. 胃肠镜 消化内镜是经消化道直接获取图像或经附带超声及 X 线的设备获取消化道及消化器官的超声或 X 线影像，以诊断和治疗消化系统疾病的一组设备，包括食管镜、胃镜、十二指肠镜、结肠镜、小肠镜、超声内镜、胶囊内镜、胆道镜等，其中肺移植患者最常用的是胃镜和结肠镜，用于术前排除消化系统禁忌证和对消化系统疾病及时干预，及发现肺移植术后胃肠道并发症。消化内镜检查术优点在于检查时可及时对病变区域进行采样做进一步监测；相对而言创伤小、术后脏器功能恢复迅速且疼痛轻微；避免开放手术外源性因素的影响；且治疗同时可录像，为术后再治疗和学术交流提供直观影像资料。缺点在于病理组织学证实为浸润至黏膜下层的患者需二次手术。

三、内镜在肺移植诊疗中的应用

1. 气管、支气管镜具有移植适应证患者的评估

（1）移植禁忌证的排除：大量资料表明，多种采样方法联合应用的诊断价值高于单一方法，取材方法主要根据肺部 CT 所示的病变位置及支气管镜下特征决定，对疑似中央型肺癌可采用经支气管针吸活检术（transbronchial needle aspiration， TBNA），对疑似周围型肺癌可采用经支气管壁的透壁肺活检术（transbronchial lung biopsy， TBLB），配合其他检测手段进行移植前肺癌等禁忌证排除。

（2）原发病的诊断和肺功能的评估：间质性肺疾病（interstitial lung disease，ILD）是一组异质性肺部弥漫性炎症性疾病，种类繁多，虽然临床特点相似，但组织病理学上各有不同。对这类患者诊断主要依赖取得肺组织进行病理形态学检查，包括 TBNA 和 TBLB。由于取材范围小，部分 ILD 患者诊断阳性率不高，但开胸手术患者不易于接受，且在取材良好的情况下有一定的诊出率，目前仍是 ILD 的首选确诊手段。结节病是 ILD 中经支气管镜活检确诊阳性率最高的疾病。肺结节病的病理改变虽然以肺间质为主，但支气管壁亦可广泛受累，特别是黏膜表面粗糙呈黄白色颗粒或结节者活检阳性率高。研究表明，即使对支气管镜下外观正常的支气管黏膜活检，亦可获得一定比例的阳性率。对采用支气管黏膜活检或 TBLB 未能确诊者，可经肺部 CT 定位对纵隔增大淋巴结进行 TBNA 提高诊断阳性率。此外亦可通过支气管肺泡灌洗

(bronohoalveolarlavage, BAL) 协助诊断。

肺内肺炎病原学的诊断对指导治疗至关重要, 普通痰液检测或经气管插管吸取气管分泌物的细菌学检查, 由于受到上气道的干扰很难代表下呼吸道的菌群特征, 对肺炎诊断缺乏特异性。目前可经支气管镜通过带保护套的标本刷及 BAL 获取病原标本, 为避免或减少 BAL 灌洗液被咽喉部分分泌物污染, 可使用经支气管镜防污染支气管肺泡灌洗, 即通过导管伸入远端支气管进行支气管肺泡灌洗, 经支气管活检孔道插入至病变处, 降低灌洗液的污染。

2. 术中的气道评估和治疗出现呼吸功能恶化的患者 单肺通气指胸科手术病人经支气管插管只利用一侧肺进行通气的方法。肺移植患者均需使用双腔支气管插管进行肺隔离, 通常需要支气管镜进行定位协助气管插管, 同时对于颈椎炎、强直性脊柱炎、重症肌无力等患者需通过支气管镜引导插管, 避免盲目操作带来的损伤。由于咳嗽反射被抑制等原因导致痰液、血液等阻塞气道, 产生术中急性呼吸道狭窄或梗阻, 可通过支气管镜紧急扩张和协助气道清理。

(1) 急性排斥反应 (acute cellular rejection, ACR) 的监测: 临床表现多为非特异性, 包括呼吸困难、咳嗽和急性呼吸窘迫综合征等, 因此 ACR 的诊断主要依赖支气管活检证实血管周围淋巴细胞浸润。由于影像学结果特异性较小, 容易与原发性移植物障碍、心衰导致的肺水肿难以区分, 促使临床上出现为规避漏诊和误诊而术后常规应用支气管镜, 是否应该为此目的常规进行支气管镜检查目前仍存在争议。

(2) 支气管镜下肺移植术后并发症处理:

①气管、支气管狭窄: 对各种原因包括炎症、气管支气管软化症、气管肉芽组织增生等所致的气管支气管狭窄, 可通过支气管镜进行准确诊断, 并且使用电凝、激光或支架置入等方法治疗。与开放手术相比, 内镜介入治疗位置准确、操作时间短、气道损伤小、病人易于耐受且需要设备简单等优点。

②肺部感染性疾病: 急慢性肺脓肿、肺炎、支气管感染性疾病等由于血 - 支气管屏障、组织包裹、脓液的理化性质等因素, 常造成全身用药疗效不佳。经支气管镜充分引流后冲洗, 并针对性给予敏感抗生素可使局部药物浓度增高, 获得较为稳定的疗效。鉴于此方法有创且有可能导致病灶扩散, 因此通常用于常规规范用药难以奏效的慢性肺脓肿、支气管扩张及多重耐药等。

四、经食管超声心动图 (TEE)

TEE 可在术前评估中准确地了解心脏结构及病变情况, 利用三维成像技术更能真实反映心脏及血管的病理状态, 评估心脏功能。TEE 在术中的应用更为广泛, 在麻醉诱导期可以快速识别急性 PAH, 监测右心功能和肺静脉情况, 在

☆ ☆ ☆ ☆

怀疑中心静脉压不准确时 TEE 可帮助判断原因并指导测压管位置调整；在夹闭一侧肺动脉时，可通过 TEE 监测右心室功能变化；再灌注后，通过肺动静脉直径及血流速度的监测，判断左右心室充盈情况和术后吻合口情况，及时发现吻合口梗阻和新鲜血栓。另外，TEE 在决定是否需要紧急行体外循环支持时也非常有效。

1. 心导管 心导管检查是从周围血管插入导管，送至心腔及大血管各处用以获取信息，达到检查、诊断目的，还可进行某些治疗的技术，主要分为左心导管检查和右心导管检查。由于大部分肺部疾病所致肺心病主要影响肺动脉压力继而导致右心衰竭，所以肺移植患者更常使用右心导管检查。术前右心导管检查可通过心脏和大血管取血进行血氧含量和压力检测，对血流动力学进行定量判断，了解患者心肺功能；同时可对不同部位注入造影剂，了解血管或心腔的扩张、狭窄、缺损或变异情况，了解患者是否能耐受手术，并制订手术方案；在此基础上可进行术前介入治疗，对冠状动脉狭窄等情况进行治疗处理。目前肺移植术中多使用 Swan-Ganz 导管或脉搏指数连续心排血量监测（pulse-indicated continuous cardiac output，PICCO）导管进行肺动脉压和肺毛细血管楔压实时监测。

2. Swan-Ganz 导管 又称为四腔漂浮导管（图 9-10），经外周或中心静脉插入心脏右心系统和肺动脉进行心脏及肺血管压力、心排血量等多项参数的测定。经颈内静脉途径置入的导管，在置入 15～20cm 时，管端可达右心房，可记录到低平的右心房压力波形（0～6mmHg）；顺血流通过三尖瓣进入右心室，导管尖端达右心室时，压力突然增高，下降支又迅速回到零点，出现典型的右心室压力波形（收缩压 25mmHg，舒张压 0～6mmHg）；当置入 40cm 左右后，导管进入肺动脉，此时收缩压改变不大，而舒张压显著增高，大于右心室舒张压，呈现肺动脉压力波形（收缩压 15～28mmHg，舒张压 8～15mmHg）；将导管继续推进，即可嵌入肺小动脉分支，出现 PAWP 波形（6～12mmHg），深度为 50～55cm。

3. PICCO 采用热稀释法测得单次心排血量，并通过动脉压力波形曲线分析技术测得连续心排血量，研究表明两种方法测得的参数具有较好的一致性。PICCO 的测定需要一根特殊的导管，通常置于股动脉或腋动脉，小儿只能置于股动脉。通过该导管，可连续监测动脉压力，同时监测仪通过分析动脉压力波形曲线下面积来获得连续的心排血量。动脉导管带有特殊的温度探头，用于测定穿刺大动脉的温度变化，监测仪利用热稀释法测量单次的心排血量，通常需要测量 3 次的心排血量求其平均值得出准确心排血量。除动脉导管外，尚需一条深静脉导管置于上腔静脉或右心房，注入冰盐水后可得出温度反应曲线和准确的容量测定结果。

☆ ☆ ☆ ☆

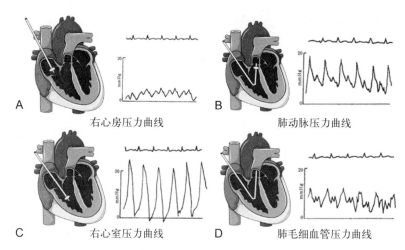

A. 右心房压力曲线　　B. 肺动脉压力曲线

C. 右心室压力曲线　　D. 肺毛细血管压力曲线

图 9-10　Swan-Ganz 导管

A. 正常右心房压力波形；B. 正常右心室压力波形；C. 正常肺动脉压力波形；D. 正常肺毛细血管压力波形

与 Swan-Ganz 导管相比，PICCO 具有以下优点：避免过深置管减轻损伤；避免血管壁顺应性、心瓣膜功能等对结果的影响；整合动脉血压监测，一举两得；可连续反映一些高变异度但临床价值大的指标。但目前 PICCO 尚未大规模推广，许多肺移植术中监测仍使用 Swan-Ganz 导管。

五、胃肠镜

胃镜和结肠镜通常使用一根纤细、柔软的带探头导管深入胃部或结肠部，直接观察相关部位，并对病变部位取样进行组织病理学检查以便明确诊断。术前应用可用于排除患有消化系统恶性肿瘤的患者，并对患有食管狭窄或胃食管反流的患者进行术前干预和治疗，减少误吸发生率。国外报道显示肺移植术后胃食管反流病发生率可达 50%～75%，且与肺移植术后感染、排斥、肺功能损害等许多并发症有关，可通过胃镜和食管 24h pH 监测对并发症早期诊断并早期治疗。

第三节　肺功能检查与血气分析

一、肺功能检查与血气分析的检查目的

1. 判断呼吸道的通畅程度、肺容量的大小进而评估肺疾病的病情严重程度及预后。

2. 鉴别呼吸困难的原因、诊断病变部位。

3. 判断机体是否存在酸碱平衡失调和缺氧，以及缺氧的程度。

4. 评估肺功能对手术的耐受力及个体化进行术中麻醉方案的选择。

5. 肺移植术后评估恢复及并发症情况。

二、肺功能检查与血气分析的技术特点

由于接受肺移植术的均为终末期肺疾病患者，许多常用肺功能评估方法如屏气试验、吹气试验、登楼梯运动试验等很难出现正常结果，且对患者的评估意义不大。因此在部分常规肺功能检查的基础上，新增了许多用于肺移植患者的评估手段。

1. **肺通气功能**　用力肺活量（forced vital capacity，FVC）是指最大吸气后尽力尽快呼气所能呼出的最大气量，一秒用力呼气容积（forced expiratory volume in one second，FEV_1）是 FVC 第一秒呼出的气量，一秒率（$FEV_1\%$）是指 FEV_1 占 FVC 的百分比。$FEV_1\% < 80\%$ 表明阻塞性通气障碍的存在，如 COPD、支气管哮喘急性发作等，在可逆性气道阻塞中，应用支气管扩张剂后，$FEV_1\%$ 可较前改善。在限制性通气障碍中，如弥漫性肺间质疾病、胸廓畸形等，由于呼出气流不受限，而肺弹性和胸廓顺应性降低，呼吸运动迅速减弱和停止使得 FVC 大部分气体在极短时间内迅速呼出，$FEV_1\%$ 往往无明显异常，甚至可达 100%。目前根据 FEV_1 和 $FEV_1\%$ 可对 COPD 的严重程度分级：

Ⅰ级（轻度）：$FEV_1\% < 70\%$，FEV_1 占预计值百分比 $\geq 80\%$；

Ⅱ级（中度）：$FEV_1\% < 70\%$，$50\% \leq FEV_1$ 占预计值百分比 $< 80\%$；

Ⅲ级（重度）：$FEV_1\% < 70\%$，$30\% \leq FEV_1$ 占预计值百分比 $< 50\%$；

Ⅳ级（极重度）：$FEV_1\% < 70\%$，FEV_1 占预计值百分比 $< 30\%$，或 FEV_1 占预计值百分比 $< 50\%$ 伴有慢性呼吸衰竭。

2. **肺换气功能**

（1）肺对一氧化碳的扩散能力（diffusion capacity of the lung for carbon monoxide，DLCO）：弥散是指氧和二氧化碳通过肺泡及肺毛细血管壁在肺内进行气体交换时，分子从高浓度区向低浓度区的移动的一种倾向。常用的肺弥散功能指标包括 DLCO 和弥散系数（DLCO/VA），用于评估肺泡毛细血管膜进行气体交换的效率。DLCO 指单位时间内、单位压力差下，通过肺泡毛细血管膜进入毛细血管血液中的 CO 量，实测值与预计值的百分比 $> 80\%$ 为正常；DLCO/VA 表示 CO 弥散量与肺泡气量的比值，实测值与预计值的百分比 $> 80\%$ 为正常。弥散功能的异常可明显影响动脉血氧水平。弥散功能异常多见于呼吸膜增厚（如 ILD）、呼吸面积下降（如肺部分切除后）、血红蛋白降低（如贫血）、

☆ ☆ ☆ ☆

通气血流比值异常（如 COPD）和肺毛细血管血容量下降（如肺动脉栓塞）。

（2）通气血流比值（ventilation/perfusion ratio, V/Q）：指肺通气量与肺血流量的比值，正常值为 0.8，临床可通过生理死腔和分流量间接评价 V/Q，出现生理死腔增大和分流量增加意味着 V/Q 降低。随着肺通气灌注显像的广泛应用，可以定量通气和灌注对应的像素计数，经过公式推导得出准确 V/Q 比值，临床估算方法已较少使用。V/Q 增大可能由于肺泡通气量或大或血流灌注减少，如肺栓塞和严重肺气肿；V/Q 减少可能由于肺泡通气量减少（如 COPD）、神经肌肉性疾病（如多发性脊髓神经根炎）、呼吸中枢抑制（如麻醉药过量、脑疾患）等；V/Q 比值为零多见于肺不张。

（3）6min 步行试验（6-minute walk test, 6MWT）：是临床评估肺功能的重要手段之一，目前广泛应用于肺移植术前最大运动耐受力的评估，内容包括 6min 行走距离、行走前后的 Borg 呼吸困难评分、静息氧饱和度和最低氧饱和度。Borg 评分在 6MWT 结束时进行，以 0 ~ 10 分由轻至重反映在 6min 步行试验过程中，受试者所经历的呼吸困难最重程度。目前 6MWT 无理想的正常参考值，通常用于中重度心肺疾患的医疗干预疗效的评价、预测疾病的预后和患者的运动状态。6MWT 不能得出测量过程中的最大摄氧量，不能诊断引起呼吸困难的原因，不能判断引起运动受限的机制，只能作为心肺功能评估的一项补充，而非替代。

（4）BODE 评分：即体重指数（body mass index，B），气流阻塞程度（degree of airflow obstruction，O）、呼吸困难（dyspnea，D）及运动能力（exercise capacity，E）的综合评估（表 9-1）。COPD 是以气流受限为主要特征的慢性致死性肺疾病，既往多以 $FEV_1\%$ 评价 COPD 的严重程度和预后，但不能准确预测患者的呼吸困难程度、耐受性和病死率，BODE 评估病情更全面准确，预测疾病进展和死亡危险更加灵敏。BODE 评分Ⅳ级目前已成为 COPD 患者进行肺移植的标准之一。

表 9-1 改良英国医学研究学会呼吸困难评分量表（MMRC）

分级	标准
0 级	除非剧烈活动，无明显呼吸困难
1 级	当快走或上缓坡时有气短
2 级	由于呼吸困难，比同龄人步行缓慢，或以自己的速度在平地上行走时需要停下来呼吸
3 级	在平地上步行 100m 或数分钟后需要停下来呼吸
4 级	明显的呼吸困难而不能离开房屋，或穿脱衣服时气短

☆☆☆☆

续表

BODE 评分				
指标	0 分	1 分	2 分	3 分
FEV_1% 预计值	≥ 65	50 ~ 64	36 ~ 49	≤ 35
6 分钟步行距离（m）	≥ 350	250 ~ 349	150 ~ 249	≤ 149
MMRC 呼吸困难评分	0 ~ 1	2	3	4
体重指数（kg/m²）	< 21	≥ 21		

4 个变量得分的总分即为 BODE 评分，总分为 0 ~ 10 分。分为四级，Ⅰ级 0 ~ 2 分，Ⅱ级 3 ~ 4 分，Ⅲ级 5 ~ 6 分，Ⅳ级 7 ~ 10 分，级别越高，患者情况越差

（5）动脉血气（arterial blood gas，ABG）分析：是应用血气分析仪，通过测定人体动脉血的 H^+ 浓度和溶解在血液中的气体（CO_2、O_2），直接反映肺换气功能及其酸碱平衡状态，常用于低氧血症和呼吸衰竭的诊断；呼吸困难的鉴别诊断；昏迷的鉴别诊断；手术适应证的判断；呼吸机的应用、调节、撤机；呼吸治疗的观察；酸碱失衡的诊断等。拟行肺移植的病人多存在呼吸衰竭、长期缺氧及高碳酸血症，而 ABG 是获取氢离子浓度（potential of hydrogen，pH）、二氧化碳分压（arterial partial pressure of carbon dioxide，$PaCO_2$）、氧分压（arterial partial pressure of oxygen，PaO_2）和碳酸氢盐浓度（bicarbonate，HCO_3^-）的金标准。通过 ABG 的结果可以了解体内酸碱平衡和电解质的情况，其中有几项在呼吸疾病病人评估中尤为重要：

PaO_2：指动脉血中物理溶解的氧分子所产生的张力，反映机体缺氧敏感指标，正常值 95 ~ 100mmHg。可用于判断机体是否缺氧及其程度，轻度缺氧 PaO_2 为 60 ~ 80mmHg、中度 40 ~ 60mmHg、重度 < 40mmHg。同时是判断呼吸衰竭的重要条件，Ⅰ 型呼吸衰竭为 PaO_2 < 60mmHg；Ⅱ 型呼吸衰竭包括 PaO_2 < 60mmHg 和 $PaCO_2$ > 50mmHg。由于许多肺移植患者长期依赖氧气，在计算 PaO_2 时需注意将实际吸入氧浓度换算成氧浓度为 21% 的结果，或者用 FiO_2 代替。

$PaCO_2$：指物理溶解的二氧化碳所产生的张力，正常值为 35 ~ 45mmHg，衡量肺泡通气情况，反映酸碱平衡中呼吸因素的重要指标。$PaCO_2$ 能帮助判断呼衰类型、呼吸性酸碱失衡和代谢性酸碱失调的代偿反应。

HCO_3^-：隔绝空气的血标本在未经气体平衡处理情况下 HCO_3^- 的真实含量称为实际碳酸氢盐（actual bicarbonate，AB），正常值为 22 ~ 27mmol/L。血标本在 37℃ 和血红蛋白完全氧合的情况下测得的 HCO_3^- 称为标准碳酸氢盐（standard bicarbonate，SB），正常状态下 AB=SB。SB 不变时，AB > SB 为呼吸性酸中毒，AB < SB 为呼吸性碱中毒；AB 和 SB 均下降时为失代偿性代

谢性酸中毒，AB 和 SB 均增高为失代偿性代谢性碱中毒。

pH：是指人体内环境的酸碱度，正常值 7.35 ~ 7.45，呈弱碱性，pH < 7.35 表示酸血症，pH > 7.45 表示碱血症。pH 处于正常值内才能保持正常的生理功能和物质代谢，但处于正常值内也可能是混合型酸碱失衡或代偿性酸碱失衡，需综合其他指标判断。

阴离子间隙（anion gap，AG）：指血浆中未测定的阴离子（UA）与未测定的阳离子（UC）的差值，即 AG=UA － UC。AG 正常值为 8 ~ 16mmol/L，目前常以 AG > 16mmol/L 作为判断存在 AG 增高型代谢性酸中毒的界限。AG 水平高低可以判断代谢性酸中毒的病因，并可作为治疗的参考。

通过监测 ABG 的动态变化观察机体复杂的代偿机制与目前的代偿能力，可判断当前的肺功能情况，更好地进行个体化治疗，有利于改善患者的预后。

三、肺功能检查与血气分析在肺移植诊疗中的应用

1. FVC、FEV_1 与 FEV_1%　广泛用于肺移植术前与术后评估，根据 ISHLT 肺移植指南，当 COPD 患者 FEV_1 < 15% ~ 20% 预计值、ILD 患者 FVC 在 6 个月内下降超过 10% 时应接受肺移植术，且支气管扩张患者 FEV_1 ≤ 30% 或迅速降低时应考虑肺移植。在术后评估中，FEV_1 可作为闭塞性细支气管炎综合征、原发性移植物障碍等肺移植术后并发症的早期发现手段之一，虽然单肺移植患者术后 FEV_1 的结果可能被未移植肺影响而产生差异，但可以在同类型患者中进行比较或进行术前术后比较从而准确评估。

2. DLCO　是肺部疾病的重要诊断手段，主要应用于限制性肺疾病的诊断。DLCO 在 COPD 中的应用较局限，只有伴肺气肿的 COPD 患者才可通过低 DLCO 和肺 CT 扫描肺组织平均密度低进行初步诊断，如气道严重阻塞但未达到肺气肿的程度可出现 DLCO 正常，DLCO 与 FEV_1 不同，DLCO 与 COPD 的呼吸困难程度不相关，哮喘和囊性纤维化患者可能气道阻塞严重但 DLCO 正常。在限制性肺疾病中，常通过低 DLCO 和肺容量的降低初步诊断 ILD，如出现肺容量下降而 DLCO 正常可能由肺外因素引起，如肥胖、胸腔积液等。在肺血管疾病中，可出现肺活量正常而 DLCO 降低，但特异性较差，需结合其他检测手段明确诊断。DLCO 的正常范围较大且在不同实验室检测可能存在差异，更适合先获得治疗前的基线 DLCO 并比较变化值，以评估疾病的进程或对治疗的反应。

3. V/Q　大部分心肺疾病均伴有 V/Q 的失衡，正常人全肺 V/Q 均应为 0.8 左右，上部稍高、下部稍低，局部 V/Q 比值明显改变通常反映肺通气和血流的相对改变，并不代表通气或损伤的程度，当存在肺通气、灌注受损程度一致时，

☆☆☆☆☆

局部 V/Q 可能无明显改变。V/Q 在肺移植诊疗中主要起到术前术后辅助评估的作用：肺移植患者肺功能的评估、心肺疾病的监测与随访、判断是否存在支气管胸膜瘘、判断 PAH 的病因等。目前一直缺少对 PAH 患者死亡率的预测指标，肺灌注显像的缺损区也呈肺段分布，通气功能大多正常，V/Q 可用于判断 PAH 的肺血流灌注受损程度与范围，V/Q 可成为判断 PAH 患者是否接受肺移植及术后转归的重要指标。

4. 6MWT　是对中重度疾病的全身功能状态的综合评价，由于大部分拟行肺移植的患者心肺功能以不足以完成 6min 的步行任务，当患者出现胸痛、难以忍受的呼吸困难、冒虚汗、步履蹒跚、下肢痉挛、面色苍白、SpO_2 下降至 85% 或其他无法耐受的情况时，应及时中止测试和记录行走距离，通过行走距离和行走过程中的最低氧饱和度判断患者心肺功能情况。目前 6MWT 已广泛应用于肺移植患者术前的功能评估，对患者肺移植预后的估计、肺移植前后的疗效比较和肺移植前后患者的运动功能状态判断，目前认为具有临床意义的心肺功能改善步行距离的增加应不少于 55m。

5. BODE 评分　COPD 仍是肺移植的主要适应证，在预测 COPD 患者的术后存活率方面，BODE 评分比单独使用 FEV_1 更加准确。BODE 是包括体重指数、气流阻塞、呼吸困难、运动能力四个方面的综合评估指标，BODE 评分越高 COPD 患者情况越差。目前推荐 BODE 评分 5 ~ 6 分的患者进入肺移植候选队伍，BODE 评分 ≥ 7 分的患者尽快接受肺移植术，但 BODE 评分在 7 ~ 10 分的患者移植后生存率约20%，明显低于预期的移植后生存率，BODE 评分 < 7 分则 5 年生存率 > 50%，高于移植后的预期值。BODE 同时可作为围术期监测病人疾病进展、判断疾病预后、评价生活质量、评估患者心理状况及肺疾病康复治疗的良好指标。

6. ABG 分析　肺移植患者由于严重的呼吸疾病常伴有二氧化碳潴留而产生呼吸性酸中毒；当伴有缺氧、肝肾功能不全、休克、感染、心衰、脱水等情况时可在呼酸的基础上合并代谢性酸中毒；在肺疾病的治疗过程中摄入减少、呕吐、皮质激素应用、低盐饮食、大量补碱等情况时则可能在呼酸的基础上合并代谢性碱中毒；在呼酸基础上，气管切开、机械通气过度或大剂量使用呼吸兴奋剂则可能导致呼吸性碱中毒。由于肺移植患者多为慢性病程，可存在多种酸碱平衡和电解质紊乱，甚至三重性酸碱失衡，需在围术期进行连续 ABG 监测以保证术中的酸碱和电解质平衡。肺移植诊疗中应用 ABG 可快速有效了解内环境，辅助判断肺移植患者的病因，并辅助围麻醉期间的决策和判断肺移植术后的预后转归情况。

（王志萍　王　蕊）

第三篇

肺移植的术前管理

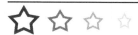

第 10 章
肺移植术前评估及准备

一、概述

麻醉医师在心胸外科器官移植项目中担当着相当重要的角色，无论是对供体的管理还是对受体的术前评估、围术期管理及术后监护等都需要麻醉医师的积极参与。

二、肺移植前期管理

一旦需要手术的病人的全部资料汇集起来，手术组要讨论决定病人是否接受手术。当一名病人被挑选出接受肺移植手术时，整个过程才刚刚开始。手术组中的某一名医师，常作为移植协调人，需要从头至尾指导病人移植过程的具体事宜。整个宣教至少每3个月要重复一次。手术组中的每一名成员在这个过程中要参与和病人的交流。通常要在病人等待移植期间，要确定和满足病人的特定需要。这些需要可能包括：因骨质减少而需要的药物治疗，因抑郁或焦虑而需要的心理或药物治疗，或者因体重超标而需要的减轻重量。移植前期所有突出问题的治疗干预要按部就班地解决并且予以随访。大多数病人要进行常规的锻炼或康复计划，以保持尽可能好的肺功能。为确保准备手术的病人遵从治疗且功能尚存，应当在术前定期安排病人到移植中心诊访。尽管不同移植中心的诊访工作的具体做法各不相同，但是定期对运动能力、需氧情况和全面的社会心理及营养状况等进行重新评估是有价值的。等待时间超过1年的病人需要重复其他检查，如 CT 扫描和心功能等检查。

一旦病人被确定为将要准备接受肺移植手术，那么病人需要接受一系列检查以了解重要器官的功能、对术后有重要意义的感染暴露史、功能研究等。关于血液的检查包括血流动力学、代谢率及动脉血气分析。另外还必须做一系列的血清学检查，以明确有无感染 EB 病毒、巨细胞病毒、乙肝病毒、丙肝病毒和 HIV 病毒。某些独立移植中心可能还需要做一些其他的检查。一旦病人被确定适合接受肺移植时，稍后就要做组织分型。24h 肌酐清除率检查对全身性疾病病人或其他病人是必需的。影像学检查包括评估骨密度的双重能量 X 线测量（dual-energy X-ray absorptometry，DEXA）扫描和评估心功能的超声心动图。许多移植中心规定超过 40 岁并有冠心病危险因素的病人必须进行超声心动图应激试验或心导管检查。最近美国心脏病学会建议冠状动脉造影仅限于后者高危险病人群。肺部情况检查包括：肺功能检查、通气 - 灌注扫描和胸部 CT 扫描（通常使用高分辨率）。CT 检查能很好地描述肺病及其分布、胸膜或纵隔异常和隐匿的肺实质结节、支气管扩张、囊性化部位的特征，有着重要的价值。其他基本的评估有社会心理学、财政和营养等方面。在上述每一个方面，要鉴别和解决可能导致最后失败的潜在的应激 / 异常来源。

三、肺移植前评估

目前所应用的移植病例选择标准已为大多数移植中心所认同，各中心亦据此收集待移植病例的相关资料，这包括血型和淋巴细胞毒抗体筛选试验，体型测量，体格检查结果，血液、生化和微生物检查结果，放射学检查结果，以及肺功能和心脏导管检查资料。

麻醉评估过程因肺移植手术的类型（单肺、双肺或心肺联合移植）而不同。受体基础疾病和具体移植术式对于麻醉评估有着重要意义。

既往胸部手术史或伴发 Eisenmenger 综合征可能使手术时间延长，并可能因大量输入血液制品而导致血流动力学不稳定，增加肾脏并发症。在活体肺叶移植时，还要对供体和受体的并发症分别进行详细讨论。另外，如果对病情进行适当治疗后可明显改善症状，移植组就应考虑暂缓将其放入移植等待名单。

等待移植的病人如有活动性感染则必须控制，但类似因囊性纤维化（CF）等疾病而需肺移植的病人可能存在细菌定植，此类病人在等待供体期间需仔细观察病情变化，如出现活动性感染伴发热则属手术禁忌证。低体重的 CF 病人在等候移植期间可通过经皮胃肠造口术补充营养，使体重恢复正常。

外科术后能否早期拔管也是术前需要考虑的问题。因肺部疾患导致术后不能及时撤机的高危因素主要是肺部感染和败血症，其他还包括营养不良（特别是 CF 病人）以及某些神经肌肉疾患（如脊柱侧凸和过度肥胖等）。

有极少数病人因终末期肺疾病在移植前已经接受机械通气治疗。研究显示，既往插管和机械通气史提示预后不良，而处于这种情况下的 CF 病人容易发生活动性感染，并极易导致败血症，因此危险度更高。然而，有的移植中心在特殊情况下也可能会选择这类病人作为移植受体，特别是仅有呼吸系统病变而无

☆☆☆☆

其他器官并发症存在时。美国华盛顿大学最近的资料显示，在病情"稳定期"接受肺移植的病人 5 年存活率为 40%，而处于"非稳定期"的机械通气病人为 0%。对 CF 病人进行气管插管和机械通气治疗的效果常常不佳，但通过经鼻无创通气常可使这类病人成功过渡到有供体可供移植。

再移植的原因通常是受体发生移植后闭塞性细支气管炎。因为缺乏合适的供体，临床上再移植并不常见。很少有病人在肺移植后会被考虑进行第二次手术，再移植受体主要是双肺移植或心肺联合移植后再行一侧单肺移植，也可能是在既往单肺移植的基础上再在对侧实施新的单肺移植。是否需要进行这样一个高风险的手术必须由整个移植组来决定，而且应该考虑那些等候在待移植名单上的众多病人和供体器官缺乏的现实情况。

（郑　宏）

第 11 章

肺移植供体评估及保护

第一节 肺移植供体选择标准

一、概述

目前供肺绝大多数来源于脑死亡或心死亡后捐献，极少部分为活体捐赠。外伤是导致供者脑死亡最常见原因。其原发病因可能直接导致肺实质损伤，由于意识障碍，容易并发误吸引起肺部损伤及感染，同时在 ICU 救治过程中，往往需要建立人工气道及机械通气，在此过程供中易伴发呼吸机相关性肺部感染。因此，为了减少术后原发性移植物失功、移植肺感染和心、肺衰竭的发生，保证患者的安全，我们应对供肺进行仔细评估。

二、肺移植供体选择标准

在过去几十年间，肺移植供体的评估标准经历了一些变化。从最初保守的理想标准，逐步发展到扩大标准或者说是边缘供体标准。虽然两者结果是有不同的，但是使用扩大标准供体的肺移植术后患者的生存率，是被广泛接受的。目前，加拿大多伦多肺移植中心制定的肺移植供体选择标准（表 11-1）被广泛采用。

表 11-1 多伦多肺移植中心制定的肺移植供体选择标准

项目	理想标准	扩大标准	禁忌
年龄（岁）	< 55	> 55	
氧分压（mmHg）	> 300	≤ 300	
X 线胸片	清晰	局部异常	弥漫浸润

☆☆☆☆

续表

项目	理想标准	扩大标准	禁忌
痰液涂片、培养	阴性	阳性	
纤维支气管镜下气道情况	无脓性分泌物	少量	大量脓性分泌物或明显误吸征象
机械通气时间（h）	< 48	≥ 48	
胸外伤	无	局部外伤	广泛肺挫伤
哮喘	无		有
癌症史	无	除低度恶性皮肤癌、子宫颈原位癌、原发中枢神经系统肿瘤	有
吸烟史（包 / 年）	< 20	> 20	
ABO 血型相容性	完全相同	相容	不相容

FiO$_2$=100%；PEEP=5cmH$_2$O

　　超过 55 岁的供体早已有大量成功应用与临床的实例。但是随着供体年龄的增加受者术后 5 年病死率，10 年病死率以及闭塞性细支气管炎的发生率是显著增加的。

　　目前没有大型的研究表明到底吸烟超过多少就会显著影响到移植肺功能。以往有研究显示，吸烟超过 20 包 / 年的供体，显著增加肺移植术后患者 ICU 住院时间，影响早期氧合及通气情况，但对移植术后病死率没有显著影响。但是最近也有研究表明，与不吸烟供体相比，吸烟供体显著增加患者肺移植术后 3 年病死率以及闭塞性细支气管炎的发生率。并且吸烟供者更易出现肺气肿以及肺癌，这是需要仔细评估的。

　　动脉氧分压（PaO$_2$）是评价肺功能的一项重要指标，通常认为良好供者的 PaO$_2$ 不应低于 300mmHg。来自美国德克萨斯休斯顿儿童医院的研究人员查询了器官分配联合网络（UNOS）数据库中 9 年间肺移植数据，分析供肺 PaO$_2$ 对于肺移植受者生存情况的影响。Kaplan-Meier 生存分析显示，供者 PaO$_2$ 的高低与受者生存情况无关。Cox 多因素分析提示，在 21 个供者因素中，供者 PaO$_2$ 与受者生存情况无关。研究提示，供者的 PaO$_2$ 水平已不适合作为评估供肺功能的关键性指标，因为它的高低并不能预测受者的生存情况。这可能提示我们说，将 PaO$_2$ 偏低的供者纳入选择，可能会进一步扩大供肺来源。但这也并不意味着，在评估肺移植供者的时候完全不考虑 PaO$_2$ 水平，只是相较于其他指标，它的重要性还需要进一步评估。

　　供受者肺与胸腔应当相匹配，需测量供者身高、体重以供评估。一般供肺不超过受体肺的 1.5 倍，供体肺过大可压迫心脏并导致肺不张，可以用包括肺叶切除或用缝合器做非解剖部位切除等方法缩小供肺以与胸腔适应，供体过小则容易形成胸内残腔和肺损伤。但供肺和受者胸腔大小差异在 10% ～ 25% 是可以接受的。术后最初 2 周内受者横膈、胸壁会在一定范围内逐渐与新的移植肺相适应。

第二节　肺移植供肺的保护

为尽可能的保护供肺质量，减少受体术后并发症，在供肺获取前，需对其精心维护。Franklin 等学者对肺移植供者进行了流程化的管理（图 11-1），发现可以明显增加潜在肺移植供者数量，使许多边缘肺移植供体得以使用。

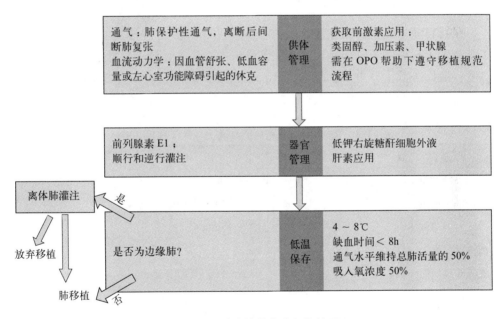

图 11-1　肺移植供者流程化管理

一、供肺在 ICU 的保护

重症医学科往往是肺移植潜在供体评估以及维护的第一场所。其供肺维护涉及呼吸道、循环、酸碱平衡、电解质以及全身激素状况等多方面。

呼吸道及机械通气：行纤维支气管镜检查并清理气管内痰栓，将支气管肺泡灌洗液送微生物学检查，根据病史及微生物学检查情况选用抗菌药物。机械通气中可采用保护性肺通气策略，潮气量 6 ～ 8ml/kg，呼气末正压 8 ～ 10cmH$_2$O

以减少呼吸机相关性肺损伤，同时间断手法肺复张防治肺不张及肺泡塌陷。

血流动力学：可使用升压素、去甲肾上腺素、肾上腺素、苯肾上腺素，心功能不全时使用多巴胺；CVP 6 ～ 8mmHg，如有条件可安置 PICCO，使血管外肺水＜ 10ml/kg，以尽可能少的液体输注维持全身组织器官灌注。

补充激素：甲泼尼龙 15mg/kg；甲状腺激素类药物（T3）初始剂量 4μg，若超声心动图提示左心室射血分数＜ 45% 则继续以 3μg/h 维持，尿崩症患者加用升压素或去氨升压素。

内环境维护：纠正酸碱中毒，纠正低蛋白血症，维持电解质平衡。对于难以纠正的内环境紊乱，必要时予以血液净化治疗。

二、供肺灌洗与保护液

在器官获取过程中目前临床肺移植大多采用先顺行灌注后逆行灌注两种方法结合来实现更好的供肺保护。在灌注环境的控制中，肺充气状态、压力流量、温度、氧供等都十分重要。加拿大 Toronto 肺移植中心 2004 年推荐了肺灌洗与保存方案（表 11-2）。

表 11-2　Toronto 肺移植中心肺灌洗与保存方案 2004

保存液	Perfadex
顺向灌洗液量	50 ～ 60ml/kg
逆向灌洗液量	每支肺静脉 250ml
灌洗时肺动脉压	10 ～ 15mmHg
灌洗液温度	4 ～ 8℃
灌洗时机械通气参数	VT10ml/kg；PEEP 5cmH$_2$O
吸入氧浓度	≤ 50%
肺充气程度	15 ～ 20cmH$_2$O
保存温度	4 ～ 8℃

以 LPD 液为代表的细胞外液型保护液是目前常用的保护液。它能有效保护肺泡上皮细胞，从而促进肺活性物质分泌和肺泡液吸收，加强肺顺应性，减轻肺间质水肿。亦可以维持细胞膜 Na$^+$-K$^+$-ATPase 的活性，保护细胞正常的生理功能。有报道称，在肺移植术后早期，因缺血再灌注导致的 PGD，在应用 Perfadex（一种临床使用的 LPD 液），其发生率可以降低 50%，在早期移植肺功能的保护中体现了极大地优势。国外临床上认为，将以 Perfadex 液作为保护液

的策略，有助于降低肺移植 PGD 的发生。

低温肺灌注及保存能够降低组织细胞代谢和能量需求，但是过低会使 ATP 酶活性抑制，减缓肺功能恢复。最佳保存温度的探究也成为了供肺保存的一个研究热点。已有多项研究表明，10℃保存优于 4℃、15℃的保存效果。Munneke 等利用大鼠肺移植模型，研究不同保存温度和灌注温度组合对移植肺的影响，实验结果表明，室温下灌注后保存于冰水混合中，移植肺功能优于其他组合保存方法。京都大学的一项研究发现，－2℃超低温非冰冻状态，肺保存 17h 后相对 4℃保存的肺功能更佳，但目前还没有更多的超低温肺保存相关的临床研究。目前临床肺移植仍普遍采用 4℃的供肺保存方法。

肺保护药物的使用包括：前列腺素 E1，具有相对选择性激活细胞膜上腺苷酸环化酶使 cAMP 水平增高，可有效地抑制 K^+ 介导的血管收缩，使灌注液均匀地分布；还具有强大抗炎作用：抑制内皮细胞黏附因子的表达和血小板聚集，下调促炎因子/抗炎因子间的平衡，阻止过阻止溶酶体酶和 cGMP 的释放；肝素使用以减少血栓的形成；其他的还包括肺表面活性物质、补体抑制剂、NO 吸入等。

三、体外肺灌注技术（ Ex Vivo Lung Perfusion，EVLP ）

尽管器官保存技术和肺移植技术飞速发展，但供肺缺乏却极大限制了肺移植事业的发展。因此，边缘供肺越来越多地被用于肺移植手术。如何扩大有效的供肺来源，进一步改善供肺保存的方法、提高供肺质量，是亟待解决的两大问题。因此，离体肺灌注技术（图 11-2）应运而生。它类似于体外循环装置，但是增加了一条去氧合通路，模拟体内供肺环境使供肺维持代谢。

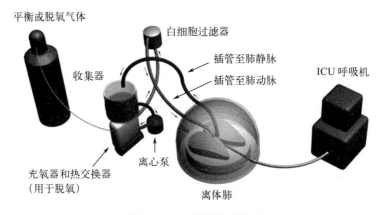

图 11-2　离体肺灌注技术

☆ ☆ ☆ ☆

　　EVLP 技术的应用开启了供肺保护研究的新纪元。2000 年，Steen 等首次将体外灌注系统应用于临床无心跳供体移植前肺功能的评价，成功移植后肺功能良好，未见严重并发症。之后，多伦多大学研究组的动物研究利用改良的灌注系统和技术，首次证实，常温下 EVLP 能够使保存时间延长到 12h。肺保存时间的延长，使得供肺在 EVLP 期间不仅能够接受免疫相容性检测、适当的功能评价，还能通过生物标记物对供肺所存在的问题做快速诊断，并对肺损伤提供相应的干预治疗。如在 EVLP 过程中，对供体肺进行 IL-10 基因治疗、在灌洗液中加入 β 受体激动剂沙丁胺醇、纤溶酶、吸入保护性气体（H_2）等都能改善肺功能和预后，具有重要意义。

（李祥奎）

第 12 章
肺移植受体的选择

第一节　肺移植受体的选择标准

一、概述

同其他实体器官移植一样，能否选择合适的肺移植受者，仍然是移植成功最重要的因素之一。由于等候器官的病人数量远远超过了供体器官的数量，因此应该确保为终末期肺疾病且无其他可以替代治疗措施的病人才能入选等候移植名单。但要达到最佳结局也需要术前充分的内科治疗。

二、适应证、手术时机

目前国际上肺移植发展的主要障碍是可利用供体的短缺，受者常常因等不到合适的供体而死亡。因此供体资源应最优化分配和使用，确保肺移植受者为终末期肺疾病且无其他可以替代措施时才能选入等候移植名单。为更好地选择肺移植受者，1998年在国际心肺移植协会支持下初步制定了肺移植指南。2006年，在此基础上又重新进行了修订。要提高肺移植的手术成功率、肺移植术后近期和远期的生存率，术前必须对每一例肺移植受者进行严格的评估和完善的内科治疗。本章重点介绍肺移植的适应证、禁忌证、选择标准和手术时机。

1.适应证　其他的医疗手段无效的终末期肺疾病均为肺移植术的适应证。潜在的肺移植受者应当给予专业的保健咨询。目前肺移植的主要适应证包括：慢性阻塞性肺疾病、特发性肺间质纤维化、囊性纤维化、α_1-抗胰蛋白酶缺乏性肺气肿等。

研究表明肺移植可以延长病人生存期，尤其是对于严重的囊性纤维化、特发性肺纤维化和原发性肺动脉高压病人。但关于肺气肿病人的报道比较矛盾，

☆☆☆☆

两份研究结果表明包括艾森门格综合征受者在内的肺移植术并未延长病人的生存时限。同时，研究表明不同时间对存活率的评价可以得到不同的结果，随着时间推移存活率将升高。

如何评价存活率是否得到提高是一个值得探讨的问题。肺移植术对大多数病人来说都是相对的姑息治疗，但可以改善生活质量。当评价肺移植效果时，病人的生活质量也是其中重要的一项。但是由于供器官的短缺，目前很难做到仅仅为了改善病人的生活质量而行肺移植术。

2. 手术时机的选择　一般来说，当病人 2 ～ 3 年的生存率为 50% 或按照 NYHA（纽约心脏协会）心功能Ⅲ～Ⅳ级水平或两者皆有，可考虑进行肺移植评估。能否安全地度过等待供肺的时期取决于等待时间的长短、基础疾病和供者器官分配方案。等待供者的时间并不确定，这取决于多重因素，例如身高和血型。经验显示，身材矮小的女性病人需要等待合适供体的时间较长，AB 血型的病人较易得到供体。特发性肺纤维化、囊性纤维化或原发性肺动脉高压病人相对于肺气肿或艾森门格综合征病人更不能够耐受等待的时间。

尽早进行肺移植评估非常重要。病人可以预先进入移植等待名单，并进入移植中心，在专家的指导下进行康复锻炼。无论最终病人是否需要移植，含多种学科的移植团队可以帮助病人全面改善身体状况。评估主要取决于各种临床指标（如感染率、进入 ICU 住院治疗、吸氧和减肥等）、实验室检查（如氧分压、二氧化碳分压等）和功能检查（如肺功能测试、超声心动图、心功能等）。

三、受体选择标准

1. 慢性阻塞性肺疾病（chronic obstructive pulmonary disease，COPD）　是肺移植最为常见的疾病。对于 COPD 病人，只有当内外科治疗，包括戒烟、最大程度的支气管扩张、康复锻炼、长期吸氧、外科肺减容手术等，都无法阻止疾病的发展时，考虑予以肺移植。选择适当的移植时机是一个非常复杂的问题。大部分 COPD 病人有相对好的预后。所以，很难决定是否为了改善生活质量而为这些病人行肺移植。

因高碳酸血症而入院的病人大多预后不良。非移植病人的生存率随着年龄的增长而下降，并与低氧血症、高碳酸血症、肺动脉高压的程度、第一秒用力呼气量（FEV_1）、一氧化碳弥散量（DLCO）及 BMI 相关。

生活质量是与死亡率相对独立的预测指标。以下指标与生活质量密切相关：BODE 指数包括 BMI、气流阻塞程度、呼吸困难的程度（MMRC）和运动能力（6min 步行试验）。随着体重指数的增加，FEV_1 和 6min 步行试验的下降，呼吸困难的指数就增加了。对 625 例 BODE 指数为 7 ～ 10 的 COPD 病人进行前瞻性研究，采用非肺移植治疗方案其生存期中值约为 3 年，可能较肺移植治疗病人的生存期短。而对 BODE 指数为 5 ~ 6 的病人，肺移植不能延长其生存期。

美国肺气肿治疗研究显示：中位生存率 3 年的肺气肿病人，给予肺减容手术及术后药物治疗，较肺移植的生存率更低。这些病人主要为 FEV_1 < 20%、DLCO < 20% 或者弥漫性肺气肿。因此，目前认为 COPD 病人行肺移植的选择标准主要包括：

（1）肺移植候选者初筛条件：BODE 指数超过 5。

（2）移植适应证：① BODE 指数 7 ~ 10 的病人，或者有下列表现之一者；②因急性高碳酸血症入院治疗的历史（PCO_2 > 50mmHg）；③氧疗后无效的肺动脉高压和（或）肺心病；④ FEV_1 < 20%、DLCO < 20% 或者弥漫性肺气肿。

2. 特发性肺纤维化（idiopathic pulmonary fibrosis，IPF）和非特异性间质性肺炎（nonspecific interstitial pneumonia，NSIP）　IPF 是特发性间质性肺炎，也是普通间质性肺炎（usual interstitial pneumonia，UIP）中最常见、最严重的疾病，在实施肺移植的疾病中位居第二。如果不做肺移植，IPF 病人的中位生存率为 2.5 ~ 3.5 年。因此，从其他间质性肺疾病中区分出 IPF 非常重要。患有特发性肺纤维化的病人在等待移植期间死亡率非常高。世界范围内等待肺移植术的 IPF 病人存活率都非常低。因此建议在分配供者器官时优先考虑 IPF 病人。

众多研究均表明 IPF 严重影响病人的生存率。与 UIP 相比，NSIP 的预后更难以确定，并且发生纤维化的可能性较低。总之，UIP 的存活率较纤维化的 NSIP 低。研究表明纤维化 NSIP 其中的一个亚型的存活率为 2 年，与 UIP 病人接近。这种亚型表现出严重的功能障碍，如不治疗，肺弥散功能会在 6 ~ 12 个月内急剧下降。

有研究者将肺活量测定法作为评估预后的指标之一。结果显示用力肺活量低于 60% 会增加死亡率。最近对大量 IPF 病人的研究结果显示肺活量较好的病人的死亡率与肺功能较差者接近。因此无法用肺活量测定法选择受者。

肺活量连续测定是 IPF 病人的一项预后指标。最近有 5 项研究显示，最大肺活量、其他肺功能参数、氧饱和度都与死亡率相关，确诊后 6 个月内最大肺活量降低 10%，具有非常高的死亡率。一般而言，这项指标在 31% 左右才有阳性意义，而阴性值为 91%。这也可能是 IPF 病人病情恶化迅速和死亡率高的原因。

DLCO 在预测普通型间质肺炎和纤维化 NSIP 病人的预后方面是一项更可靠的指标。DLCO 低于 35% ~ 39% 常提示较高的死亡率。连续肺呼吸量测定法能够预测限制性肺疾病的进展。

运动能力的测定对于评估 IPF 病人的预后也很有价值。尽管对于心肺运动试验的价值尚无统一认识，但是 6min 步行试验中氧饱和度测定具有重要价值。当病人 6min 步行试验中氧饱和度降至 88% 以下往往具有较高的死亡率。

此外，CT 结果同样具有很高的价值。IPF 病人具有典型的影像学特征（如蜂窝肺），如病人表现出非常典型的影像学特征，往往存活时间不会太长。

（1）肺移植候选者初筛条件：根据指南，如激素治疗失败，可能要考虑肺移植，但大量报道显示这种治疗益处有限。因此，等待 IPF 病人对治疗做出反应，相当于延迟治疗。这条建议对于其他形式的间质性肺病也同样有效。

（2）当出现以下两点时推荐行肺移植：①普通型间质肺炎的组织学或者影像学改变与肺活量无关；②组织学改变证实 NSIP 纤维化改变。

（3）移植适应证：组织学或影像学证实 UIP 或者合并下列中的任何一项：① DLCO 少于 39%；② 6 个月内用力肺活量低于 10% 或者更差；③ 6min 步行试验氧饱和度下降至 88% 以下；④高分辨 CT 显示蜂窝状改变（纤维分数 > 2）。

组织学改变证实 NISP 同时合并下列任何一项：① DLCO 减至 35% 以下；②用力肺活量（FVC）减少 10% 或者更差；③ 6 个月内 DLCO 降低 15%。

3. 囊性肺纤维化（cystic fibrosis，CF）和其他原因引起的支气管扩张　CF 是居第三位的肺移植适应证。CF 病人常伴有慢性感染。移植后还有病原微生物残存在大气道、上呼吸道和窦道。应用免疫抑制后可能引起感染。尽管如此，CF 与其他疾病相比，肺移植术后受者存活率相近，甚至更高。

CF 具有特殊性。首先是感染，耐药病原菌的存在会增加肺移植术后的感染风险。目前仅依靠病原菌分型和药敏试验尚无法判断绝对禁忌证。最终是否适合移植主要依赖病人的综合评估，包括是否伴有其他疾病，是否同时存在其他疾病。明显的脓毒血症是肺移植绝对禁忌证，术前发热和白细胞增高会增加死亡率。

术前使用多种药物治疗或检出泛耐药的铜绿假单胞菌对短期生存率无明显影响，并非禁忌证。耐青霉素金黄色葡萄球菌、多耐药或泛耐药的革兰阴性杆菌，如 Stenotrophomonas maltophilia、木糖氧化产碱菌、曲霉菌等感染，虽然资料不足，但也不认为是肺移植术禁忌证。有研究指出，CF 病人伴 Burkholderia cepacia 感染，尤其是 Burkholderia cepacia genomovar Ⅲ 感染后 1 年、3 年和 5 年的死亡率增加 30% ~ 40%。这类病人虽然在一些移植中心成功实施了肺移植，但仍有很多移植中心拒绝接受此类病人。当确定病人 B.cepacia 细菌感染后，护理非常重要。应该常规重复药敏试验以确定和管理手术期的抗生素使用。体外实验可以为泛耐药的细菌选择最适的抗生素，从而提高手术成功率。

有创机械辅助通气的 CF 病人是否可以行肺移植还存在争议。有研究指出，肺移植前的有创机械通气也是增加术后死亡率的因素之一，但这可能并不适用于 CF 病人。气管插管也可能引起其他器官功能的恶化和脓毒血症。此外，何时应该采用有创机械通气，还涉及临终关怀的伦理学问题。CF 病人当有下列情形时可以考虑有创呼吸机辅助通气：①病人已通过肺移植术评估，并列为候选人；②必须告知机械通气后病人状况可能变差，甚至成为移植的禁忌证；③没有明显其他器官功能衰竭；④同意气管插管。

CF 病人的肺外疾病应在术前或术后尽快规范处理，如糖尿病、骨质疏松症、鼻窦炎、胃食管反流。这些疾病处理得好，就不再是肺移植的禁忌证。

美国囊性肺纤维化基金会调查了大量的病人，统计分析发现，当出现 FEV_1 下降 30%，并且下降非常迅速时，可以考虑肺移植。对于年龄小于 20 岁的女性病人，如果疾病进展迅速，预示预后不良，宜尽早行移植术。尤其要考虑因肺功能恶化而入院、而且可能需要转入 ICU 的病人，移植术前要进行综合性的评估。重要的指标为：FEV_1、需氧量的增加、高碳酸血症、无创呼吸机辅助呼吸、功能状态（如 6min 步行试验）和肺动脉高压。

（1）肺移植候选者初筛条件：① FEV_1 低于 30% 或者下降迅速，尤其年轻的女性病人；②肺部疾病急剧恶化，需要入 ICU 治疗的病人；③疾病恶化，需频繁的抗生素治疗；④不能耐受和再发生气胸；⑤用支气管动脉栓塞不能控制的咯血。

（2）移植适应证：①氧气依赖性呼吸衰竭；②高碳酸血症；③肺动脉高压。

4. **弥漫性肺间质纤维化与胶原性血管病**　弥漫性肺实质性病变与胶原性血管病变在肺移植的适应证中占比为 0.5%。肺纤维化（无论 UIP 或 NSIP）在胶原沉着病、类风湿关节炎和结缔组织病中都很常见。胶原血管病病人的表现差异很大，要考虑个体差异性。总之稳定期的全身性疾病为治疗的适应证，而活动性的血管炎不适宜行肺移植。

胶原性疾病并发肺部疾病病人预后的资料，主要来自于硬皮症的统计数据。年龄超过 60 岁是一项独立危险预后因素，在明确诊断时 FVC 低于 70% ~ 80% 预示着生存时间可能较短。虽然已有硬皮症病人成功肺移植的病例，但是仅凭目前的资料，无法形成对胶原性疾病病人行肺移植术的指导规范。

5. **肺动脉高压（pulmonary arterial hypertension，PAH）**　是由肺循环血管阻力增高引起的，最终导致右心衰竭甚至死亡。原发性的 PAH 预后不良，若未经治疗，中位生存期仅为 2.8 年。在过去 10 年中，随着医学的发展，预后也有所改善。许多专家就移植时机进行了探讨，如：肺功能状况改变如 6min 步行试验和血流动力学改变后是否需要尽早移植。如果病人肺功能极差且血流动力学严重紊乱，肺移植为唯一治疗措施时需尽早移植。

（1）肺移植候选者初筛条件：①心功能Ⅲ级或Ⅳ级，目前治疗无效；②进展迅速。

（2）移植适应证：充分内科治疗后，①心功能Ⅲ级或Ⅳ级，目前药物治疗已发挥至极；② 6min 步行试验低于 350m；③静脉前列腺素 E 或者类似药物治疗无效；④心脏指数小于 2L/（min·m²）；⑤右心房压力超过 15mmHg。

6. **肺肉瘤病**　肺移植适应证中肺肉瘤病病人约占 2.6%。此类病人评估时，除了肺部以外还要考虑包括心、肝、神经类肉瘤病等部位的症状。由细菌或真菌引起的支气管明显扩张在此类病人中很常见。由于肉瘤病病人一般病程较长，因此肺移植的时机很难界定。某些迹象可提示预后不良，如有些研究中提及的非洲 - 美洲种族性低氧血症、肺动脉高压、心脏指数减低和右房压升高等。右房压升高提示严重的右心室功能障碍，与短期内高死亡率密切相关。最近的研究显示，肉瘤病人在等待肺移植时的死亡率可达 30% ~ 50%，与肺纤维化病人接近。

（1）肺移植候选者初筛条件：心功能Ⅲ级或Ⅳ级。

（2）移植适应证：运动耐受力的下降和以下因素：①休息时也发生低氧血症；②肺动脉高压；③右心房压力超过 15mmHg。

7. **淋巴管平滑肌增多症**　是一种少见的紊乱性疾病，在肺移植病人中仅占 1.1%。早期的研究显示几乎所有的淋巴管平滑肌增多症病人均死于发病后的 10 年内，但是最近的研究显示 10 年存活率可达 40% ~ 78%。有研究报道淋巴管平滑肌增多症病人肺移植后已存活 11 年。影响预后的因素包括 FEV_1/FVC 的下降、肺总量的升高、组织学检查证实平滑肌的增生及囊性损害。

（1）肺移植候选者初筛条件：心功能Ⅲ级或Ⅳ级。

（2）移植适应证：①肺功能严重损害和运动能力的下降；②休息时低氧血症。

8. **肺朗格汉斯细胞组织细胞增多症**　在肺移植病人中仅占 0.2%，此病发病率较低，仅少数病人进展为严重的肺功能损伤。由于肺微循环病变，这些病人常发生严重的继发性肺动脉高压，导致小气道肺实质损伤。此类病人的中位生存时间约为 13 年。存在下列因素则提示预后不良：高龄、FEV_1 和 FEV_1/FVC 严重下降、残气容积及残气容积占肺总量的比率升高，肺弥散功能下降和肺动脉高压。

（1）肺移植候选者初筛条件：心功能Ⅲ / Ⅳ级。

（2）移植适应证：①肺功能和运动功能的严重损伤；②休息时低氧血症。

9. **肺部恶性肿瘤**　近年来，随着手术技术及围术期管理水平的提高，肺移植的适应证得到扩展，部分传统认为的禁忌证如肺部恶性肿瘤开始被各移植中心重新评估。对肺泡细胞癌、支气管源性肺癌伴终末期肺疾病及部分转移性肺癌，不能耐受其他治疗或对其他治疗无效，短期内会因肺功能进行性下降、呼吸衰竭导致死亡者是肺移植术的相对适应证，可考虑肺移植评估。

四、受体入选标准

一般而言,在患有严重终末期肺疾病的患者,当他们的预期寿命小于 2～3 年,无其他器官系统性疾病,且在精神上及心理上能够承受后续的针对康复和免疫抑制治疗的方案时,即可考虑作为肺移植术的适应证。其他特有的入选标准(包括年龄)则依赖于肺疾病的类型以及手术是选择单肺移植术还是双肺移植术。近来的资料显示,与 1998 年的 15% 相比,接受肺移植手术患者的年龄放宽到近 35%,现在受者年龄已突破 60 岁,多次出现大于 60 岁受者。现在受者的平均年龄为 35.5 岁。与肺移植术早期的入选标准相比,伴随的激素治疗、胸内手术史、机械通气以及右心室衰竭现在已不再是绝对禁忌证。

1. 需要考虑的全身疾病情况　移植外科术本身对任何肺衰竭的病人来说都是一个巨大的刺激因素;当开始应用免疫抑制药物治疗时,病人所受到的刺激就更强烈。在此时,即使是平时微不足道的并发症就会对移植结果产生严重负面影响。

一般情况下,移植候选者应该是除终末期肺疾病之外健康状况良好。然而,大多数拟接受肺移植的病人年龄在 40～65 岁,许多病人至少存在一种并发症。另外,存在 CF 或硬皮病等全身性疾病,或是与吸烟有关的 COPD 引起全身性改变的并发症,应作为整个评估的一部分。

对于肺移植候选者的并发症,要给予适当治疗,使其不致于影响移植肺功能,或重要脏器的功能可满足作为肺移植受者的标准。例如,糖尿病在 CF 成年病人发生率 > 25%,同样糖尿病也经常发生于使用类固醇激素的其他病人。在无肾脏病变、缺血性心肌病、胃麻痹或其他脏器功能严重损害的情况下,控制良好的糖尿病并不意味着预后不良。其他常见疾病,如高血压、消化性溃疡、憩室病等的处理方式与糖尿病相似。另外,如果候选病人的血糖不稳定,积极治疗后血糖水平仍频繁波动较大或者高血压至少需要 3 种药物控制,术后处理可能极为困难。重要的是在上述情况下确保已尝试过最好的内科治疗。例如,高血压控制不良实际上可能是病人接受的药物剂量不是最合适、未给予病人正确指导,或者未选用最合适的药物等的结果。而某些疾病存在恶化期和缓解期,需要具体情况具体分析加以评估,炎性肠病就是这样一个例子。就具体病人而言,缓解期可能对病人最终移植结果无关紧要,而其恶化期则可能是一个重要的负性影响因素。

某些并发症(如出现症状的代谢性骨病)、卧床、肥胖或体重明显下降、持续社会心理问题、持续药物滥用、胸廓畸形、耐药菌定植、持续大剂量或长期使用类固醇等,常与术后生活质量较差和移植效果差有关。对这些并发症要认

☆☆☆☆

真处理，如治疗成功，可将病人列入移植候选者名单。在拒绝病人接受挽救生命的移植术之前，应始终注意处理那些对治疗有反应的疾病。

2. 代谢性骨病　尽管直到 20 世纪 90 年代中期，代谢性骨病才被明确列为影响肺移植结果的一个重要因素，但现在由于它在候选人群中的发病率高而被广泛认识，成为多个课题的研究对象。有迹象表明，有 50% 以上的 CF 和 COPD 病人在移植前评估时发现有明显的骨质减少或骨质疏松症。关于受者在肺移植前后病人的最新前瞻性研究表明，移植后 6 ~ 12 个月内股骨颈和腰椎的矿物质密度下降 5%，而在 18% 的骨折病人发现有骨骼矿物质的变化。另外两个研究表明，静脉用帕米膦酸二钠（bisphosphonate pamidronate）有益，用法是每 3 个月一次，疗程 1 ~ 2 年；或使用激素代替疗法，能在移植后早期减少骨质丢失的速度或能真正增加骨质密度。然而仅有一项研究表示使用药物病人的移植后骨折发生率与未用药物者不同。这些数据及其他早期的研究支持对肺移植候选病人尽早施行代谢性骨病的检查和治疗。一种新型重组甲状旁腺素能有效促进新骨形成，可能不久会用于临床，它可使因重症代谢性骨病而不适合肺移植的病人，"恢复"到可接受移植的程度。

3. 卧床状态　长期卧床与骨质丢失增加和持续的健康状况恶化有关，也表明病人缺少运动、抑郁明显，不了解长期锻炼的好处，或者是病人处于终末期。所有这些是移植结果不佳的标志。如果抑郁、运动少或不了解自身疾病等问题判断准确，经恰当治疗后，这些病人常会是合适的移植候选者。此外，基本上处于疾病极期或机械通气依赖的病人，挽救的可能性不大。根据器官共享统一网络（UNOS）/国际心肺移植协会登记处（ISHLR）的资料，呼吸机依赖的病人预示移植后早期死亡风险高。此外，就本组病人而言，除移植结果较差外，已公布的资料表明术后机械通气时间和住院时间也明显延长。

4. 营养不良状态　人们常把体重低于预计值 70% 或高于预计值 130% 的状态称为营养不良状态，这是引起术后不良结果的危险因素之一。有关肺移植的最近文献支持这一观点。研究认为低体重是移植术后影响生存率的一个潜在危险因素。营养是一个常需要长期调整的方面，这种调整可以通过规律添加饮食或者是严格饮食，必要时通过运动来完成。因此，理想的或至少是改善的营养状态应当是病人术前所要达到的目标。由于手术操作困难及肥胖相关性并发症的存在，因此病理性肥胖仍是手术的相对禁忌证。

5. 难以解决或未治疗的社会心理问题与药物滥用　慢性疾病带来原有生活方式改变及家庭关系紧张，导致社会心理问题广泛存在。一些病人除了由于疾病引起的心理改变外，原本存在的心理或人际关系问题会因手术过程而加剧，从而影响术后的依从性和健康维护。应该对所有潜在移植候选病人进行社会心理学方面的全面评估，其内容包括近期与既往心理健康、精神病学检查，对过

☆ ☆ ☆ ☆

去和近期治疗计划的依从性、用药史和药物滥用史，评估病人对疾病的最近认知状况，评估病人周围人群及其自身的病态根源和倾向，了解病人能得到的支持系统。随着候选病人医疗评估的深入，常需确定医疗成功治疗的范围。这些范围常包括未经治疗的焦虑或抑郁，而它们易为药物治疗所控制。同样要重视与麻醉品、乙醇及烟草有关的药物滥用问题，因为病人必须在考虑接受手术前至少停止使用这些物品 6 个月。心理疾病疗效不佳或病人拒绝配合治疗预示着病人很难适应所需的复杂药物治疗计划，不应被列为移植候选对象。

6.胸廓畸形　进展期骨骼肌疾病的病人通常不列为移植手术适宜人群，因为这种疾病会在移植手术后加快进展，使得病人不能咳嗽、深呼吸和充分清除分泌物。对于原发性骨骼畸形，胸部畸形和骨骼固定引起明显通气不足，因此即使肺实质极轻微的病变，当并发如脊柱后凸、侧弯时就会引起呼吸衰竭。当潜在的肺疾病伴有明显的脊柱后凸、侧弯时，难以估计这两种疾病对于呼吸衰竭的分别影响程度，增加病人病情评估的难度。上述情况需要用特殊的检测手段来了解胸廓的活动度、最大通气量和其他数值，以判断移植手术可能带来的益处。

7.耐药菌定植　关于耐药菌问题，在受者选择方面是一个永恒话题。某些类型的肺移植候选者，如支气管扩张和 CF 往往有致病菌定植，而另一些类型的肺移植病人如阻塞性肺病和肺纤维化只是可能有致病菌定植。鉴于这些病人曾接受疗程长短不同的抗菌药物治疗，定植的细菌可能对抗菌药物有高度耐药性。

随着移植中心经验的积累，人们已不再担心这些病人因术后使用免疫抑制剂造成感染播散。实践表明，几乎所有的支气管扩张症病人（包括 CF 病人）都有耐药细菌的定植。越来越多的数据表明，在除去大部分耐药菌时，如在双肺移植中所做的，多数病人的生存率并未受到明显的影响。有关耐药假单胞菌属的具体数据已被公布。其中一种对移植结果有负面影响的耐药菌是洋葱伯克霍尔德菌（旧称洋葱假单胞菌），几个研究发现该菌所定植的病人中，死亡率几乎达 40% ~ 60%，且多数发生在术后早期。但并不是所有假单胞菌株致病性相同，而高度致病性的菌株可能携带有 *genovar-3* 基因。将来对候选病人的评估可能包括对其所携带的洋葱伯克霍尔德菌株进行具体基因分型。其他难治致病微生物的定植，尤其是真菌和非典型分枝杆菌，尚无报道表明可以引起术后感染播散，但有两例例外。早期报告认为供体内念珠菌的定植对受体的生存有特殊危险，但无后续研究重复这种经验。曲霉菌属的定植所引起的危险性可能要明显得多。许多移植中心均记录曲霉菌感染导致发病率和死亡率增加。不过仍不清楚术前致病菌的定植是否增加生存的危险，尤其是当受体施行双肺移植时进行术后预防治疗时。因此，曲霉菌定植对具体病人移植候选资格的影响应结

☆☆☆☆

合病人的状况来全面考虑。

8. 大剂量或长期的使用类固醇　过去，类固醇的使用被认为是肺移植手术的禁忌证。现在已不再如此。但由于这种治疗所产生的不良作用，长期使用仍是一个主要问题。类固醇的不良作用包括骨质疏松、高血压、高血糖、肌肉萎缩、肥胖、皮肤脆性增加。内科医师建议对类固醇减量要尽可能迅速，最好把剂量降至低于 15 ~ 20 mg 泼尼松相当剂量水平。

五、肺移植的禁忌证

肺移植术非常复杂，死亡风险高，因此全面考虑手术禁忌证和并发症非常重要。

1. 绝对禁忌证

（1）2 年之内的恶性肿瘤，表皮鳞癌和基底细胞瘤除外。总体来说 5 年之内有其他病史的都需谨慎。肺移植术治疗气管肺泡细胞癌还存在争议。

（2）伴有严重的无法治疗的其他器官或系统的病变（如心脏、肝或肾脏）者；冠状动脉疾病或严重的左室功能不全都是绝对的禁忌证。但可以考虑心肺联合移植术。

（3）无法治愈的肺外感染，包括慢性活动性病毒性肝炎（乙肝或丙肝）和艾滋病感染者。

（4）显著的胸壁或脊柱畸形者。

（5）无法完成医疗治疗过程或者随访过程者。

（6）未治疗的精神病或心理状况无法配合治疗者。

（7）没有社会保障的病人。

（8）成瘾病人（如酒精、烟草或麻醉药）或者 6 个月之内有成瘾史者。

2. 相对禁忌证

（1）年龄超过 65 岁者。老龄病人由于并发症较多，生存率相对较低。因此病人的年龄是受者选择的一项参考条件。虽然年龄的上限无绝对标准，但是高龄会增加病人死亡的风险。

（2）危重的或者不稳定的身体状况（如休克、机械通气或者体外膜肺氧合），病人存在恶病质。

（3）存在高致病性的感染，如细菌、真菌或者分枝杆菌。

（4）严重的肥胖（定义为 BMI 超出 $30kg/m^2$）。

（5）严重的骨质疏松。

（6）机械通气，对于移植前使用机械通气支持的病人需要谨慎对待，需要排除其他急性或慢性器官损伤。要积极进行康复锻炼以提高肺移植术的成功率。

☆ ☆ ☆ ☆

（7）其他情况：伴有其他未达到终末期的器官损伤，如糖尿病、高血压、消化性溃疡、胃食管反流病，这些需在移植前予以治疗。患有冠状动脉疾病的病人应在肺移植前接受介入治疗或搭桥术。

3. 需要考虑的全身特殊情况

（1）肺外器官功能衰竭：通常，肺外重要器官出现功能明显不全是肺移植禁忌证。问题是要如何界定"器官功能明显不全"，特别需要注意的是肾脏病变，因为肺移植中所需的钙神经蛋白抑制剂（他克莫司或环孢素）的主要毒性是肾毒性。由于移植后数月内大多数肺移植受体的内生肌酐清除率会下降 40% 以上，因此通常候选病人的内生肌酐清除率在术前至少应达到预计值的 50%。

自从开展肺移植术以来，人们就对冠心病的重要性认识发生了变化。冠心病曾经是肺移植术的绝对禁忌证，但在对冠状动脉疾病深入研究后认为，移植候选病人的冠心病能部分或完全治愈，可在移植前或移植时加以解决。重要的是病人左心室功能正常或是接近正常。在某些特定情况下，同时有肺部疾病和心室功能不全的病人，可以接受心肺联合移植。

对于实施肺移植手术来说，肝脏功能的正常与否也会影响手术的预后。由于手术本身应激反应及其在移植过程中的全面影响，隐匿型肝硬化会暴发出现。因此要仔细询问病史以确定有无乙醇滥用史，检查是否患有乙型、丙型肝炎。血液中乙肝抗原持续阳性通常是肺移植的禁忌证。如果病人既往有长期大量饮酒史或有丙型肝炎感染证据，则需要肝脏活检以评估目前的肝脏损害程度。严重的肝纤维化 / 肝硬化通常是肺移植的禁忌证。CF 与 α_1- 抗胰蛋白酶缺乏症这两种特殊的肺疾病常合并肝脏病变。上述两种病人如果有肝病史，则进行肝脏活检评估肝脏病变的程度。任何情况的门静脉高压症都是肺移植的禁忌证。

（2）HIV 感染：对于预备接受肺移植手术的病人来说，ISHLT 认为艾滋病病毒（HIV）感染是手术的绝对禁忌证。目前采用抗反转录病毒制剂与蛋白酶抑制剂的多种药物联合治疗 HIV 感染，使以上观点有所改变。对 HIV 感染的受者，使用实验性方案施行了几例肝移植与心脏移植，其前中期效果令人满意。这使得我们重新思考 HIV 病人的移植问题。目前，最佳策略可能是个体化评估每个病人，全面考虑 HIV 相关的健康问题和潜在的病程进展。但应至少是持续一段时间内病人血液中病毒检测结果阴性者才可作为受者。

（3）恶性疾病：任何实体器官移植候选病人的病史中恶性疾病并不少见，如何处理却是一个棘手问题。免疫抑制会消除癌症病人对某一种主要疾病防御能力。关键是这些恶性疾病史的病人等候多长时间才算足够？Penn 专门从事移植后恶性疾病登记工作多年，依照他报道的有关数据，在显示有恶性疾病证据之前大体至少有 2 年的间隔时间。他的数据是根据志愿者的报告所得，可能不

☆☆☆☆

完整，但仍提示某些类型肿瘤有较高复发率，如淋巴瘤、大部分乳腺瘤、前列腺癌、结肠癌、有症状的巨大肾肿瘤（直径＞5cm）。皮肤基底细胞癌及鳞状细胞癌不需要无病等待时间，因为这些肿瘤一旦复发，容易被发现并能予以快速切除。

六、与疾病相关的特殊问题及移植选择标准

与其他实体器官移植不同，基础疾病的诊断对于决定何时应将病人列入肺移植候选者名单中非常重要。例如，肺气肿病程通常是渐进性的，病人在死亡前会有相当长的存活时间而其肺功能却极差。所以这些病人可以在重病时列入等候名单，并能存活到接受肺移植。相反，肺纤维化的病程进展迅猛，无论进行何种治疗性干预，常在 3 ~ 5 年内死亡，因此必须在发病比较早的时候选择手术，否则会错过移植手术窗口期。如果其他疾病如 CF 和肺动脉高压症的预后状况变化大，但如给予积极治疗，则会延缓进行性肺功能丧失的情况。原发性或继发性肺动脉高压症与导致肺移植的其他疾病不同，因为它们主要影响肺的血管组织而不是肺的实质。过去 10 年中采用新的血管扩张剂治疗改善病人预后，至少能暂时减轻症状和延长生命。这一方法使入选手术的血流动力学指标发生变化，但要确定恰当的新指标仍有困难。结果是许多病人在使用血管扩张剂时因入选移植名单太迟而死亡。应当牢记一个原则，即预计存活为 2 年的病人要进行肺移植。事实上，病人此时常严重残疾，生活质量低下，而在许多移植中心等待供体器官也有 2 年之多。本节将回顾现行公布的标准和用于选择四大类型肺疾病病人新的参数。

1. CF 和支气管扩张 绝大多数病理学表现呈支气管扩张的病人病因是 CF。但是也有其他原因如纤毛运动障碍综合征和感染后的肺疾病引起支气管扩张表现，其病例数量较少，所以无完整资料可预计生存期。因此从 CF 病人身上所获得的资料一般情况下也适用于其他病因所致者。

CF 病人是接受活体肺移植的最大一组人群。这样的手术需要两个供体，每人捐献一个下肺叶。最早接受活体器官的病人是处在疾病的终末期，许多病人已过了移植窗口期。但是现在大多数候选病人的入选标准与那些接受尸体器官移植病人相同。

最近的标准来源于 Kerem 等 1992 年发表的关于 CF 流行病学的著名文章。这项研究报道了大宗 CF 病例的纵向随访结果，该研究把肺功能参数与一定时间内死亡的风险相联系。肺功能与动脉血气的参数达到一定的水平就可以强烈预示有 2 年内死亡危险的近似情况（表 12-1）。该研究所获得的其他信息是体重低（＜ 70% 体重 / 身高比）女性和低龄病人中肺功能差等情况预示生存

时间短。

表 12-1 移植患者选择的各种疾病标准

囊性纤维化 / 支气管扩张

$FEV_1 <$ 30% 预计值   或者

$FEV_1 >$ 30% 预计值且有下列情况之一者：

- FEV_1 快速降低
- 体重快速下降
- 住院次数增加
- 大咯血
- $PCO_2 >$ 55mmHg（7.3kPa）或 $PO_2 <$ 55mmHg

高危人群：女性、小儿、青少年

阻塞性肺疾病

$FEV_1 <$ 25% 预计值和（或）

$PCO_2 >$ 55mmHg 伴有肺动脉高压 / 肺心病

隐源性肺纤维化

有疾病症状：任何症状，包括运动或休息时血氧饱和度的下降或运动时呼吸困难

需要每 3 个月重新评价一次血氧饱和度的下降情况

符合移植候选患者常有：

VC < 60% ~ 70% 预计值

$DL_{co} <$ 50% ~ 60% 预计值

肺动脉高压症

在给予足量的依前列醇（前列环素）（或等量的）血管扩张剂后 NYHA 评分Ⅲ级或Ⅳ级

尽管增加血管扩张剂剂量后肺功能 / 心肺功能仍然不断恶化

艾森门格综合征

进行性症状表现，NYHA 评分Ⅲ级或Ⅳ级

小儿肺心病

最佳治疗，但 NYHA 分级仍是Ⅲ级或Ⅳ级和（或）肺心病、发绀、心排血量进行性降低

FEV₁. 第一秒用力呼气量；VC. 肺活量；DL_{co}. 一氧化碳弥散能力；NYHA. 纽约心脏协会

Kerem 等的标准已引起来自其他 CF 疾病中心的批评。这主要是因为它们所依据的病人群体单一，存在着潜在缺点，从而无法确切代表北美、欧洲或其他洲广泛存在的 CF 病人群体的情况。在这点上，人们注意到多伦多（Toronto）病人人群洋葱伯克霍尔德菌定植率相当高，而该菌的高定植率与某类组 CF 病人的病情迅速恶化和高死亡率有关。虽然已知英国一些 CF 病人也有相同的致病菌定植，但该菌的定植在美国 CF 人群中却很不常见。虽然所有多伦多患病人群平均寿命比美国 CF 病人平均寿命要长，但这种差别的重要性尚不清楚。

☆☆☆☆

在 1998 年颁布入选标准之后，两个独立研究中心质疑用肺功能数据作为主要的选择标准是否正确。在上述人群中，病人 FEV_1 < 30% 预计值但无洋葱伯克霍尔德菌定植的，其中位生存期为 3.9 ~ 4.6 年。另一项研究认为，在小儿病人中，30% 的分界值太低，50% 的 FEV_1 值可能是 2 年生存期更好的预计指标。

在这场争论外，有些学者尝试使用其他的标准，如运动指标、血流动力学指标和并发症如糖尿病的出现来更恰当地确定预后差的病人。迄今这些方法中没能制定出比 Kerem 等的标准更好地能挑选预后不良病人的指标。或许最好的方式是用模型来归纳现行的标准，从每个个体病人得出若干变量用来预测生存。其中一个模式为美国 CF 病基金会病人登记处 FEV_1 所使用，选用可能影响 5 年死亡率的 9 项独立参数。这些参数包括 FEV_1 占预计值的百分比、年龄、性别、体重与年龄的关系、胰酶量、糖尿病、金黄色葡萄球菌感染、洋葱伯克霍尔德菌感染、一年内恶化次数。这些参数大多数在 Kerem 等的研究中得到认同，但没有精确描述出对生存的影响程度。虽然这种模型有待细化且仍需在临床实践中证实，但是它强调疾病的复杂性。这和其他类似模型一样，可以帮助人们更为精确地识别最适合肺移植的病人。

选择病人的决定性因素是疾病治疗方案的变化，这在任何模型中没有说明。虽然 20 世纪 60 年代以来大幅度延长病人寿命的趋势在最近 10 年中已明显减缓，但在发现 CF 跨膜调节因子的遗传缺陷后，许多新方法随之而来。与抗炎抗菌治疗改善一起，几乎可以肯定在不久的将来，遗传学方法 / 治疗在临床上会变得可行。上述方法中任何或全部的进展都会明显地改善病人的预后，从而延缓或减少 CF 病人对肺移植的需要。

2. 非支气管扩张性 COPD 因为阻塞性肺疾病在总人群中的患病率远高于其他任何一种致死性肺疾病，所以阻塞性肺疾病病人将近占了肺移植受者的一半。单在美国，每年有超过 110 000 例病人死于阻塞性疾病，死于 CF 的病人约有 350 例。极少终末期阻塞性肺疾病病人能接受肺移植手术治疗，并且可能有很多方法来改善这些病人的生活质量，所以需要使内科治疗进一步完善。这意味着应采用适当的支气管扩张剂和气道抗炎治疗方法，并明确告知病人如何正确使用。此外，大多数病人将因肺康复计划而受益，这个计划包括病人指导、营养支持和锻炼等部分。应当指出，病人需要额外的氧疗，处方上应写明适量的休息、锻炼和睡眠。有时候这些改善病人生活质量的措施效果较明显，可以拖延接受移植的手术时间。

切除双肺尖部分（大多是病态的）的肺减容术能改善重症肺气肿病人呼吸系统功能，近来开始将其作为某些病人肺移植的替代措施之一。然而，最近美国一个大型前瞻性随机性试验即国家肺气肿治疗试验的中期报告明确显示，病情较重的病人术后早期死亡率相当高。即使大体上不确定肺减容术的适合条件和手术的长期结果，肺减容术对某些病人而言是有吸引力的选择。现实是绝大部分死于肺气肿的无法选择肺移植；那些已移植的病人 5 年生存率只有 50%，移植的经济负担加重，发生免疫抑制并发症的可能性也是 50%。

同样重要的是让需要移植的 COPD 病人了解到 UNOS（国际心肺移植协会）所公布的数据：肺移植手术不能延长 COPD 病人（协会所诊断的）的生存时间。肺移植手术组应该向病人交代清楚，对病人而言，肺移植手术可能只是明显改善肺功能和提高生存质量。

3. 肺纤维化　很幸运，肺纤维化要比阻塞性肺疾病少得多，但是这种疾病进展迅速，尤其是特发性或隐匿性，病程较大多数阻塞性肺病短得多。肺纤维化的发病多种多样，最常需要行肺移植的是特发性或隐匿性肺纤维化，家族性疾病、纤维化性过敏性肺疾病、石棉肺和作为全身疾病部分的肺纤维化相对少见。最为常见的全身性疾病是结节病、硬皮病、淋巴管腺肌瘤病（LAM）与 X 型组织细胞增多症。全身性疾病的出现增加了难题，有关肺移植问题将在后面详述。

隐源性肺纤维化出现在较年老的病人，平均诊断的年龄是 50 岁以上至 60 岁以下。有关这些病人的大多数研究表明，在诊断确立后平均生存期为 3.5 ~ 5 年。许多研究试图确定最好的预后指标，但没有一种指标是非常成功的。同样地，有效的治疗措施也难以找到。没有一种现成的内科治疗———包括糖皮质激素、细胞毒性药物和抗炎药物———能以 20% 以上的概率来改善或稳定病情。目前正在评估抗增殖药物和干扰素治疗的可行性。

表 12-1 所列的标准提示应早期鼓励病人进行肺移植治疗，然而大多数这类病人在找到匹配的供体之前就已经死亡。通常在接受内科治疗后的几个月内病情没有改善的肺纤维化病人，或病情加重的病人，应迅速转诊移植中心进行评估。在试用别的药物进行治疗的同时，转诊过程不可拖延。时间对这些病人来说是关键，因为即使已早期转入治疗，但大多数病人还是在等待供体时死亡。

隐源性肺纤维化病人的年龄常接近肺移植手术的上限，常需延长免疫抑制治疗，因此他们有发生与年龄和原治疗相关的并发症的倾向。抗免疫治疗的毒性作用包括高血压、骨质疏松、糖尿病、出血性膀胱炎、白内障等。药物剂量减低至最小有效水平有助于病人成为合适的肺移植候选人。

其他值得注意的是出现在支气管扩张牵拉区域或大的囊性化区域的隐匿性感染、无反应性结核和真菌感染、共存性肺肿瘤。这些情况最好通过高分辨率 CT 扫描来评估。在病人接受肺移植手术之前，至少应该每年进行一次 CT 扫描。

隐源性肺纤维化病人可能的最好治疗是结合适当供氧的肺康复治疗。这组

☆☆☆☆

病人几乎总是需要大量吸入氧气，轻微运动的氧气需求量常常至少是休息时的 2 倍；用运动来评估氧需求量要审慎，以避免危险和延长病人的氧饱和度下降时期。病人对氧的需求也是快速变化，至少每 3 个月重新做一次休息和运动时氧需求评估。

通常隐源性肺纤维化病人的移植标准同样适用于其他包括已做出过敏性纤维化肺病、药源性纤维化病等诊断的病人同时也适用于全身性疾病但却可能会死于肺纤维化的病人。这些病人所面临的其他一些问题将在后面详述。

4. 全身性疾病的肺纤维化表现　许多全身性疾病主要涉及肺。最常见引起肺功能衰竭的肺部表现是会进展为肺纤维化的间质炎症。其他常见的全身性疾病的肺部变化是引起肺动脉高压症的肺血管疾病，这将在下面的肺动脉高压症一节中进行讨论。

结节病是全身性疾病所引起的最为常见的肺纤维化的疾病诊断。与其他大多数全身性疾病引发的肺纤维化类型一样，结节病与隐源性肺纤维化的不同在于病变的分布和基本的组织病理学表现。通常，全身性疾病引起肺纤维化的病变进展不像隐源性肺纤维化那么迅猛。事实上，如淋巴管平滑肌瘤病（LAM）、X 型组织细胞增多症或结节病等疾病，病人从明确诊断到疾病发展至终末期的病程要 ≥ 15 年。难以解释这些疾病的肺功能表现，有表现为限制性和阻塞性，也有仅表现为阻塞性。常见的特征是弥散力的显著降低，但尚没有任何提示这些疾病预后的可靠指标。经过合适的内科治疗而病情仍在进展，这可能是病人尽早转诊的最佳指标。"病情的进展"包括了症状加重、需要额外的氧疗，或包括弥散功能在内的肺功能恶化。

由于这些疾病都是全身性疾病，所以在给病人实施肺移植术前确定其他重要器官无明显损害十分重要。例如结节病的病人双肾功能和肝脏功能应该仔细评价。而 LAM 的病人应该行腹部 CT 检查，以评估有无淋巴管肌瘤及其大小。

已注意到上文所提到的疾病组在所移植的器官都有复发。据报道结节病的复发率最高，LAM 和 X 型组织细胞增多症及其他一些少见的疾病也有复发报道。大多数病例的复发是亚临床型的，未再次引起肺衰竭。目前尚无复发病例的长期随访结果。

其他一大类表现为肺纤维化的全身性疾病组是自身免疫性疾病。硬皮病最常出现肺纤维化，而结缔组织疾病、系统性红斑狼疮也呈现肺纤维化的临床特征。这些疾病肺部病变的进展似乎没有隐源性肺纤维化那么迅速，但常是病人死亡的原因。通常，这些疾病的肺移植指征与隐源性肺纤维化相同。

除了通常要重视处于全身性疾病背景中的肝、肾功能好坏与否外，硬皮

☆ ☆ ☆ ☆

病还有其他的挑战。许多硬皮病病人表现为食管和消化道其他部分值得重视的运动障碍。伴随误吸的食管反流是移植手术潜在的危险因素，因此硬皮病病人接受移植手术之前需要对食管功能障碍进行仔细的评估和完善的内科治疗。既然胃麻痹已被证明是肺移植手术后的常见并发症，那么就要重视食管问题，尤其是在移植术后早期。这种风险要求有认真的内科治疗和专门的护理。

5. 肺动脉高压症　可以是原因不明的"原发"病变，也可以继发于对肺血管床的多种损伤，是作为全身性疾病的一个表现。不考虑它的病因学，本病是全身性疾病病人发病和死亡的主要原因。在最近一些年之前，病人的病程通常是进行性加重；但是新型的血管扩张剂在治疗这类不同疾病方面取得了一些进展，甚至在未来也是较好的选择。

肺动脉高压症原因不明，然而，由于得到了有家族性病史的家族样本的帮助，最近的基因研究大大地增加了我们对其发病机制的了解。1991 年，D'Alonzo 等公布了来源于美国国立卫生研究院（NIH）肺动脉高压疾病登记处的数据，显示所有登记处病人的平均生存期为 2.8 年。因为所有这些病人均有创伤性血流动力学研究，作者能挑选出预后"好的"和"差的"血流动力学数据。这些数据作为安排病人移植治疗的指标已有好几年，包括在 1998 年颁布的《国际指引》中。然而在过去的 5 年内，因为依前列醇（前列环素）广泛使用，对这些病人的看法已明显改变，已公布血流动力学的数据不再作为指标来使用。依前列醇已大量地取代了钙离子通道拮抗剂和其他口服血管扩张剂（尽管这些药物最初临床试验仍在继续），被认为是治疗肺动脉高压症的金标准，因为依前列醇可以改善病人的肺弥散功能和延长病人的生存时间。尽管它取得了显著的治疗效果，但是，依前列醇远不是完美的药物。因为依前列醇不仅价格昂贵，而且需要使用复杂的静脉持续给药装置，易发生各种并发症，并且需要定期加大剂量以维持所期望的疗效。然而，病人常常感到依前列醇疗效好而拒绝等待肺移植，而且难以确定何时病人对药物不再敏感，要在肺移植等候名单中"重新激活"。常常在尝试增加剂量而疗效不成功时浪费了时间，病人因此会病情恶化而死亡。病人治疗反应无效的通常表现为增加药物剂量，这对经治内科医师来说是一个警告信号。其他需要尽早考虑移植手术的并发症还有多发性的静脉导管感染或者其他依前列醇灌注引起的并发症。

除依前列醇之外，一种经皮下持续注入、稳定的合成药物称为曲普替尼（Trepostinil，Remodulin），口服内皮素受体拮抗剂如波生坦和其他口服药都在研究中，显示对这种疾病有效。一氧化氮也是一种有效的血管扩张剂，正在试用中。曲普替尼和波生坦在美国获得正式批准。有时当病人的病情迅速恶化时可以行房间隔造瘘术暂时缓解症状。希望在今后的 10 年内出现可行的长期治

☆☆☆☆

疗肺动脉高压症的方法，从而永久地将肺动脉高压症从肺移植候选疾病名单中剔除。

6. 全身性疾病引起的肺动脉高压症　同肺纤维化一样，肺动脉高压症是全身疾病的常见表现，如硬皮病、CREST 综合征，系统性红斑狼疮、结节病、血栓性疾病、静脉闭塞性疾病、毛细血管瘤病和口服某些药物时。通常，本病的治疗方法与原发性肺动脉高压症相同，预后也相同。重要的是，如果可能，探索用潜在的替代治疗方法如动脉内膜血栓切除术来治疗血栓性疾病。

7. 艾森门格综合征　如在许多类型先天性心脏病中出现一样，肺动脉高压症可以引起肺血流量的明显增加，称之为艾森门格综合征。有趣的是尽管肺动脉压力水平相似甚至更高，本病的病程通常远远长于原发病。本组病人的预后指标尚不明确，血管扩张剂的治疗作用正在研究中。由于缺乏其他好的预测生存的指标，通常使用纽约心脏病协会（NYHA）分级，III 级或 IV 级者列入移植手术指标。但是由于重症病人尚有一段存活期，应该告知病人肺移植手术可能不会延长生存期。

第二节　肺移植手术前准备

一、移植前管理

见第 10 章。

二、麻醉准备、监测

1. 麻醉准备　多数情况下，我们并没有从控制肺循环阻力的角度来对受者进行针对性术前药物治疗，而常用的镇静药物由于可能导致高碳酸血症，从而增加肺血管阻力。无高碳酸血症的病人应该在坐位吸氧下进入手术室，而 COPD 伴二氧化碳潴留的病人则需要机械通气治疗。所有针对原发肺部疾病的治疗措施（例如针对原发性肺动脉高压的前列腺素类药物输注，针对 CF 以及其他终末期呼吸衰竭病人的无创通气）均应继续。恐惧和忧虑会使胃排空延迟，因此应禁食 6h、禁饮 3h。红细胞增多症的病人包括艾森门格综合征病人应该静脉补液，避免脱水引发栓塞。所有受体应预防性应用无肾毒性的广谱抗生素，而药物选择的准确性则主要依赖于局部因素，而对 CF 病人应根据最近的痰培养结果选择适当的抗假单胞菌药物。从目前研究看，没有任何特殊措施比麻醉医师过硬的技能对于感染的预防更为有效，因为所有预防措施均未能提高受体的存活率。

2. 病人监测，静脉通路建立和麻醉诱导　接受肺脏或心肺联合移植的病人心肺功能储备较差，麻醉诱导期的危险性相对较大，因此必须提供比较满意的监测（表 12-2）。

表 12-2　麻醉诱导前准备

项　目	备　注
ECG	6 导联
静脉通路	14G，颈内静脉置管（四腔），肺动脉导管
动脉置管	20G，桡动脉（部分病例可选择股动脉，19G）
纤维支气管镜	确认双腔管位置，CF 病人支气管冲洗
经食管超声心动图（TOE）	检测右心功能和肺静脉吻合口
保暖变温毯（Bair Hugger）	防止非体外循环病人以及在关胸阶段体温降低
复苏药物	肾上腺素和其他缩血管药
吸入一氧化氮	优化右心功能，减少缺血再灌注损伤效应
体外除颤电极	再次手术时做紧急情况下除颤准备
肺动脉导管置入准备	时机由手术进程决定
确认外科医师到场和胸腔闭式引流准备	应对诱导期间发生的气道和心血管急症

局麻下桡动脉内置入一支 20G 的动脉套管。如果预计术中需要大量输血则应在诱导后进行股动脉置管，以防止外周血管收缩引起监测困难。作为一项新技术，动脉内连续血气监测对于特殊病例的管理可能有着重要的价值。

麻醉诱导前还应置入一支 14G 的外周静脉套管，对于既往有静脉栓塞史的病人（如 CF 及先天性心脏病病人），应有足够的时间建立静脉通路。如果无法建立外周静脉通路，则需要在半卧位下进行锁骨下静脉置管。由于许多病人不愿在垂头仰卧位（Trendelenburg 体位）下行颈内静脉置管，因此 即使锁骨下静脉置管并发气胸的发生率较高，仍不得采用。

接受移植手术的病人可能无法耐受平卧位下诱导，如果已经常规禁食，则并无必要为防止胃内容物反流而采取这一相对危险的快速诱导程序。一旦诱导插管结束，则从右侧颈内静脉置入一个四腔或五腔的中心静脉导管，并同时置入一根肺动脉漂浮导管，其较粗口径的侧孔便于快速输入加温的液体。我们通常选择有磺胺嘧啶和氯己定（洗必泰）涂层的导管，尽管最近有报道认为此举有增加过敏的危险。术中应常规使用有效的血液加温仪（如 Hotline）。摆放体位时在病人躯干下部覆盖消毒的空气保温毯（如 Bair Hugger）。表 12-2 列出了

☆☆☆☆

肺移植病人的麻醉准备方案。

相对于麻醉医师的经验，麻醉药物的选择在麻醉管理过程中处于次要地位。诱导药物可选择依托咪酯或丙泊酚加芬太尼，肌松药物可选择泮库溴铵，气管插管后吸入七氟烷或异氟烷维持麻醉。大量动物实验已证实自由基清除剂如 N-乙酰半胱氨酸和别嘌醇对器官保护的有益作用。但应用于人类时其合适剂量目前尚未确定。

肺动脉（PA）导管和 TOE 在监测中具有互补作用。TOE 探头放置容易，可以提供任何手术阶段的影像而不影响手术区域，因此可以快速判定右心室的功能，并可通过观察左心室状态来估计血容量状况。放置 PA 导管可以在麻醉诱导前，其优点在于能早期发现心血管代偿失调，但在我们中心并非常规。肺动脉高压导致三尖瓣反流或右心室功能较差时，PA 导管定位十分困难，而这也是肺移植病人常见的情况。对于左心室灌注压的测定，PA 导管的可靠性较差，特别是在严重肺动脉高压症存在时。然而，由于可以同时测定肺动脉压和心排血量，因此与 TOE 相比 PA 导管仍具有一定优势，获得这些参数信息有助于指导是否有必要进行体外循环（CPB）。对于 PA 导管放置过程所遇到的困难可以通过临时后退导管来解决，这时需要外科医师在动脉吻合完毕后再重新将导管置入正确位置。

就联合心肺移植而言，器官保存以及心肌缺血再灌注所导致的左、右心室损伤使 TOE 的信息失去其应有的价值。如果怀疑左心室功能不良，常常需要通过外科切开才能建立左侧动脉通路；同样，如果漂浮导管不能通过血流定位于肺动脉，则术中直视下定位就成为这时唯一的选择。

尽管诱导过程中少有循环衰竭发生，但肺部特殊的病理改变可能导致不良事件的发生。阻塞性肺疾患伴有肺大疱的病人可以因为正压通气后大疱破裂所导致的心脏压塞或张力性气胸而发生循环衰竭。预先补液可降低受体诱导时发生低血压的危险，必要时可应用间羟胺或去氧肾上腺素等血管收缩剂来纠正低血压。气胸可通过听诊和观察胸部运动来诊断；但是 COPD 病人听诊时呼吸音较低，因此难以据此做出鉴别诊断，这时呼气末 CO_2 监测就成为有价值的手段，后者可快速提供有效通气和心排血量存在的证据。气胸诊断确立后常常需要应立即进行胸腔闭式引流甚至胸骨切开术以挽救生命。对这类高危病人的麻醉诱导需要外科医师在场以便于应对突发的紧急情况。原发性肺动脉高压症病人在诱导期可能发生肺动脉高压危象，其处理十分困难。我们中心的经验显示，如果传统的肺血管扩张药无效，给予肾上腺素可能是紧急情况下最有效的措施。

在与外科医师讨论可能的手术方法后，麻醉医师将为非体外循环下的单肺移植（SLT）或双肺移植（DLT）实施双肺分别通气。少数情况下，计划中的手术方式可能会改变，例如在心肺联合移植手术过程中发现心脏不合适，此时心肺联合移植就可能改成 DLT。气道管理和肺隔离技术列于表 12-3 中。

表 12-3　不同类型肺移植的气道管理

心肺联合移植	单腔管
单肺移植	通常选择左侧双腔管，但应尊重外科医师意见
序贯双肺移植（先后行一侧肺移植）	通常选择左侧双腔管，但应尊重外科医师意见
CPB 下的双肺移植	单腔管

尽管大多数中心使用一次性双腔管（例如 Bronchocath），但也有少数喜欢重复使用带有隆突钩的 Carlen 管。这种导管有一个短得支气管支，骑跨于左主支气管，适合于左侧或右侧肺隔离，具有定位容易且不易移位的优点。其缺点是不容易通过纤维支气管镜或较粗的吸引导管，因此不适合在感染性肺部疾病中使用；另外，手术结束后还必须用普通塑料导管更换。Univent 管类似一个单腔管，其管腔一侧另有一个完整的细腔，可通过相应的支气管阻塞器。其缺点同样是不能有效吸引较黏稠的分泌物。Univent 管的优势在于：它在理论上可以为外科操作提供任何一侧、任何一叶乃至任何支气管部位的肺隔离。和其他塑料管一样，使用过程中同样有滑脱或肺隔离失败等风险。

重要的是外科组成员应该认识到，放置双腔管是一项相对盲目的技术，虽然可以在易弯曲的纤维支气管镜帮助下成功定位，但异常气管解剖结构或纵隔移位等可能影响定位结果。在手术进行到关键步骤时发生肺隔离失败有可能危及生命，这时可能需要立即行 CPB 以完成手术。

病人气管插管成功后，麻醉医师可能面临 3 种需要快速诊断和正确处理的急症：低顺应性、低血压和低氧血症（表 12-4）。氧饱和度的下降与许多因素相关，包括导管位置异常、支气管分泌物过多、低血压和肺泡陷闭。在没有可以立即纠正的并发症存在时，只能通过允许性高碳酸血症来处理肺顺应性低的急症，也就是使用低潮气量和低气道峰压通气。这一技术在其他情况如急性肺损伤的管理中已得到了成功应用，其并发症包括高碳酸血症和血 pH 下降，并可由此导致肺动脉压上升以及因为肺泡通气下降而导致低氧血症进一步恶化。可以采取一些特殊的通气模式如选择合适的呼吸比来应对上述复杂情况。反向吸呼比或延长吸气时间偶有帮助，其效果主要依赖于肺部所存在的基础病例改变。有关这些病人管理的要点见表 12-5。

☆☆☆☆

表 12-4　麻醉诱导期间可能出现的急症

急症	可能原因
肺顺应性降低	导管堵塞上叶支气管开口
	支气管或气管套囊过度充气
	张力性气胸
	支气管痉挛
	痰栓
低血压	气体充填导致心脏压塞（如肺气肿和 CF 病人）
	低血容量和控制机械通气
	药物反应
	肺动脉高压危象
低氧血症	机械通气失败
	低血压
	肺动脉高压急症

表 12-5　肺移植的麻醉管理

肺血管疾病

常用手术：HLT 或 DLT	如果红细胞增多，术前输液
备血	所有血液准备在手术大厅
抗凝血：香豆素类	某些病例需要给予维生素 K
输注肝素	应考虑肝素抵抗可能
术前使用抑肽酶	应给予试验剂量
计划逆转心内分流	准备血管收缩剂
计划应对肺动脉高压危象	准备 1：100 000 肾上腺素
体型瘦小的病人	避免神经损伤

阻塞性肺部疾病

常用手术：SLT 或 DLT	
检查 CXR 或 CT 有无大疱	准备胸腔闭式引流和紧急情况下开胸
支气管痉挛病史	术前使用支气管扩张剂，期望呼吸音正常
心脏压塞致低血压	增加前负荷和准备缩血管药
所有病人均应插入双腔气管导管	准备纤维支气管镜

囊性纤维化

分泌物黏稠，量多	可能需要先行纤维支气管镜吸痰
静脉血栓形成	诱导前应放置中心静脉导管（首选锁骨下静脉）
体型瘦小，恶病质，糖尿病	避免神经损伤

续表

肺纤维化	
常用手术	SLT
肺顺应性低	需要有复杂呼吸模式的呼吸器
肺动脉高压	
功能残气量减少	如果气道未及时建立会迅速缺氧
实验室检查	
血红蛋白	指导早期输血
血肌酐	指导肾功能管理
血清学	肝炎，CMV 血清状态是否需要使用 CMV 阴性的血制品

对于来自活体的肺叶移植需要特殊考虑。该技术是从两个志愿者供体各取一个下肺叶而不是尸体的整个肺，其主要适应证是 CF 病人。除了伦理问题，这种手术有可能给供体带来某些并发症，并可能使受体恢复期延长。Pittsburgh 和 Harefield 两个移植中心都报道了他们的经验。表 12-6 列出了我们医院目前活体肺移植麻醉管理的方案。

表 12-6　活供体肺叶移植时对供体和受体的麻醉管理

供体	动脉和中心静脉置管
	输注前列腺素扩张肺动脉，维持收缩压 12kPa（90mmHg）
	硬膜外麻醉
	与受体相容
受体	体温 < 37.5℃
	没有洋葱伯克霍尔德菌及真菌活动性感染
	无持续机械通气
	无额外风险（无伦理问题）
	局麻下行动脉和外周静脉置管
	意识到诱导时可能发生小气道陷闭
	持续心排血量监测，PA 导管监测最大氧摄取、抑肽酶
	灌注压低、分流及菌血症时给予去甲肾上腺素
	用呋塞米防止肺水肿，允许少尿
	避免使用淀粉类代血浆，通气 48h，控制 PA 压
体外循环后	用最低吸入氧浓度给移植肺通气
	把气压伤降到最低
	凝血指标正常情况下，术后第 2 天拔除硬膜外导管

☆ ☆ ☆ ☆

第三节   活体肺移植

肺移植供肺来源主要是尸体供肺，即脑死亡或者心脏死亡供肺，但是全球等待肺移植手术的病人逐年增多，目前的供肺已无法满足手术需求，许多病人在等待肺移植过程中死亡。在此基础上，活体肺移植在缓解供者短缺压力、挽救更多的生命中起了一定作用，尽管活体肺移植在手术和术后管理方面与常规肺移植相似，但在供者的处理方面有其特殊之处。

一、活体肺移植供者评估

供者的选择首先需要满足活体供者的一般条件，此外活体肺移植供者的选择有其特殊性，除了术前常规检查外，还需着重进行下列检查：

1. 血型鉴定：选择血型与受者相同或相容者。
2. 淋巴毒试验：选择淋巴毒试验阴性。
3. 群体反应抗体。
4. HLA 配型。
5. 影像学检查：心脏彩超、X 线胸片、CT、右心导管检查、心脏核素扫描。

供者术前胸片和CT需排除任何可能的肺部疾病，包括良恶性肿瘤、肺部炎症、严重的胸膜疾病等，供者心肺功能良好，确保切除供肺后病人可恢复正常劳动能力。

活体肺移植应该将供者的身体、心理及社会适应性影响减少到最低点。供者的评估主要目的是确定合适、安全和健康的候选供肺者，在完全知情同意的前提下再进行医学评估。医疗机构首先充分告知供受者及其家属摘取器官手术风险、术后注意事项、可能发生的并发症及预防措施等，在获得供受者签署知情同意书后，进行进一步筛查。筛查的重点应放在尽早筛查出不适合捐赠的供者，避免其他不必要的检查。首先排除有供肺禁忌证的候选者，再选择合适的可供进一步选择的供者。

二、供肺选择原则

几乎所有的活体供肺移植技术均需要从两个单独的供者中取出一对下肺叶，选择原则如下：

1. 一个供者捐献右下叶，另一个供者捐献左下叶。
2. 较大的供者通常选用右下叶。

3. 如果供者同样高，选择左侧有更完整肺裂的供者捐献左下叶。

4. 如供者有胸部手术史、外伤或感染史，选择对侧肺脏捐献。

三、供肺获取

病人双腔气管插管全麻，体位同一般肺叶切除手术。手术切口与普通肺切除相同（经第 5 肋间前外侧或第 6 肋间前外侧切口）。供肺切除应尽可能保留较长的供肺动、静脉和气管。手术操作通常在保留肺叶的侧边进行以尽可能减少漏气。

供者下肺叶切取，在上肺静脉前和上叶支气管起始部下面的后方解剖纵隔胸膜。肺动脉位于肺裂内，各分支应仔细确认，尤其是中叶。下叶上部动脉和中叶动脉之间的距离变化较大，要确认可获得的肺动脉袖的长度，必要时可牺牲上叶后段或舌段动脉，高位无损伤钳夹后切断，近端 5-0Prolene 缝线连续缝合。确认中叶的静脉回流以确保不是起源于下叶静脉。然后切除下肺静脉周围的心包，使用血管闭合器钳夹后切断。然后用 75mmGIA 切割缝合器分离肺裂并且电灼所有组织损伤的区域。上叶或中叶下切断支气管，移出供者肺叶，缝合支气管残端。在肺通气状态下经肺动脉及静脉灌注，要求同常规供肺获取。肺叶包于湿冷的棉巾中移走并在后台处理保存。供肺保存同常规肺移植供肺保存，特别需要注意的是，防止灌注保存液流入气道，造成通气功能障碍、肺不张等。

供者术后恢复同一般肺叶切除病人，出院后应对供者进行长期随访，建立随访登记系统。按照供者的意愿于当地或者在接受手术的医院进行。活体供肺术后随访重点观察供者远期肺功能和影像学变化，一旦出现相关并发症予以积极治疗。

（李祥奎）

主要参考文献

[1] Scanlon PJ, Faxon DP, Audet AM, et al. ACC/AHA guidelines for coronary angiography. A report of the American College of Cardiology/American Heart Association Task Force on practice guidelines (Committee on Coronary Angiographies). Developed in collaboration with the Society for Cardiac Angiographies and Interventions. J Am Coll Cardiol, 1999, 33:1759-1824.

[2] Hertz MI, Taylor DO, Trulock EP, et al. The Registry of the International Society for Heart and Lung Transplantation:19th official report-2002. J Heart Lung Transplant, 2002, 21:950-970.

[3] Meyers BF, Lynch JP, Battafarano RJ, et al. Lung Transplantation is warranted for stable, ventilator-dependent recipients. Ann Thorac Surg, 2000, 70:1675-1678.

[4] Pierre AF, Keshavjee S. Lung transplantation: donor and recipient critical care aspects. Curr Opin Crit Care, 2005, 11: 339-344.

[5] 夏穗生, 陈孝平. 现代器官移植学. 北京: 人民卫生出版社, 2011.

[6] De Perrot M, Waddell TK, Shargall Y, et al. Impact of donors aged 60 years or more on outcome after lung transplantation: results of an 11 year single-center experience. J Thorac Cardiovasc Surg, 2006, 133: 525-531.

[7] Oto T, Griffi ths AP, Levvey B, et al. A donor history of smoking affects early but not late outcomes in lung transplantation.Transplantation, 2004, 78:599-606.

[8] Bonser RS, Taylor R, Collett D, et al. Effect of donor smoking on survival after lung transplantation:a cohort study of a prospective registry. Lancet, 2012, 380:747-755.

[9] 卫栋, 陈静瑜. 肺移植研究进展: 来自第 91 届美国胸外科学会年会. 中华移植杂志 (电子版), 2011, 5:155-156.

[10] Franklin G, Santos A, Smith J, et al. Optimization of donor management goals yields increased organ use. Am Surg, 2010, 76:587-595.

[11] De Perrot M, Keshavjee S. Lung presavation .Semin Thorac Cardiovasc Surg, 2004, 16:300-308.

[12] Okada Y, Kondo T. Impact of lung preservation solutions, Euro-Collins vs.low-potassium dextran, on early graft function: a review of five clinical studies. Ann Thorac Cardiovasc Surg, 2006, 12:10-14.

[13] Oto T, Griffiths AP, Rosenfeldt F. Early outcomes comparingPerfadex, Euro-Collins, and Papworth solutions in lung transplantation. Ann Thorac Surg, 2006, 82:1842-1848.

[14] Munneke AJ, Rakhorst G, Petersen AH, et al. Flush at room temperature followed by storage on ice creates the best lung graft preservation in rats. Transpl Int, 2013, 26:751-760.

[15] Steen S, Sjoberg T, Pierre L, et al. Transplantation of lungs from a non-heart beating donor. Lancet, 2001, 357:825-829.

[16] Cypel M, Yeung JC, Hirayama S, et al. Technique for prolonged normothermic ex vivo lung perfusion. J Heart Lung Transplant, 2008, 27: 1319-1325.

第四篇

肺移植围术期的监测

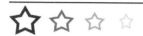

第 13 章

肺移植围术期的监测

第一节 患者病理生理特征和麻醉手术特点

一、概述

肺移植的麻醉和手术过程是一场艰巨和充满危险的战斗场景，以明显的血流动力不稳定为其特征，贯穿于全身麻醉诱导、单肺通气和肺动脉钳夹期间、移植肺再灌注后以及新移植肺再通气后的过程。因此，连续、实时、准确地获取肺移植麻醉手术过程的血流动力参数变化，对及时采取正确的处置和救治措施至关重要。

二、患者病理生理特征和麻醉手术特点

肺移植手术是针对终末期肺部疾病的一种挽救性治疗措施，因此，该手术受者的心脏具有一些共同的结构、功能和血流动力特点：肺循环阻力增大、肺高血压、右心室肥大、三尖瓣反流、右心功能不全、甚至室间隔不对称性肥大和偏移、左心室腔减小等。

麻醉后采取正压通气、尤其单肺通气时，肺泡压增高对肺微循环的压迫，导致肺血管阻力（PVR）增高；胸腔内压增高以及麻醉药物对外周微血管的扩张，减少静脉回心血量；麻醉药物对心肌抑制作用，进一步损害心排血量 [每搏量（SV），心输出量（CO），心排指数（CI）降低]；手术中对肺动脉钳夹、切断、吻合过程，降低肺循环的截面积总量，升高 PVR；移植肺开放循环再灌注和移植肺再通气后，由于供体肺内缺血再灌注损伤物质及前列腺素 E1（PGE1）进入循环可引起血压一过性明显下降肺循环开放后肺动脉压降低，跨肺血流增多，左心回流较术前增多，可导致左心前负荷增高；单肺移植后移植侧肺动脉压（PAP）

下降，但未移植侧 PAP 仍然较高，较多的血流流向压力较低的移植侧容易对移植肺造成损伤；患者术前多伴有不同程度的多器官功能衰竭，对扩容治疗的耐受性差，肺缺血再灌注、输液与通气模式不当可引起血流动力学剧烈波动并引起血管外肺水增加，肺移植术后淋巴引流系统损伤，肺部水肿液无法通过淋巴系统回流的方式清除，循环静水压增高可导致左心容量过多。

上述因素和环节均容易导致循环血流动力严重波动和不稳定，甚至发生严重右心或左心衰竭，从而导致严重不良后果。

第二节　肺移植麻醉手术中血流动力学监测技术

基于该群体患者基础病理生理特征和麻醉手术过程的血流动力变化特点，临床医师普遍认识到，肺移植麻醉手术过程中，连续、实时地获取患者血流动力学参数信息对及时、正确处理病情，对保障麻醉手术成功完成，乃至患者生命安全不可或缺。

尽管至今仍未有肺移植围麻醉手术期间血流动力学监测的指南共识，但是，专家一般认为，麻醉手术期间除了包括 ECG（五导联），无创血压，SpO_2，尿量，体温等常规的监测参数外，直接动脉内置管测压经肺动脉、（右心）热稀释（以PAC 为代表）、经食管超声心动图（TEE）被一些专家推荐为肺移植麻醉手术的三项常用监测技术。近年来，以 PICCO 为代表的经肺热稀释联合脉搏轮廓波形分析在肺移植麻醉手术中得到重视。此外，以 FloTrac/Vigellance 为代表的（无需纠正的）脉搏轮廓波形分析技术和以阻抗测定技术的 T-Line 等为代表的无创血流动力学监测对肺移植麻醉手术的意义正在临床观察阶段。

一、动脉内置管

1. 穿刺部位　常选用的包括桡动脉、股动脉、足背动脉等。

2. 监测参数

（1）收缩压（SBP）、舒张压（DBP）、平均动脉压（MBP）的压力数据。

（2）动脉波动节律。

（3）血压上升速率（dp/dt），但是，需要通过对压力波形的测量和计算，是左心室心肌收缩性的粗略指标，正常心功能者 dp/dt 值 1202.86mmHg/s 左右。

（4）心脏收缩相和舒张相的动脉波动波形（图 13-1）。异常的动脉压波形包括：

①圆钝波：波幅中等度降低，上升和下降支缓慢，顶峰圆钝，重搏切迹不明显，主要见于心肌收缩功能低落或血容量不足。

②高尖波：波幅高耸，上升支陡，重搏切迹不明显，舒张压低，脉压高。

☆ ☆ ☆ ☆

主要见于高血压及主动脉瓣关闭不全。

③低平波：上升和下降支缓慢，波幅低平，严重低血压，见于低血压休克和低心排综合征。

④不规则波：波幅大小不等，早搏波动压力低平，见于心律失常。

⑤除上述波形以外，动脉压波对 CPB 术中心脏复跳后的异常情况鉴别诊断上有一定帮助。

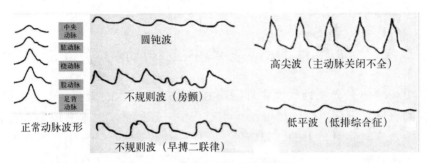

图 13-1　正常及异常动脉波形图示

3. 注意事项

（1）不同部位动脉的压力值差异。正常仰卧位下，测定值从主动脉、大动脉、分支脉、到周围动脉，收缩压值逐渐增高，而舒张压值逐渐降低，因此，脉压值逐渐增大，平均动脉压从主动脉到周围动脉逐渐降低。通常收缩压足背动脉高于桡动脉 10 ~ 20mmHg，舒张压足背动脉低于桡动脉 15 ~ 20mmHg。

（2）准确选定零点水平，高或低均可影响压力值。压力换能器应平齐于第 4 肋间腋中线水平（即相当于心脏水平），采用自动定标的监护仪时，将换能器接通大气，使压力基线定位于零点水平即可。

（3）测压通道导管质地需较硬、直径应大于 0.3cm、长度不宜超过 100cm，应保持通畅，不应存有气泡或血凝块，间断肝素水冲刷。

（4）血管活性药物、低环境温度或低体温引起的动脉收缩对测定值的影响。

（5）动脉内置管直接测压值与经袖带间接测压值之间存在一定差异，一般认为，同部位动脉的直接测压值高于间接测压值 5 ~ 20mmHg。

（6）测压仪器应定时检测和校对。

4. 并发症

（1）血栓形成：血栓形成率最高为 20% ~ 50%，其原因可能为：置管时间过长、导管过粗或质量过差、穿刺技术不熟练反复穿刺血肿形成、重症休克和低心排血量。桡动脉栓塞发生率 17%，肱动脉 44%，而颞动脉、足背动脉发生率较低。

（2）动脉空气栓塞。

（3）渗血、出血、血肿。

（4）穿刺手缺血、坏死。

（5）局部或全身感染，多由于置管时间太长，一般保留 3 ～ 4d 应拔除测压导管。

5. 禁忌证

（1）改良 Allen 试验阴性者。

（2）穿刺部位或附近存在感染、外伤者。

（3）凝血功能障碍或机体高凝状态者。

（4）有出血倾向或抗凝治疗期间者。

（5）合并血管疾患如脉管炎等的患者。

（6）手术操作涉及同一范围部位的患者。

6. 准备工作

（1）动、静脉留置针，成人选用 18 ～ 20G（小儿 22G，婴儿 24G）。

（2）固定前臂用的托手架及垫高腕部用的专用纱布卷等。

（3）皮肤消毒剂、无菌洞巾。

（4）无菌肝素冲洗液（含 1 ～ 2U/ml 肝素）。

（5）测压装置及测量工具，包括三通开关、压力换能器和监测仪等。

7. 具体操作　患者常采用仰卧位，左上肢外展于托手架上，穿刺者位于穿刺侧，患者手臂平伸外展 20°～ 30°，手掌朝上，手指指向穿刺者，将纱布卷放置患者腕部下方，使腕关节抬高 5 ～ 8cm，并且保持腕关节处于轻度过伸状态。穿刺时将穿刺者左手的示指、中指、环指自穿刺部位由远心端至近心端依次轻放于患者桡动脉搏动最强处，指示患者桡动脉的走行方向，示指所指部位即为穿刺的"靶点"。穿刺点一般选择在桡骨茎突近端 0.5cm 即第二腕横纹处。三指所指线路即为进针方向。

（1）直接穿刺法：确定动脉的搏动部位和走向，选好进针点，在动脉旁皮内与皮下注射局麻药或全麻诱导后用 20G 留置针进行桡动脉穿刺。针尖指向与血流方向相反，针体与皮肤夹角依据患者胖瘦程度而异，一般为 30°～ 45°，缓慢进针，当发现针芯有回血时，压低穿刺针并再向前推进 2 ～ 3mm，针芯仍有回血，略退针芯，仍见持续回血，可向前推送外套管，随后撤出针芯，此时套管尾部应向外搏动性喷血，说明穿刺置管成功（图 13-2）。

（2）穿透法：进针点、进针方向和角度同上。当见有回血时再向前推进 1 ～ 2mm（撤出针芯无回血即可），然后撤出针芯，将套管缓慢后退，当出现喷血时停止退针，并立即将套管向前推进，送入时无阻力感且持续喷血，说明穿刺成功（图 13-3）。

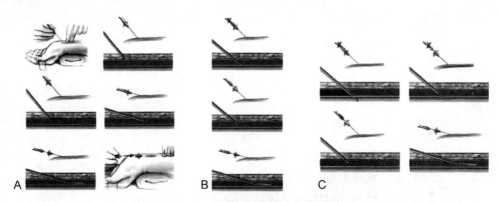

图 13-2　经皮动脉穿刺置管示意图

参考桡动脉穿刺置管操作与压力监测的专家共识（2017）

A. 见持续鲜红的动脉回血时，表示套管针针芯已进入动脉，此时降低穿刺针与皮肤的角度，再进针 2 ~ 3mm。如果仍持续有鲜红的动脉回血，表示外套管已进入动脉内，此时可略退针芯，见仍持续有回血，可轻柔地置入外套管；B. 穿刺针压低再进针后，动脉回血停止，将针芯退出数毫米，再出现持续鲜红的动脉回血，则表示外套管在动脉内，可置入外套管；C. 针芯退出数毫米后，仍无动脉回血，则表示外套管在动脉血管外，此时应将外套管缓慢后退，再出现持续鲜红的动脉回血，提示外套管尖端再次回到动脉内，可置入外套管

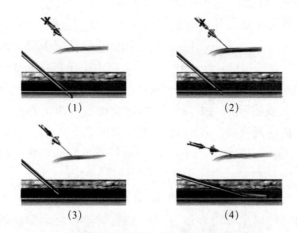

（1）　　　　　　　　　　（2）

（3）　　　　　　　　　　（4）

图 13-3　穿透法桡动脉穿刺置管术步骤示意图

参考桡动脉穿刺置管操作与压力监测的专家共识（2017）

（3）B 超引导下桡动脉穿刺置管术：床旁超声技术的诊断及操作准确度较高，能减轻患者焦虑及不适，减少操作相关并发症。与盲法下穿刺置管相比，超声引导下桡动脉穿刺置管尝试次数少，节省时间且成功率更高。为便于评估血管，超声探头的频率范围保持在 5 ~ 13MHz。

消毒超声探头：一人用蘸有消毒液的无菌纱布擦拭超声探头，另一人在不污染无菌手套的情况下，用内侧底部涂有无菌凝胶的透明袋接过并包裹探头。将包裹探头的透明袋中空气挤出，以免影响成像。

穿刺部位的选择：保证探头在 5 ～ 13MHz 的频率下开始评估血管。确保探头左侧所处部位的显影在屏幕左侧。自腕部起，对前臂侧面进行横向扫描，在桡骨茎及桡侧腕屈肌之间确定桡动脉及伴随静脉。必要时应用光压鉴别动脉及静脉（静脉是塌陷的，而动脉是充盈的），见图 13-4。

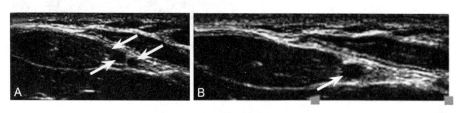

图 13-4　光压作用鉴别动、静脉
参考桡动脉穿刺置管操作与压力监测的专家共识（2017）
桡动脉（A，下方箭头）横断面可见有静脉伴随（上方箭头）。超声探头的光压可引起静脉塌陷但不影响动脉，动脉仍可见（B，箭头）

确定桡动脉后，进一步调整探头，使血管与周围组织对比更分明。调整探头深度，使桡动脉成像处于屏幕中央位置，使血管清晰可见。从腕部扫描至肘窝，注意观察是否存在动脉迂曲及钙化。穿刺部位选在血管直径最大及钙化程度最低部位。优先选择近腕部、远肘部的位置穿刺。

（4）横断面定位下置管：确定穿刺点后，移动探头位置使桡动脉成像处于屏幕中央位置。对穿刺部位皮肤进行局部麻醉后，以 45°～ 60°插入留置针。轻微挑动留置针，并调整探头保证针头在屏幕上清晰显影。

针尖向动脉推进过程中，注意倾斜探头，保证针尖一直可见。每隔一定时间确定针尖位置，保证其一直位于动脉血管上方。留置针插入血管腔后，检查其反应（图 13-5），或有无血液回流，确定针尖位置正确。调整留置针至水平，以再次确定针尖位于血管内。保持留置针内细针位置不变，将套管继续向前推进，随后撤出留置针内细针，并将压力传感器与留置针套管连接。

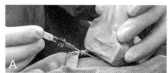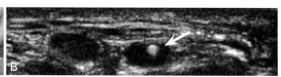

图 13-5　横断面定位下置管
参考桡动脉穿刺置管操作与压力监测的专家共识（2017）
超声探头横断面定位下（A）；细针插入桡动脉（B，箭头）

☆ ☆ ☆ ☆

（5）纵向定位下置管：纵向定位的情况下也可进行置管（图13-6）。超声探头纵向确定血管位置。桡动脉成像处于屏幕中央位置后，旋转探头90°。在屏幕中央可见动脉，并确定长轴及血管最大直径处。

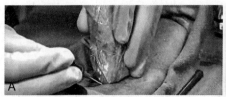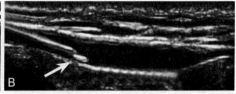

图 13-6　纵向定位下的置管
参考桡动脉穿刺置管操作与压力监测的专家共识（2017）
超声探头纵向定位（A）桡动脉，针尖刺入桡动脉（B）

以15°～30°进针，使针尖与血管长轴保持平行向前推进。如果屏幕上不见针头显影，其可能是在血管壁或血管外，回撤留置针，但不完全撤出，只调整角度使针尖显影可见于屏幕。再次向前推进针尖，直至其进入管腔，并见回血。保持留置针内细针位置不变，将套管继续向前推进，其后撤出留置针内细针，并将压力传感器与留置针套管连接。

二、中心静脉置管

1. 定义　中心静脉置管是指经皮穿刺颈内静脉、锁骨下静脉、股静脉，使导管尖端到达中心静脉（上、下腔静脉）的方法。

2. 穿刺部位　颈内静脉、锁骨下静脉、股静脉。

3. 监测参数

（1）中心静脉压（CVP）。

（2）中心静脉血氧饱和度（SvO_2）。

（3）结合经肺热稀释技术，可用于心功能心排血量测定。

4. 并发症

（1）即时并发症

①血管神经损伤：血肿、臂丛损伤。

②气胸、血气胸。

③胸导管损伤：乳糜胸。

④纵隔血肿。

⑤心律失常、传导阻滞。

⑥心脏穿孔、心脏压塞。

⑦气栓。

（2）长期并发症

①导管移位、渗漏。

②感染。

③血栓、栓塞。

④静脉炎。

5. 注意事项

（1）正常值数据较低，因此，零点的调定对结果的判断影响大。

（2）其值是心腔血液容量与心脏结构和功能之间的相对关系。

（3）其反映右心功能状态比反映血容量状态敏感。

（4）连续、动态观察比单次测定值对临床指导意义大。

6. 操作技术　以颈内静脉穿刺置管为例（图 13-7）：

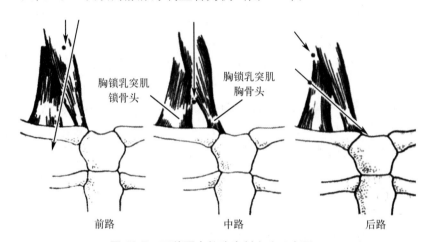

图 13-7　三种颈内静脉穿刺方法示意图

（1）前路法

定位：喉结 / 甲状软骨上缘水平，胸锁乳突肌前缘向内推开颈总动脉，胸锁乳突肌中点，或颈动脉三角触及颈总动脉，旁开 0.5cm 左右。

进针：针干与皮肤冠状面成 30°～45°，针尖指向同侧乳头，胸锁乳突肌中段后面进入颈内静脉。

（2）中路法

定位：胸锁乳突肌三角的顶端作为穿刺点，距锁骨上缘 2～3 横指；或颈总动脉前外侧。

进针：针干与皮肤冠状面成 30°，紧靠胸锁乳突肌锁骨头内侧缘进针，直指同侧乳头。

☆☆☆☆

（3）后路法

定位：胸锁乳突肌外侧缘中下 1/3 交点，锁骨上缘 2 ～ 3 横指。

进针：针干呈水平位，在胸锁乳突肌深部，指向胸骨柄上窝。

三、肺动脉漂浮置管

目前，用于肺动脉漂浮置管的仍是 Swan-Ganz 导管，通过血流动力和导管尖端气囊的相互作用，逐渐穿越三尖瓣口、右心室、到达肺动脉。

1. 穿刺部位　颈内静脉、锁骨下静脉、颈外静脉

2. 监测参数　根据选用的管腔数目，可以测定的指标包括 CVP、右心房压（RAP）、右心室压（RVP）、肺动脉收缩压（PSP）、肺动脉舒张压（PDP）、平均肺动脉压（mPAP）、肺毛细血管楔压（PCWP）等压力参数，以及中心静脉血氧饱和度或混合静脉血氧饱和度、结合热稀释技术测定心脏搏出量 SV[联合其它参数，可以推导计算 CO、CI、PVR 及外周血管阻力（SVR）]；新改进型肺动脉导管（PAC）引进导管加温技术，可以进行连续 CO 和连续 SvO_2 监测，以及获取右心室射血分数（right ventricular ejection fraction， RVEF）和右心室舒张末期容积（right ventricular end diastolic volume， RVEDV）数据。

3. 注意事项

（1）对 CO 的快速改变，往往滞后发现。

（2）新型的 PAC 导管费用昂贵。

（3）至今仍没有研究结果证实采用 PAC 技术获取的血流动力学参数指导治疗能改善预后。

（4）应重视 PAC 技术可能造成的并发症。

（5）以 PCWP 间接代表左心前负荷的思考：由于左心房与肺静脉之间不存在瓣膜结构，左心房压力可以逆向经肺静脉、肺毛细血管，传导至肺动脉；当阻断肺动脉血流后，经 PAC 尖端测得的压力即 PCWP，可反映左心房压力；在二尖瓣结构和功能正常时，于舒张末期测定的 PCWP 可间接反映 LVEDP；基于 LVEDP 与 LVEDV 之间始终呈线性关系的假设，长期以来学界及临床医师常以 LVEDP 代表左心前负荷，即 LVEDV。但是，在临床实践、尤其是肺移植麻醉手术中，此一系列假设和推导存在的弊端包括：正压通气对肺微循环阻力的影响、终末期肺疾病存在的 PVR 改变、左心室顺应性降低导致 LVEDV 与 LVEDP 之间相关性改变等情况可影响 PCWP 与 LVEDP 或 LVEDV 与 LVEDP 之间的相关性；此外，如果存在肺水肿、左 - 右心分流、心动过速、二尖瓣狭窄或反流、肺静脉通畅度改变（肺静脉狭窄、肺静脉内血栓、肺静脉受压）等，均影响 PCWP 代表 LVEDP 或 LVEDP 代表 LVEDV 的可靠性。

（6）由于右心室具有较大的顺应性，可能容积显著扩张后才引起心室腔内压力的升高，因而，仅在右心室衰竭严重失代偿后通过 PAC 技术才能检测到压力的改变。基于此方面考虑，PAC 技术敏感性逊于 TEE 技术。

4. 临床意义　传统的 PAC 技术主要提供压力参数，并以此间接反映容量前负荷，结合经肺动脉热稀释技术，测定心排血量，通过推导、计算，还提供肺、体循环阻力。改进的 PAC 技术提供的参数可归纳四类：压力参数、容量参数、代谢参数，流量参数。

尽管众多的研究结果否定了以压力代表容量前负荷的临床意义，也未显示使用 PAC 技术对改善临床预后的积极意义。但是，在肺移植手术中，肺动脉压力监测具有重要作用。接受肺移植手术的患者，基础病变存在不同程度的肺循环阻力增高、肺高血压、右心结构和功能损害，麻醉手术过程中各种因素导致肺循环阻力和肺动脉压升高，可能导致右心功能衰竭、甚至严重后果。

肺移植手术中触发 PVR 增高的因素包括低氧血症、高碳酸血症、酸中毒以及交感神经兴奋。单肺通气后，非通气侧肺血管对缺氧的适应性反应而发生的肺血管收缩，引发肺循环阻力进一步增高，有研究发现，因低氧性肺血管收缩所引发的肺血管阻力增加可达 50% ~ 300%。麻醉后的正压通气阻碍静脉血回流以及胸内压的升高，导致肺小动脉关闭，PVR 升高。

PAC 技术在监测、发现 PVR 增高和 RV 后负荷不良变化等发挥着不可替代的作用。

通常情况下，肺移植肺动脉开放后，肺动脉压立即下降。PAC 技术监测中如果发现肺动脉压没有回落甚至较肺移植术前更高，提示存在异常情况，如缺血再灌注损伤、肺水肿、肺不张以及肺部感染等，或者因手术因素造成右室流出道或肺动脉等部位解剖异常，常伴随并发症率增高甚至严重后果。

5. 操作技术　穿刺方法与颈内静脉穿刺置管相同，置入导管后打开 X 线机，追踪导管插入位置，直至进入肺动脉。使气囊充气、导管即进入肺动脉远端，气囊放气后，导管又迅速退回原肺动脉位置，证明位置良好。外固定术毕。

在实际工作中，有些病人因病情危重不可能移动至导管室，或病室内不具备 X 线机设备，就可行床边盲目插入 Swan-Ganz 导管法，也往往能顺利置管。所谓床边盲目置管，就是通过导管在某一心脏内的压力波形来间接判断其位置所在，这需要有一定的基础知识及临床经验。床边盲目插管时，先要使原备好的心导管尾部三通板连接换能器，使各心腔压力波形直接显示在床边监护仪上，也需有同步心电图监测。置入的心导管经上或下腔静脉首先进入右心房，在监护仪上即出现右心房内压力波形、再经血流导向经三尖瓣进入右心室，将导管气囊充气，使其上漂。经肺动脉瓣至肺动脉，最后进入肺动脉远端分支嵌入。放瘪气囊后，导管迅速退回肺动脉。当证实导管位置良好后，予皮肤外缝合一

☆★☆☆

针固定导管，穿刺点以无菌敷料覆盖，胶布固定。

总之，漂浮导管是靠血流作用于导管气囊上的推力进入肺动脉，由于导管远端十分柔顺和充胀的气囊表面与血流力量间的几何学关系，使之以很小的气囊面积获得最大的漂浮力，而易于漂入肺动脉。且由于充胀的气囊使导管顶端不超出气囊表面，使原作用于导管顶部的力分散于充胀气囊的表面，而减少了对心内膜的刺激。因而 Swan-Ganz 导管具有使室性心律失常少、能迅速置入肺动脉和不用 X 线透视三项优点，而成为测量血流动力学参数的标准床边方法。

6. 禁忌证

(1) 绝对禁忌证：①三尖瓣或肺动脉瓣狭窄；②右心房或右心室占位性病变；③法洛四联症；④肺动脉置管通路血栓形成。

(2) 相对禁忌证：①严重心律失常；②凝血功能障碍；③近期放置心腔起搏导管。

四、TEE

大量研究证明，心脏超声技术对判定心功能和心脏前负荷具有重要价值。随着对经食管超声技术经验和临床研究证据的积累，专家建议，肺移植麻醉手术期间应常规使用经食管超声心动图技术（TEE）。

1. 监测参数　通过 TEE 技术提供的监测参数包括：心功能参数 SV（CO、CI）和射血分数，心脏前负荷和舒张功能，以及心脏结构的心室流出道、卵圆孔未闭、心脏内分流方向等。此外，对心脏和大血管内的血栓或占位性病变、心包状况，以及心肌收缩性和整体或局部心壁的运动状况作出判断。

2. 技术简介　Otto 于 1988 年首先介绍以超声技术，于左室流出道（left ventricular outflow tract，LVOT）采用脉冲波（pulsed wave，PW）多普勒测定 CO，即测定 LVOT 血流速度和直径，计算截面积（cross sectional surface area，CSA），推导出 SV。

- CSA = 3.14 × (D/2) 2 = 0.785 × D2
- SV = VTI × CS（VTI，velocity time integral 速度时间积分）

CO（cm³/min）= SV × HR = HR（bpm）× CSA（cm²）× VTI（cm）

根据所测定的值计算的 CSA 范围为 2.6 ~ 3.1 cm²，VTI 衍生于脉冲波（pulsed wave，PW）多普勒测定 LVOT，正常值介于 20 ~ 25 cm，这提示 VTI > 20 cm 时，CO 值可达正常，无须进一步计算。

超声测定 CO 也可以通过其他位置，如二尖瓣环，升主动脉，右室流出道（RVOT）和肺动脉，但仍需要更多的验证。

3. 注意事项

(1) 左室流出道横径也可于舒张舒张期测定即 LVOTd，但操作者之间的变异度较大，可达到 0.2 cm；LVOT 经胸壁 (transthoracic echocardiography, TTE) 和经 TEE 测定之间也有差异。TTE 测定 LVOT 倾向于低估值约 0.1cm，普通群体重 LVOT 的变异范围为 18 ~ 22mm，与体表面积相关 (body surface area，BSA)。因此，可根据已知的公式计算：LVOTd = 5.7×BSA+12.1。有的机构对 BSA 采用固定值，比如女性 1.8，男性 2.0。

(2) 通过确定左室舒张末期面积指数 (left ventricular end diastolic area index，LVEDAI)，提供心室充盈状况。在心室顺应性和收缩性未发生改变下，即使在手术过程中接受容量治疗时，该参数变化与每搏量指数 (systolic volume index，SVI) 变化的相关性良好，只受前负荷影响。

(3) 由于右心室具有一定的顺应性，发生功能衰竭导致压力升高前可能先表现为明显的扩张，只有很严重失代偿时，才表现为压力显著增高。因此，TEE 的另一项显著优点是，可通过观察心肌动力变化而不是压力值的改变发现或诊断右心室衰竭，这种情况很容易被 PAC 技术 (通过测定 RVP 或 mPAP) 所漏诊。

(4) 相比较 PAC 技术，TEE 通过直接观察心脏结构，可能提供左、右心室 (尤其右心室) 功能状态，室壁异常运动，右心室失代偿等信息，TEE 的这些信息在确定是否需要紧急建立 CPB 非常有用。

(5) 由于右心室结构的新月形状，采用 TEE 技术测定右心室容量和射血分数仍存在困难。

4. 临床意义　TEE 技术创伤小，可以连续实时观察，对形态、血流的监测直观。

在严重肺高血压和右心功能不全病人，肺移植后心脏功能和形态可迅速恢复正常，而且由于三尖瓣反流和室间隔位置恢复正常，容量超负荷的消除或减轻，右心室腔直径减小，这些功能和形态性改善于肺移植术后立即发生，但是心肌肥厚消减需要几个月慢性过程。

肺移植术后即刻上述的心脏形态和结构改变，通过 TEE 能够得到快速的反馈，如果 TEE 提示的心脏状况与预期结果存在较大差异，可以实时提醒麻醉和手术医师检查存在的原因。

TEE 技术可提供左右心功能和充盈的血量、心脏的功能和结构信息，对左右心功能不全或心衰、心脏前负荷、低血容量、心腔流出道梗阻、卵圆孔未闭、心脏内分流方向的诊断以及治疗具有指导意义。

通过正确诊断血流动力学不稳定原因，术中 TEE 监测有助于避免非必要 CPB 建立的发生。

5. 禁忌证

（1）绝对禁忌证：①先天性或获得性的上消化道疾病，如活动性上消化道出血、食管梗阻或狭窄、食管占位性病变、食管撕裂和穿孔、食管憩室、食管裂孔疝、先天性食管畸形、近期食管手术史。②咽部脓肿、咽部占位性病变。③严重且未妥善固定的颈椎创伤。

（2）相对禁忌证：食管 - 胃底静脉曲张、凝血障碍、纵隔放疗史、颈椎疾病与损伤等。

6. 操作技术

（1）插管：选择仰卧或侧卧位，放置牙垫，换能器表面涂耦合剂，将探头头端稍前屈，手持探头管体前 1/3 处，轻轻将探头送至咽后壁，将探头送入食管。食管全长约 25cm，分为颈、胸、腹三部分，有三个生理性狭窄。第一个狭窄位于食管的起始处，距离中切牙约 15cm；第二个狭窄位于左主支气管后方与之交叉处，距离中切牙约 25cm；第三个狭窄在食管裂孔处，距离中切牙约 40cm。食管的三个狭窄是异物易滞留和肿瘤的好发部位，操作时应注意，避免损伤食管壁。

（2）探头的调节：TEE 的操作技巧通过 4 个手法完成：根据检查部位的深度，将探头沿食管推进或回撤；通过顺时针或逆时针方向转动探头管体，调节探头的右转或左转；通过操作柄上的大轮或小轮，调节探头头端向前后或左右弯曲；通过操作柄上的电控按钮，调节晶体片的扫查角度在 0°～ 180°旋转。

（3）美国超声心动图协会指南推荐了 28 个标准切面，根据探头插入的深度，分为食管上端、食管中段、食管下段和胃部 4 个水平的切面，以食管中段水平的切面最为常用。

（4）整个检查的过程中，时间不宜过长，以免引起探头温度过高。为避免探头温度过高，检查间期应保持图像在冻结状态。

（5）退出探头：轻轻将探头平稳退出，避免损伤食管。检查后对探头进行消毒和保养，保持探头清洁和干燥。

五、PICCO

1. 技术简介　PICCO 技术结合了经肺指示剂稀释（transpulmonary indicator dilution，TPID）和脉搏轮廓波形分析（pulse contour analysis，PCA）两种原理测定 CO，其代表是采用热量温度为指示剂的 PICCO 系统（Pulsion Medical System，Munich，Germany）。

通过颈内或锁骨静脉穿刺、向中心静脉置管，接受热稀释温度探头的导管于股动脉置管。通过 PCWA 原理连续测定 CO，采用经肺热稀释原理间断测定 CO 值，对经 PCWA 原理测定的 CO 值进行校对。

2. 监测参数　以 PCWA 原理连续测定 CO，采用经肺热稀释原理间断测定 CO 值，并对经 PCWA 原理测定的 CO 值进行校对，因此，提高了其测定值的准确度和精确度。

该系统还可以根据测定的参数结果，对胸腔内血容量（intrathoracic blood volume，ITBV）和全心舒张末期容积（global end-diastolic volume，GEDV）进行估计，此参数对心脏前负荷的判断很有价值，也可判断血管内容量。该监测措施还可提供血管外肺水（extravascular lung water，EVLW）含量的参数。

此外，通过连续 CO 测定，可以提供每搏量变异度（stroke volume variation，SVV）。该参数对于血管内血容量前负荷的判断具有积极意义。

3. 临床意义　（表 13-1）

（1）经 PICCO 技术连续测定的 CO 值，在单肺或双肺移植的临床研究已表明了可靠性，即使是血流动力学快速波动的情况，也仍然准确可靠。

（2）在单肺或双肺移植手术中，以单次热稀释方式测定的 ITBVI 值也显示与 SVI 良好的相关性。血流动力学数据于固定时相收集：麻醉诱导，单肺通气和灌注期间及手术结束恢复双肺通气和灌注时。该研究未发现以 PAC 技术测定的 PAOP 与 SVI 之间存在相关性。

（3）经肺热稀释监测获得的另一参数 EVLW。一项以 EVLW 为引导的供肺处理研究表明了其作为导向目标的价值。EVLWI 的变化要早于肺部 X 线片、气体交换或临床状态的改变，能有效判断肺水肿。单因素分析显示正常的 EVLWI，或多因素分析显示 EVLWI 低变异性和高的 PaO_2/FiO_2 基础值，预示适合用于肺移植。

（4）研究表明，在排除机械性或人员因素获得错误测量值外，经肺热稀释技术如 PICCO 与经肺动脉热稀释如 PAC 所获得的 CO 值之间可以互换。肺移植术中，主动脉间断、主动脉连续、肺动脉间断或肺动脉连续测定的 CO 值均可靠。

表 13-1　参数正常值

参数	正常值范围	单位
心指数（CI）	3.0 ～ 5.0	L/（min·m²）
每搏量指数（SVI）	40 ～ 60	ml/m²
全身血管阻力（SVRI）	1200 ～ 1800	
平均动脉压（MAP）	70 ～ 90	mmHg
全心射血分数（GEF）	25 ～ 35	%
心功能指数（CFI）	4.5 ～ 6.5	L/min
心率（HR）	60 ～ 90	L/min

☆ ☆ ☆ ☆

续表

参数	正常值范围	单位
舒张末期容积指数（GEDI）	$680 \sim 800$	ml/m^2
胸腔血容积指数（ITBI）	$850 \sim 1000$	ml/m^2
每搏量变异（SVV）	$\leqslant 10$	%
血管外肺水指数（EVLWI）	$3.0 \sim 7.0$	
肺血管通透指数（PVPI）	$1.0 \sim 3.0$	ml/kg

重要参数解读：

（1）ITBI 或 GEDI：小于低值时为前负荷不足，大于高值为前负荷过重。

（2）EVLWI：大于高值肺水过多，将出现肺水肿。

（3）CI 小于低值时可出现心衰。

（4）SVV 反映液体复苏的反应性。

（5）SVRI 反映左心室后负荷大小，但体循环中小动脉有病变时或神经体液因素引起的血管收缩与舒张状态均可影响结果。

（6）PVPI 反映右心室后负荷大小。

4.禁忌证　无绝对禁忌证，有些为相对禁忌证，如：肝素过敏，穿刺局部感染；接受主动脉内球囊反搏治疗的病人，出血性疾病；还有一些会导致测量结果不准确的情况，如主动脉瘤，大动脉炎；动脉狭窄，肢体有栓塞史；肺叶切除，肺栓塞，胸内巨大占位性病变；体外循环期间；体温或血压短时间变差过大；严重心律失常；严重气胸，心肺压缩性疾患；心腔肿瘤；心内分流等。

5.操作技术

（1）置入上腔静脉导管和股动脉导管（大动脉常选择股动脉或腋动脉，小儿只能置入股动脉）。

（2）连接电源线，温度探头与中心静脉导管连接。

（3）PULSION 压力传感器套装与 PICCO 机器连接，连接动脉压力电线。

（4）打开机器电源开关，输入病人参数。

（5）换能器压力调零。

适当容量的冰盐水，快速、均匀以 5s 最佳从中心静脉导管注入，重复 3 次，取平均值（冰盐水的注射容量取决于病人的体重以及 EVLW 的多少。如果 EVLW 增多，注射容量必须增加）。

6.脉搏轮廓波形分析　目前该技术的代表有 FloTrac/Vigilance（维捷流）。相对而言，在低或正常 CO 之下，维捷流技术测定值的准确性和精确度与其它技术所得仍可接受，但是，在高动力状态下即 CO 值较高时，如严重脓毒症、

☆ ☆ ☆ ☆

肝硬化等，其测定值的偏差较大。

TEE，PICCO，FloTrac/Vigilance 是临床上颇受关注的三项微创血流动力学监测技术。但是，相比较而言，前二者的可靠性得到更多研究的支持，在肺移植手术临床中也受到一定的认可。

六、肺移植麻醉手术中血流动力学参数的分析

由于该群体患者术前基础病理生理特征以及手术中操作程序特点，容易发生血流动力急剧波动，甚至快速威胁患者生命安全。因此，连续或频繁观测有创动脉血压（IBP）、PAP、PVR，前负荷和后负荷指数，以及 RV 和 LV 功能状态等参数，对病情做出及时和恰当的处置非常重要（表 13-2）。

PAP：

如前所述，由于该患者群体存在不同程度的肺高血压，右心功能对后负荷即 PAP 的改变尤其敏感，即使在右心室收缩性正常状态下，围术期的 α 受体兴奋、缺氧、高碳酸血症、酸中毒、疼痛等因素引发肺血管阻力和肺动脉血压的急性升高，均容易进一步导致 RV 扩大、RVEF 明显降低、SV 减少，甚至发生右心功能衰竭和血流动力崩溃。

由于 RV 与 LV 之间的相互依存性，RV 功能降低或衰竭一定影响 LV 功能。

因此，肺移植麻醉手术中进行 PAP，尤其是平均肺动脉压（mPAP）监测，对及时发现不良现象和及时、正确采取处理措施降低 PAP 和右心室压力具有重要意义。

表 13-2　肺动脉高压（PAH）依据血流动力学分类

分类	特征	临床分类
PAH	平均 PAP ≥ 25mmHg	全部
毛细血管前性 PAH	平均 PAP ≥ 25mmHg PWP ≤ 15mmHg 心输出量正常或下降	1. 特发性 PAH 2. 肺心病 PAH 3. 慢性血栓栓塞性 PAH 4. 不明原因 PAH
毛细血管后性 PAH	平均 PAP ≥ 25mmHg PWP ≥ 15mmHg 心输出量正常或下降	左心疾病相关 PAH
被动性 PAH	跨肺压差 ≤ 12mmHg	
反应性或不成比例 PAH	跨肺压差 > 12mmHg	

参考《中国肺动脉高压诊断与治疗专家共识（2007 版）》

☆☆☆☆

PVR：

PVR 异常增高严重增加右心室舒张末期容积（right ventricular end-diastolic volume，RVEDV）和右心室舒张末期压（right ventricular end-diastolic pressure，RVEDP），导致心室间隔向左心室移位，使心室腔减小。由于右心室的顺应性作用，早期不一定引起 PAP 升高，因此，容易被 PAC 技术所漏诊，在这种情况下，TEE 技术可发挥重要作用，可在 PAP 升高之前，发现明显扩大的右心室腔、大量的三尖瓣反流、向左心室的室间隔移位和左心室充盈不佳。

肺移植麻醉手术过程中，应采取一切措施避免 PVR 增高、改善右心室功能、优化肺血流。

心脏前负荷：

为优化器官灌注、避免容量超负荷导致肺水肿，评估心脏前负荷状态对容量治疗或给予血管活性药物至关重要。在肺移植麻醉手术中，如果出现右心功能不全或右心室衰竭，低血容量降低右心室前负荷，更易成为危险因素。

传统上，临床均采用测定的压力值间接反映血容量或前负荷，如以 CVP 或 PAP 反映右心前负荷，以 PAOP 或 PCWP 代表左室前负荷。这种以压力替代容量的依据是基于心腔容器中容量与压力呈线性关系的假设。但是，实际上心腔中的容量与压力之间并非如想象的呈现线性关系，因此，以测定的充盈压力值间接反映血容量或前负荷并不准确。

目前，有关心脏前负荷认知包括：

（1）对于心腔内充盈压不能准确反映心脏前负荷的观点已被广为认知。

（2）经肺热稀释技术测定的胸腔内血容量（ITBVI）与前负荷的相关性强于充盈压。ITBVI 近来已成为新的心脏前负荷指标。

（3）不同的研究均显示，在容量治疗或逐渐放血过程中，经 TEE 测定的左室舒张末期面积推算左室舒张末期充盈量与每搏指数（SVI）改变具有良好的相关性。因此，TEE 技术用于评估左室前负荷逐渐增多，甚至被推荐常规用于肺移植手术中监测。近年来，尽管已认识到右心室舒张末期容积与前负荷具有良好的相关性，但是，由于右心室的新月形状和腔内结构的复杂性，采用 TEE 评估右心室前负荷，仍存在一定的困难。

（4）改进型 PAC 技术可用于右心功能和右心前负荷。

（张良成）

第五篇

肺移植的麻醉管理

☆ ☆ ☆ ☆

第 14 章
肺移植的麻醉管理

第一节　麻醉前病情评估与准备

一、麻醉前病情评估

拟接受肺移植术的患者往往病程长、病情重，且由于呼吸衰竭、长期缺氧及高碳酸血症，部分患者甚至合并多器官功能不全。患者是否可以进行肺移植、如何进行术前准备、术中是否需要 ECMO 或 CPB 辅助均需要进行严格的术前评估，肺移植对受者各器官功能状态及心理状态要求均较高，严格的术前评估及充分的术前准备是获得满意疗效的关键。

1. 呼吸康复治疗评估

（1）病人教育：通过学习缩唇呼吸，主动呼气等，加强腹式呼吸锻炼，正确掌握呼吸训练方法，并同时训练有效咳嗽。

（2）胸部体疗：注意改变体位以引流并促进肺内分泌物排出。

（3）运动训练：适度加强肢体运动与力量训练，提高肌力与耐力。

（4）呼吸肌训练：通过呼吸体操、腹式呼吸练习，促进呼吸肌能力。

2. 营养支持　通过术前规范的营养支持治疗，有效地改善患者全身营养状态，提高机体能量储备。一般来说，体重的动态监测能间接反应治疗效果。

3. 控制感染　除关注肺部感染外，术前应该对呼吸道相关部位的感染如口腔溃疡、龋齿等疾病需积极处理。身体其他部位可能存在的感染灶亦需术前积极治疗。

4. 术前检查项目研判　终末期肺病患者由于肺、胸廓或肺动脉的慢性病变，导致肺循环阻力增加、PAH，进而引起右心室壁肥厚、右房右室增大，甚至右心衰竭，最终形成慢性肺源性心脏病。因而这类患者手术治疗前对心功能的测定对患者预后的评价有重要意义。首先通过心电图、动态心电图、心脏彩超及心功能评分表等术前检查整体评估心功能；其次为评估肺动脉压和右心功能，可施行超声心动图、心导管检查；最后可通过冠状动脉造影 CT 血管成像评估冠状动脉供血能力。由于无症状的冠脉疾病在肺移植术受者中发生率较高，推荐 60 岁以上患者术前常规行冠心病筛查，高危人群年龄可适当降低。

（1）实验室检查：包括血常规、血型、尿液常规、粪便常规和潜血、凝血功能检查、D- 二聚体、生化和离子等。

（2）呼吸系统检查：包括肺通气 / 灌注、胸部气管支气管 CT 扫描、肺功能、肺动脉压力、动脉血气分析和 6 分钟步行试验等。

（3）心血管系统检查包括：心电图、心脏彩超、必要量冠脉造影和心导管检查，可进行 24 小时动态心电图等。

（4）全身大血管影像学检查：如双侧上 / 下肢动 / 静脉、双侧颈动 / 静脉、椎动脉彩超检查等。

（5）内分泌与代谢检查：包括血糖、糖化血红蛋白、血脂甲状腺功能、血乳酸、血清淀粉酶测定等。

（6）免疫功能相关检查：如自身抗体、肌酶等。

（7）腹部器官检查：肝、肾、消化道和泌尿系统的影像检查，对于男性高龄者需特别对前列腺予以关注。此外血液标本可检测肝功能和 24 小时肌酐清除率等。

（8）对感染患者进行的相关检查主要包括：细菌血清抗体、结核杆菌涂片检查、痰培养、真菌培养、巨细胞病毒、粪便寄生虫和中段尿培养等。

二、麻醉前准备

1. 物品准备

（1）麻醉机的准备：必须具备容量控制和压力控制两种基本通气模式，气源供应和气体流量调节应包括有医用空气。肺移植患者的肺功能多处于终末期，呼吸代偿能力极差，因此呼吸机用前检查需认真细致，重点关注麻醉回路正压泄漏检查和麻醉模拟通气试验，麻醉前更换二氧化碳吸收剂。

（2）术中监测的准备：监测仪功能主要包括无创血压、心电图、SpO_2、双体温探头（食管和肛温）、镇静深度监测（如 BIS）、呼末二氧化碳监测、容量压力环（PV）/ 容量容积环、有创循环压力监测（建议配置 3 测压导联）、连续心排血量监测、肺水指数、ACT 检测、床边快速血分析和凝血功能检测等。

（3）麻醉耗材的准备：

①人工气道：主要包括多种型号的双腔支气管导管用相应的吸引管。

②各类血管内置入导管：主要包括肺动脉导管、深静脉导管、PICCO 穿刺套等。

③其他：如精密尿袋（记录每小时尿量）、胃管、BIS 电极、ACT 试管等。

(4) 其他：

①纤维支气管镜：准备多种型号镜子，麻醉期间于肺隔离的导管定位、气道分泌物的清除吸引、（支）气管吻合口的观察等用途。

②医用输注泵：除普通输注泵（4 ~ 6 通道）外，配备靶控输注泵 1 ~ 2 通道。

③体外辅助等循环设备：对于极度危重症、严重器质性心脏疾病、单侧肺通气时低氧血症的患者，需备用 CPB 和 ECMO 设备。

④加温 / 保温设备：常用的是输血输液加温设备及热空气保温毯。

2. 药品准备

(1) 血管活性药物：如多巴胺、去氧肾上腺素、肾上腺素、去甲肾上腺素、异丙肾上腺素和 β - 受体阻滞剂等。建议制定每种药物的常用浓度，方便麻醉期间使用。

(2) 麻醉药：主要包括丙泊酚、依托咪酯等。

(3) 镇痛药：主要包括芬太尼、舒芬太尼和瑞芬太尼等。

(4) 非去极化肌松药：主要包括罗库溴铵、维库溴铵、顺式阿曲库铵等。

(5) 液体与血制品：晶体液应当在监测下谨慎使用以避免心功能不全或肺水肿。可应用人工胶体和按需使用各类血液制品如白蛋白、血浆等。根据麻醉期间病情变化和动脉血气分析情况，酌情碳酸氢钠溶液。为预防或改善复张性肺水肿的情况，可适时、适量地选用甘露醇或高渗盐水等液体。

(6) 肺动脉高压治疗药物：主要包括硝酸甘油、前列腺素 E1（PGE1）等。

(7) 其他：包括抗胆碱药物、咪达唑仑、肝素、糖皮质激素、利多卡因、呋塞米（速尿）、氯化钙（或葡萄糖酸钙）、氯化钾，各类器官保护药（如乌司他丁、胃黏膜保护药、心和肝肾功能保护药等）。

第二节　麻醉前用药

终末期肺疾病患者多数是长期处于吸氧卧床，费力呼吸耗能较大，多呈现全身消瘦，肌力较差，长期存在的低氧血症对胃肠消化系统影响明显，消化吸收功能低下造成全身营养状况不良，因此围术期的每一阶段必须小心、谨慎，随时做好呼吸支持治疗的准备。

慢性缺氧患者如 Ⅱ 型呼衰患者，由于长期血液中二氧化碳分压高，主要依赖通过缺氧刺激颈动脉体和主动脉弓化学感受器，沿神经上传至呼吸中枢，使之兴奋，反射性地引起呼吸运动。若高流量高浓度给氧，则缺氧反射性刺激呼吸的作用消失，导致二氧化碳滞留更严重，可发生二氧化碳麻醉，甚至呼吸停止。同时此类患者对镇静药物敏感，应当慎用，否则易造成呼吸抑制。

长期感染病人呼吸道分泌物较多，呼吸频率快、缺氧的患者多伴有心率偏高现象，因此选择麻醉前使用抗胆碱药物时需注意权衡利弊。

第三节　麻醉选择

目前国内肺移植麻醉通常采用全凭静脉麻醉复合术后静脉病人自控镇痛，肺移植受体者的肺泡结构多存在各种程度的破坏，肺内的气体弥散与交换能力下降，呈现不同程度的损害，Ⅱ型呼衰患者更甚，因此若使用挥发性麻醉气体进行吸入麻醉，则麻醉气体的肺泡内弥散状况难以评估，此外手术麻醉期间需不时开放气道清理气道内分泌物（特别是长期 COPD 病人），吸入麻醉药浓度难以平稳，患者基础肺疾病和患肺切除可能影响吸入麻醉药的摄取，故不推荐吸入麻醉或静脉复合吸入麻醉，尽量选择全凭静脉麻醉。全凭静脉麻醉是理想的麻醉方式，麻醉诱导和维持过程中的麻醉深度平稳，能有助于避免循环系统的大幅波动，建议采用靶控输注方式应用相关麻醉药物，为减少阿片类药物的用量，目前推荐静脉麻醉复合神经阻滞，如肋间神经阻滞、前锯肌平面阻滞、竖脊肌平面阻滞、胸椎旁神经阻滞等。

麻醉药物应选择对生理功能干扰小、对心肺功能无明显抑制的药物，优先选择咪达唑仑、依托咪酯、芬太尼（舒芬太尼）、罗库溴铵或顺阿曲库铵，且一般会采取常规诱导剂量半量为基础剂量。丙泊酚和依托咪酯均为常用的麻醉诱导药物，但在肺移植麻醉中通常不使用丙泊酚，丙泊酚具有较强的血管扩张作用，容易导致诱导期的低血压。术前给予咪达唑仑的患者，在麻醉诱导期给予少量依托咪酯就可以使患者神志消失，因此使用麻醉前用药的患者应适当减少依托咪酯的用量，给予 5 ～ 10mg 左右即可。顺阿曲库铵对静脉无刺激，用量多少不会引起患者疼痛，但起效时间较长，通常为 1.5 ～ 2min。罗库溴铵是目前起效最快的非去极化肌松药，1min 内即可满足插管要求，但静脉注射刺激较大，如果在患者神志消失后就注射该药，会引起患者肢体抽动、全身抖动，伴有心率血压升高。为避免罗库溴铵的注射痛，可在给药前给予少量舒芬太尼，而为了避免顺阿曲库铵的组胺释放，可分次少量给予。舒芬太尼的诱导量一般为常规诱导剂量的半量，推荐剂量 0.3μg/kg，可根据患者情况增减。无论采用哪种药物，在整个诱导期均应密切观察患者的血压、心率的变化，个体化选择药物及给予的剂量和速度，麻醉诱导建议在有创监测的前提下，采用小剂量、分次用药的麻醉诱导原则，强调全程个体化。

☆☆☆☆

术前存在多器官功能衰竭、心功能不全或严重肺动脉高压改变伴心脏受累者，麻醉手术期间必须积极主动地使用 ECMO（或 CPB）进行支持治疗，有利于器官功能保护和保证围术期的平稳过渡。

第四节 麻醉管理

呼吸和循环系统管理是麻醉过程的重中之重。呼吸功能的监测与治疗重点是解决通气、氧供和 CO_2 问题，循环功能的监测与治疗重点是维持功能稳定，术野渗/出血、低氧血症/高碳酸血症、原发/继发肺动脉高压、钳夹/开放肺动脉和复张性肺水肿等诸多病理生理变化或手术步骤均危及循环。

一、麻醉监测

麻醉诱导前建立的生命体征监测主要包括心电图、脉搏氧饱和度、无创动脉血压、体温和有创动脉血压。麻醉后进行置入中心静脉导管和肺动脉导管等操作，并进行相关生命体征监测，术中不定期、多次（特别是在关键手术步骤的前后）进行动脉血气分析和实验室系列生化指标检测。麻醉维持过程中，根据监测指标对肺循环和体循环压力进行适度调控，维持有效通气，避免低氧血症的发生。麻醉手术期间常规监测五导联心电图、无创和有创血压、SpO_2、$P_{ET}CO_2$ 监测、体温监测、尿量及血气监测等，根据血流动力学监测结果调整血管活性药物（多巴胺、肾上腺素、去甲肾上腺素、去氧肾上腺素、米力农、前列腺素 E1、硝酸甘油）。TEE 目前已经常规用于肺移植术中，在肺移植术中可提供左右心功能和充盈的血量、心脏的功能和结构信息，对左右心功能不全或心衰、心脏前负荷、低血容量、心腔流出道梗阻、手术吻合关键点术中评估、ECMO 置入右心房导管最恰当的定位等具有重要指导意义。由于肺移植术中循环功能波动较大，夹闭肺动脉、钳夹左心房和供肺再灌注可能导致肺移植术中低血压，容易出现浅麻醉而发生术中知晓，除科学的液体管理、血管活性药物的灵活使用，合理的脑氧饱和度和麻醉深度监测也尤为重要。

二、麻醉诱导和机械通气

麻醉诱导以及自主呼吸转换为机械通气可引起明显的低血压，原因是麻醉药的血管扩张作用和心肌抑制，同时机械通气使胸腔内压变为正压，肺血管阻力增加从而对循环产生不利影响，气道不通畅患者的内源性 PEEP 或呼吸机的 PEEP 通气模式均影响循环，对肺动脉高压的患者影响更甚。低血压可导致冠状动脉供血不足、心动过缓或心律失常。麻醉药物的心血管抑制、单肺通气导致的二氧化碳蓄积加重、术前禁食引起的容量不足、间歇正压通气、恶性 PAH 危象，都是导致术中低血压的常见原因。预先补液可降低受体诱导时发生低血压的危险，必要时可应用间羟胺或去氧肾上腺素等血管收缩剂来纠正低血压。原发性 PAH 病人在诱导期可能发生 PAH 危象，其处理十分困难，需要在强心药和血管扩张药之间寻找剂量的平衡。PAH 危象是致命的情况，因为肺血管阻力的突然增加将导致严重右室衰竭、全身性低血压、右室冠脉低灌注、循环系统休克并有心脏骤停的风险。对于 PAP 较高的患者，可在监测下复合应用心脏正性肌力药物与前列腺素类扩张肺血管药物。对于术前已经持续静脉输注去甲肾上腺素等血管活性药物的患者，术中应继续应用并根据情况进行调整以保证脏器血供。对于术前已经发生的心功能不全，ECMO 可为患者提供有效的循环支持，快速改善失代偿期心功能不全，维持循环稳定。围术期个性化调整最佳通气模式和呼吸参数，实现有效通气和换气，必要时采用肺保护性通气策略，肺动脉开放后采用最低浓度的氧和最低吸气峰压（需 < 30mmHg），容许性高碳酸血症，避免高氧和缺氧，增加频率和最小潮气量。

三、单肺通气

能否耐受单肺通气取决于患者病况、外科医生手术能力和麻醉医生的处理水平，移植团体的通力协作非常重要。受体肺的术前肺通气 / 灌注、胸部气管支气管 CT 扫描和动脉血气分析等指标能提示支气管插管并施行机械通气后患者能否耐受单侧肺通气。

1.术前肺通气/血流检查显示患者肺功能基本上大部分依赖一侧肺(优势肺)，而另一侧肺的结构与功能明显受损，则优势肺的单侧肺通气一般均能较好地解决氧合问题，低氧血症较少发生。

2.术前肺通气 / 血流显示患者两侧肺受损程度相近，可首先选择功能占优侧进行单肺通气，但非通气侧肺通气 / 血流比例失衡情况更为严重，造成肺内分流量较大，因此单肺通气期间低氧血症较常见。

3.应用纤支镜进行双腔支气管导管正确定位是单肺通气成功与否的重要基础，能最大限度地让更多的肺泡组织参与气体交换，从而为解决氧合问题提供有利的条件。

4.术前自主呼吸（或机械通气）状态下的动脉血气分析结果，可作为麻醉期间单肺通气下呼吸参数调节的重要参考依据和治疗对照。移植患者一般对 CO_2 蓄积的耐受性较好，但对缺氧的耐受性较差。单肺通气期间若出现 SpO_2 低于 90%，积极调整 FiO_2、分钟通气量和吸呼比等呼吸机参数。Ⅱ型呼衰患者的

☆ ☆ ☆ ☆

单肺通气期间可能存在高碳酸血症，通过调整通气参数进行积极干预仍未能改善者，密切观察是否伴随有相关血流动力学变化，间歇进行血糖、血乳酸和动脉血气分析等检测，若 $PaCO_2$ 大于 80mmHg 且血流动力学不稳定如出现心律失常，应考虑使用 ECMO 或 CPB。

5. 对术前已经需要机械通气支持的患者，麻醉诱导前可应用 SIMV 支持通气。一般情况下（支）气管插后通气方式可选择 VCV，个别患者如肺部病变伴有严重肺大泡或气胸，则可使用 PCV。通气期间为改善氧合或改善高碳酸血症，可考虑使用 PEEP 通气模式，呼气末正压的调整应参考容量 - 压力环监测的相关参数。

6. 单肺移植中应用受体肺进行单肺通气时，必须同时兼顾气体交换和保护性肺通气。双肺移植中应用受体肺进行单肺通气时，需重点考虑解决气体交换问题，而不是保护性肺通气；供体肺移植到体内并进行单肺通气时，适当应用 5～10cmH₂O 的 PEEP，均衡考虑气体交换与保护性肺通气，在满足氧合和 CO2 交换的前提下，最大限度地执行保护性肺通气策略，关注通气容量、压力和高浓度氧损伤问题。

四、试验性阻断肺动脉

下列情况下试验性钳夹 / 结扎术侧肺动脉有助于判断下一步手术或麻醉步骤：

1. 试验性阻断术侧肺动脉后，SpO_2 逐渐回升到正常水平，提示肺内分流程度减少后，氧合血红蛋白比例增，可考虑继续进行手术。

2. 试验性阻断后肺动脉压无明显升高，可考虑继续进行手术。

3. 试验性阻断后肺动脉压明显升高，体循环血压变化不大，或应用血管活性药物能维持在正常水平，手术尚可继续进行。

4. 试验性阻断后肺动脉压明显升高，但应用血管活性药物能以改善体循环低血压，或出现严重的 CVP 升高、低氧血症和 / 或高碳酸血症、酸中毒，需建立 ECMO 或 CPB 然后再继续手术。

五、肺动脉阻断与开放的管理

1. **肺动脉阻断**　一侧肺动脉阻断造成肺血管阻力突然增加，可继发导致右心室负荷增加引起的急性右心衰竭。血管活性（收缩）药物、酸中毒或疼痛均可对导致肺血管阻力增高而影响右心室功能。同时肺动脉阻断 / 肺血管阻力增高可导致左心充盈不足，体循环低血压，全身组织灌注不足。TEE 观察发现右心衰竭而左心充盈不足，收缩力下降，室间隔向左偏移，加重左心功能损害。临床上可采用硝酸甘油、PGE1 等药物进行降压治疗。麻醉过程中必须对肺动脉压、肺毛细血管楔压（PCWP）和心输出量（CO）严密监控，当单肺通气期间出现低氧血症且难以纠正，或严重肺动脉高压经药物治疗效果欠佳时，需结合上述指标综合判断是否需使用 ECMO 或 CPB。

2. 肺动脉开放前准备

（1）循环准备：开放前使用白蛋白、新鲜冰冻血浆行液体补充；开放前已经泵注的血管收缩药物需适当增量，未泵注血管收缩药物的可预防性间断注射血管收缩药物或泵注去甲肾上腺素 0.01 ~ 0.03μg/（kg·min）进行防治；同时须在开放前完成甲泼尼龙 500mg 静脉输注。移植肺动脉开放后，PAP 骤降，移植肺可因大量血流灌注导致急性损伤，且此时大量血流涌入左心室可致左心衰竭，而且由于供体肺内缺血再灌注损伤物质和血管舒张因子的累积，一旦进入循环可引起血压骤降。肺动脉开放后大部分血流都流向了压力更小的移植肺，外加移植肺缺乏淋巴回流，易导致肺缺血再灌注损伤性肺水肿，可导致原发性移植肺功能不全，功能延迟恢复以及急性、慢性排斥反应等，是影响移植术后短期和长期存活的重要因素之一。

（2）气道准备：当供肺吻合完毕后，外科医师将会用温热生理盐水倒入胸腔，并开放阻断钳。在此之前，麻醉医师应当用吸痰管送入气管或支气管吸出血性液体和分泌物，吸引时应注意无菌操作、吸力不能过大，要避开吻合口以免损伤。吸引完毕后将机械通气改为手控呼吸，调整氧浓度 60%，轻压呼吸囊鼓起供肺检查气管吻合口是否漏气，鼓肺时应当注意从小潮气量开始逐渐增加，开放前以 20cm H_2O 的气道压力持续膨胀移植肺。

3. 肺动脉开放　完成吻合后肺动脉开放，供体缺血性损伤等物质进入循环，以及新器官灌注造成的急性液体容量不足可引起血压一过性明显下降，通过补充容量和升压药（多巴胺、苯肾上腺素及去甲肾上腺素等）来处理，部分低温液与电解质的异常可诱发心律失常，甚至心脏停搏，左心前负荷增高可导致急性左心衰竭，体循环血压下降，同时供体出现大量粉红色泡沫样分泌物，因此必须人为控制下逐步、缓慢地开放肺动脉；运用自由基清除剂和钙拮抗剂对抗自由基损伤和钙超载，减轻缺血再灌注损伤；在保证机体最低有效循环血量的基础上尽可能限制液体输入，必要时还需利尿以防移植肺失功能；调整呼吸参数，在避免缺氧的前提下尽量降低 FiO_2；受体肺采用保护性通气模式，必要时采用分侧肺通气。保护性通气策略：潮气量 6 ~ 8ml/kg（理想体重）；气道峰压 ≤ 35cm H_2O；PEEP 5 ~ 10cm H_2O（不超过 12.5cm H_2O，COPD 或肺气肿患者单肺移植后应 < 5cm H_2O）；尽可能降低 FiO_2；难以改善的低氧血症、通气压力明显升高、严重心率失常和血流动力学难以维持均是尽早应用 ECMO 的相关

☆ ☆ ☆ ☆

指征。肺间质纤维化病变或矽肺病变术前伴严重肺动脉高压者可考虑在麻醉后，手术前积极施行 ECMO 支持治疗。

六、容量管理及液体治疗

容量监测管理是肺移植围麻醉期管理的重点，目标导向液体治疗是以血流动力学指标和 TEE 监测结果为目标，根据围术期持续变化的液体需求进行个性化补液，预防围术期潜在的血容量不足或过量，可减少术后并发症的发生率，改善术后转归。适当补充白蛋白，必要时可给予新鲜冰冻血浆，提高胶体渗透压。适度使用利尿剂降低静水压。麻醉期间对电解质平衡应高度重视，麻醉中要经常取血送检，发现室性期前收缩或心动过速等心律失常或尿量异常增多时需警惕低钾血症的发生。肺移植患者大多存在 II 型呼吸衰竭，麻醉期间 pH 值、剩余碱常持续异常，开放肺循环后出现的严重代酸，可静脉滴注碳酸氢钠，先补充计算量的 1/2，再根据血气结果处理。碳酸氢钠作用短暂，而且容易引起组织缺氧，不推荐常规使用，出现代谢性酸中毒时应以病因治疗和容量复苏为主。

七、血液保护与治疗

肺移植手术作为一种创伤大、时间长的移植手术，其输血输液不可避免，外科医生应尽可能提高手术技巧，并力求术野止血良好减少出血。麻醉医生应根据液体丢失情况，量出为入，稳定循环为原则进行液体管理，一方面可在临床上应用止血药物包括抗纤维蛋白溶解药物（如抑肽酶、赖氨酸类似物氨基己酸和氨甲环酸），重组活化Ⅶ因子（rF Ⅶ a），以及促红细胞生成素等，另一方面可运用血液稀释技术和术中自体血回收，并合理使用成分输血。循环状态不稳定者肺功能的恢复不可能完善，麻醉过程维持适当的血容量，除血制品外，应以人工胶体溶液为主，尽可能少用晶体液，间歇多次检测血液电解质和动脉血气分析，改善酸碱失衡和电解质紊乱。血红蛋白不宜低于 80g/L，慎防供体在恢复灌注和通气后出现严重肺水肿。

八、体温保护

长时间肺移植、供肺的植入、大量体腔冲洗、需要大量输血输液，会造成术中患者的低体温，术中低体温的发生率可达到 50% ～ 70%，因此使用液体加温技术可以保持患者体温稳定，预防和治疗围术期寒战。虽然低体温可以降低机体代谢率，减少耗氧量，增加组织器官对缺血、缺氧的耐受力，但也可导致多种并发症，如引起术后寒战、增加切口感染率和心血管并发症、凝血功能异常、麻醉苏醒延迟等，给患者的手术安全带来不利影响。因此，维持肺移植术中体温正常是保证麻醉手术成功、降低术后并发症的重要措施之一。肺移植麻醉期间主要的保温技术包括：

手术前环境预热：

1. 调整手术室温度　患者入室前 30min 保持恒定温度在 23 ～ 24℃，并根据体温来动态调整手术室温度。

2. 加强体表保温　充气式保温毯是目前公认最有效的体表保温措施，根据患者体温动态调整变温毯温度维持患者体温在 36.0℃ 以上。

3. 输液输血加温技术　术中输注与环境等温的液体和库血越多，对患者机体造成"冷稀释"的作用，体温下降就会越快。目前临床上常使用输液加温仪、恒温加热器等加温设备。

4. 人工鼻技术　热湿交换器的使用对患者呼出的气体进行加温加湿，对术中的低体温有一定的预防作用。

5. 药物防治　右美托咪啶、曲马多等药物可以有效预防和治疗术中寒颤。

九、围术期心肺功能支持

生命支持技术包括 ECMO 和 CPB，移植手术过程中常采用试验性肺动脉阻断来预先判断是否需要生命支持技术，关键看肺动脉阻断后体循环压力和氧合是否能维持。在非计划内生命支持技术的病例，如果受者出现以下情况可决定使用 ECMO 和 CPB：①不能耐受单肺通气（不论低氧或难治性高碳酸血症）；②不能耐受钳夹肺动脉（右室衰竭）；③其他难治性的血流动力学不稳定。在双肺移植时，如果已移植肺灌注后肺动脉压力未下降，可以通过生命支持技术避免过高的肺动脉压力导致 PGD。肺间质纤维化病变或矽肺病变术前伴严重 PAH 者可考虑在麻醉后、手术前积极施行 ECMO 支持治疗。

ECMO 可在术前供肺维护、受者等待肺源过渡、术中氧合循环辅助以及术后继续支持治疗等多个环节中起重要作用，必要、合适的 ECMO 治疗可以促进移植肺的功能恢复，保证生命体征平稳，改善患者预后。ECMO 提供的支持低于自身心肺功能的 30% 时可考虑撤机，撤机前可试验性脱机，如符合脱机指征，可术后撤除 ECMO。对于循环功能较差的患者，可暂时保留并注意预防感染，尽早恢复循环功能以争取早期撤离 ECMO，减少不良反应。有研究证实术中术后 ECMO 辅助（平均术后 2.5d）较单纯术中 ECMO 辅助可有效延长术后 3 个月、术后 1、3、5 年的生存率和生活质量，适度放宽 ECMO 撤除指征更有利于患者的体能和器官功能恢复。肺纤维化、慢阻肺等肺移植术后一般可根据移植后呼吸循环功能状态及时撤除 ECMO；原发性 PAH 病人则因术前严重 PAH 伴左心发育不良、渐进性低氧血症加重、右房压增高带来潜在冠脉回流障碍加重心肌缺血，有可能在术后引发左心功能衰竭甚至全心衰竭，主张进一步加强术后 ECMO 支持。

十、术后早期拔管

手术结束主张更换内径超过 8.0 的气管导管，有利于术后气道监测、吸痰和呼吸管理。肺移植术后早期脱机拔管有利于实现术后快速康复，缩短 ICU 滞留时间，减少术后并发症。术后早期拔管指征为：①血流动力学平稳；②无明显缺氧，自主呼吸潮气量 5 ～ 8ml/kg，呼吸频率 < 20 次 / 分，无创通气支持可维持 $SpO_2 > 92\%$；③体温正常；④吞咽反射恢复。单肺移植和双肺移植术后拔管指征无明显不同。早期气管拔管后应无创正压通气过渡，随后高流量鼻导管吸氧与无创正压通气交替使用，以提高患者自主呼吸的氧合指数。术后进一步 PEEP 支持利于移植新肺的功能恢复，术毕于手术室内早期拔管，拔管后 24h 内可能会因为通气不足、肺水肿、出血或气胸再插管。但无创呼吸机的应用，拔管后序贯呼吸支持的应用均有助于肺移植术后快速康复的实现。

（董庆龙　王志萍）

第六篇

肺移植患者围术期重要脏器功能的保护

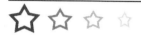

第 15 章
供肺保护与缺血再灌注损伤

缺血再灌注损伤是指组织缺血区域再恢复灌注后所致的细胞结构改变、代谢功能障碍，进而导致组织器官功能异常的加重，甚至细胞、组织发生不可逆改变的现象。研究表明：缺血再灌注损伤是移植术后原发性移植肺功能不全和呼吸衰竭的病因之一，是发生急性排异反应的重要的危险因素之一，也是影响肺移植术后早期并发症率及死亡率的重要因素。因此，如何做好供肺保护，改善和提高肺移植病人预后和生活质量，探讨缺血再灌注损伤机制及防治一直是肺移植手术关注的焦点。

第一节 肺缺血再灌注损伤的机制

肺缺血再灌注损伤的机制十分复杂，细胞与细胞之间、细胞与介质之间的关系交织成一个复杂的网络。目前认为缺血再灌注损伤的机制包括：活性氧的生成，细胞内钙超载，内皮细胞损伤，血管通透性的增加，肺循环中白细胞滞留和激活，补体系统激活和细胞因子、炎性介质如花生四烯酸代谢产物的释放，细胞凋亡等。

缺氧可直接作用于细胞，触发并激活由缺氧导致的一系列事件的发生，导致细胞不同程度的损伤，细胞毒性酶的释放，最终导致细胞死亡。缺氧使线粒体不能进行氧化磷酸化，由无氧糖酵解产生的 ATP，但并不能满足细胞需求。这种情况下，ATP 的匮乏会影响离子的跨膜转运，水弥散进入细胞内，引起细胞水肿。这种失衡还可影响细胞器，导致线粒体和溶酶体肿胀、崩解，大量酶释放，从而导致细胞死亡。

再灌注损伤与活性氧的生成，细胞内钙超载，内皮细胞损伤，血管通透性增加，中性粒细胞和血小板激活，细胞因子活化等密切相关。缺氧使细胞的形态学发生改变，内皮细胞的通透性增加，导致组织水肿。缺氧的上皮细胞能促进血管收缩因子的大量分泌，抑制血管舒张因子的分泌，这种改变不仅可导致组织的损伤，还能为再灌注损伤创造条件。缺氧和随后的低氧血症使 ATP 降解为次黄嘌呤，当恢复再灌注或机械通气后在黄嘌呤氧化酶作用下，次黄嘌呤生成过氧化物。还有一些研究证实，缺血再灌注后局部微循环障碍，血液重新分布不均，并有伴局部组织缺氧，这种现象称为无复流（no-reflow），这也是组织缺血再灌注损伤的又一机制。本章将对肺缺血再灌注损伤的机制做一阐述。

一、炎症反应与炎性介质的释放

缺血再灌注损伤（IRI）是由炎症介导的，参与炎症反应的细胞有巨噬细胞、中性粒细胞、单核细胞和淋巴细胞等。组织器官再灌注后，大量的炎性介质释放入血，这些炎性介质可由局部缺血区域释放，也可由远处的非缺血器官释放。在供肺获取、保存和再灌注过程中，有很多因素如脑死亡、肺炎、机械通气、误吸、低血压、冷缺血等通过炎性因子的激发，加重供肺损伤的程度。现目前认为，肺 IRI 分 2 个阶段，早期由供者肺巨噬细胞介导， 2h 后由受者循环的白细胞介导。在肺 IRI 早期认为是缺血区域血流动力学的改变、血管通透性增高，肺巨噬细胞介导许多炎症介质的释放，后期主要由中性粒细胞介导，并合成和分泌多种细胞因子参与损伤的过程。同时还认为，IRI 可激活自动免疫，包括自然抗体和新抗原的识别和补体系统的激活，先天性和获得性免疫的激活如 TLR（toll-like receptor，TLR）可加重损伤的程度。TLR 受体可识别特定分子，激发信号传递通道的活化，诱导促炎细胞因子和趋化因子的生成。

1. NF-κB（nuclear factor-κB）　是一种转录因子，其家族调控着大量免疫和炎症过程中的基因表达。目前认为它在肺 IRI 中起着至关重要的枢纽作用。缺血时，切应力的缺失、细胞内钙超载和 NADPH 氧化酶等作用，导致活性氧（ROS）的生成，激活转录因子 NF-κB，AP-1（activator protein-1）。NF-κB 可上调炎性细胞因子、趋化因子和细胞黏附分子的表达，还可上调凋亡信号的传递。大量实验研究证实，在肺 IRI 过程中 NF-κB 的激活和表达可加重肺损伤，使肺功能恶化。目前认为 NF-κB 和 TNF-α 是在肺 IRI 发展的全过程中起着至关重要作用的两个细胞因子。

2. TNF-α（tumor necrosis factor α）　主要由肺巨噬细胞、淋巴细胞和内皮细胞产生，是一种重要的促炎因子、细胞毒性分子，在组织 IRI 早期起着重要的作用。TNF-α 的水平与早期肺中性粒细胞扣留、肺水肿的程度密切相关，认为是肺 IRI 早期一个重要的细胞因子。TNF-α 可改变细胞蛋白、磷脂和 RNA，导致细胞功能障碍或细胞死亡。在对多种器官局部或整体缺血反应的研究中，发现 TNF 以一种相当恒定的模式释放，再灌注后的几分钟，TNF 蛋白开始产生，很快达到峰值后迅速下降，在再灌注后 1h 之内降至基线水平。还有研究认为，相对于在缺血再灌注损伤中的作用，TNF 在肺移植后肺纤维化中的作用可能更为突出。

3. 白介素 (Interleukin，IL)

IL-6 主要由单核细胞、巨噬细胞和内皮细胞等产生，是参与缺血再灌注损伤的一种毒性分子。研究表明，异体移植肺再灌注后测得 IL-6 值与临床所见的肺再灌注损伤严重程度相关。

IL-1 主要由单核细胞、巨噬细胞产生，是一种促炎因子，与 TNF-α 相似，在缺血再灌注损伤中发挥作用。研究表明在缺血区内 IL-1 蛋白呈高表达状态，可能与 TNF-α 协同调节促炎因子的表达，影响中性粒细胞聚集，促进再灌注损伤。

IL-10 是一种在 LIRI 中起保护作用的细胞因子，它可抑制促炎细胞因子的释放，抑制 T 细胞介导的免疫应答反应。

IL-8 认为是一个在肺 IRI 中重要的促炎细胞因子，由激活的中性粒细胞和单核细胞产生。它可诱导肺中性粒细胞释放 TNF-α 和 TNF-γ。在对人肺移植的研究中发现，再灌注 2h 后肺组织中 IL-8 水平与 PaO_2/FiO_2、平均气道压呈负相关，供肺组织内 IL-8 水平增加程度与移植肺功能障碍和移植后死亡率密切相关。

4. 花生四烯酸 (arachidonic acid) 代谢产物　细胞损伤后提升磷酸酯酶 A2 的活性，诱导产生血小板活化因子 (platelet activating factor，PAF)，从细胞膜磷脂中动员花生四烯酸。花生四烯酸是多种酶的底物，在肺内主要由两种酶分解代谢：环氧化酶和 5- 酯氧合酶，产生炎性介质，这些介质在再灌注的炎症反应中发挥着重要的作用。环氧化酶代谢途径产生前列素类 (prostaglandins，PGE1 和 PGI2)、血栓素 (thromboxane，TXA2)；而 5- 酯氧合酶代谢途径产生白三烯类 (leukotrienes)，如白三烯 B4，C4，D4 和 E4。

大多数花生四烯酸的代谢产物来源于上皮细胞，用于维持较低的肺循环阻力。肺循环阻力主要依赖于血管舒张因子和血管收缩因子的相互作用。前列环素和 TXA2 的作用是相互拮抗的，TXA2 是支气管收缩因子，肺血管收缩因子，诱导血小板聚集。前列素类 (PGE1 和 PGI2) 是支气管舒张因子，肺血管舒张因子，抑制血小板聚集，抑制白细胞黏附、滞留，抑制促炎因子生成 (TNF-α，IL-6，IL-1)。PGE1 是目前肺移植研究较多的一种炎性细胞介质，具有扩张血管、抗炎作用，使细胞从产生促炎因子向产生抑炎因子转化，抑制促炎细胞因子如 TNF-α、IL-12 和 TNF-γ 的分泌，促进 IL-10 的分泌，还具有抗血小板聚集等作用。目前已应用于临床肺移植中，作为术后常规输注，或作为严重再灌注损伤的治疗方法。

白三烯类，花生四烯酸经 5- 酯氧合酶代谢途径的产物，主要由单核细胞、淋巴细胞、肥大细胞和肺巨噬细胞产生，是强大的促炎因子的激活因子，是一强有力的白细胞趋化因子，间接引起血管内皮损伤及增加血管壁通透性。在肺缺血再灌注损伤中起着重要的作用。

5. PAF 和 ET-1　PAF 是肺巨噬细胞、血小板、肥大细胞、内皮细胞和中性粒细胞等释放的磷脂代谢产物。PAF 参与多方面炎症反应过程，可直接作用于细胞壁，使内皮细胞间缝隙增大，血管通透性增加，还具有诱导白细胞活化至脱颗粒的全过程、血小板激活与聚集、细胞因子释放和黏附分子的表达等多种生物学活性作用认为 PAF 是激发肺损伤的关键介质之一。内皮素 -1(endothelin-1, ET-1）和其受体在肺内分布广泛，来源于肺巨噬细胞、内皮细胞和平滑肌细胞，是一种很强的血管收缩剂。它可刺激巨噬细胞分泌多种细胞因子，促进中性粒细胞在肺内滞留，促进 iNOS 的表达；在较高水平下，能促进血管内皮生长因子的表达，增加肺血管通透性和 PVR，降低 PaO_2。在动物实验中证实，与单独应用 PAF 拮抗剂或 ET-1 拮抗剂或安慰剂相比，两者联合应用可显著改善移植后的供肺功能。

二、活性氧

缺血再灌注后，肺内会产生大量的活性氧（ROS）。活性氧主要通过线粒体、嘌呤代谢途径、还原型辅酶 Ⅱ 氧化(NADPH)途径、NOS 和中性粒细胞途径产生。正常条件下，NOS 主要产生 NO，仅产生少量的 ROS，但在乏氧状态下，NOS 几乎只产生 ROS。线粒体是产生氧自由基的主要场所。当组织缺氧时，ATP 生成减少，导致 AMP、腺苷、肌苷和次黄嘌呤的生成。缺血缺氧使黄嘌呤脱氢酶转化成黄嘌呤氧化酶，主要通过两种机制完成：黄嘌呤脱氢酶通过巯基的氧化，可逆的转化为黄嘌呤氧化酶；细胞内钙激活蛋白酶导致蛋白溶解，促使黄嘌呤脱氢酶不可逆的转化为黄嘌呤氧化酶。当恢复灌注或机械通气后，氧气重新进入缺血缺氧区域，由线粒体细胞色素 P450 系统产生毒性氧代谢产物；在黄嘌呤氧化酶的作用下，产生 ROS。实验证实，这种现象在肺缺血期肺泡内氧含量低于 7mmHg 仍然存在，这与其他脏器不同，即供肺在缺血不缺氧状态下主要通过还原型辅酶 Ⅱ 氧化途径引起脂质过氧化，产生 ROS，这种情况甚至出现在肺移植供肺冷却血期间。供肺在缺血不缺氧状态下，由于肺血管内剪切力的缺失，引起内皮细胞膜去极化，上调 NADPH 氧合酶的表达，进而激活 NF-κB，AP-1，促进促炎细胞因子的释放，从而诱导内皮损伤。

目前认为活性氧引起肺损害的机制有：直接损伤 DNA，使 DNA 链断裂，导致 DNA 耗竭及 ATP 合成减少；活性氧与脂质作用化，导致细胞膜受体、膜蛋白酶和离子通道的脂质微环境等改变，破坏细胞壁的完整性；活性氧与蛋白质作用使氨基酸氧化并破坏，导致酶失活；影响核基因的转录，上调凋亡基因，导致炎症相关基因 NF-κB，AP-1 的表达，产生 TNF-α，IL-8，IL-1 和细胞黏附分子 -1 等，进而促进炎症效应细胞的增殖与活化；还可直接激活肺巨噬细胞促进促炎因子的大量释放。因此认为，活性氧在肺 IRI 的发展中起着重要的作用。

再灌注的开始是过氧化物，尤其是高毒性的羟自由基爆发性生成的起点，引起阻断此反应和清除活性氧的措施必须在再灌注开始前做好。目前直接清除 ROS 的措施很多，如在保存液中加入或给供受体使用 ROS 清除剂；或使用免疫靶向治疗等。

三、钙超载

在缺血再灌注损伤时，可导致细胞内 ATP 缺乏，保存液导致的低温，均使 Na^+-K^+-ATP 酶的活性降低，细胞内 Na^+ 浓度升高，同时激活 Na^+/Ca^{2+} 逆向转运蛋白，大量 Ca^{2+} 进入细胞内；缺血缺氧还可引起细胞膜通透性增加，导致大量 Ca^{2+} 进入细胞内；另一方面，缺血缺氧时细胞内线粒体结构和功能受损，内质网大量 Ca^{2+} 异常释放，也可出现细胞内钙超载。

细胞内钙超载可破坏细胞膜、改变细胞收缩形状，破坏细胞骨架及细胞连接的完整性；细胞内钙超载可通过激活钙依赖蛋白酶的活性，加速黄嘌呤脱氢酶转化成黄嘌呤氧化酶，从而促进 ROS 的生成；同时细胞内高浓度的钙激活磷脂酶从膜脂库中动员花生四烯酸降解生成前列腺素类、白细胞三烯类和 TXA2 等，进一步使血管通透性增加，加重组织水肿；干扰线粒体的氧化磷酸化，引起细胞能量代谢障碍，最终导致细胞的死亡；还可激活 Ca^{2+} 依赖性核酸内切酶和一氧化碳合酶等。

目前认为在取肺前给受体使用钙通道阻滞剂如维拉帕米、硝苯地平效果最佳，其保护机制是减轻缺血期间的脂质过氧化和防止再灌注后的内皮损伤。

四、NO 和 NOS

NO 主要是内皮细胞、巨噬细胞和一些特定神经细胞内的一氧化碳合酶 NOS 合成的。NO 分内源性和外源性两种，均可减轻缺血再灌注后肺组织的损伤程度，并对肺组织有一定程度的保护作用。在肺缺血再灌注损伤动物模型中证实，NO 可减缓过度的血流量和减轻组织损伤。

目前认为 NO 具有多种生理学作用，具有强大的血管调节和免疫调节的特性，在血管内环境中扮演非常重要的作用，是一种重要的信使分子、炎症介质、气管舒张因子和神经递质，可舒张肺血管平滑肌张力，对抗内皮素、儿茶酚胺及缺氧等引起的肺血管收缩，可抑制血小板和中性粒细胞黏附和聚集，抑制肥大细胞引起的炎症反应，调整血管的通透性。在肺缺血再灌注损伤时，内源性 NO 水平是降低的，这可能是 eNOS 容易被再灌注后产生的氧自由基破坏，或再灌注损伤后诱导 NOS 抑制剂的生成，NO 水平的骤减将导致内皮细胞功能异常。

在小鼠肺缺血再灌注损伤的动物实验表明在对小鼠预吸入 NO 10min 和 60min 的缺血肺组织再灌注 1h 后观察，其血中 PaO_2 明显升高，炎症介质明显降低，可有效增强肺组织对于缺血再灌注损伤的耐受能力。但是也有一些实验得出了相反的结论，猪左肺移植实验中，吸入 NO 后对肺泡表面活性物质有害，并能影响肺氧合换气功能。

NOS 在肺内分 4 种亚型，分别为内皮细胞型（eNOS）、神经元型（nNOS）和诱导型（iNOS）和线粒体型（mtNOS）。eNOS 主要分布在肺血管内皮细胞，iNOS 主要分布在肺泡壁上的肺泡 II 上皮细胞。目前认为，eNOS 和正常生理状态下 iNOS 具有一定的抗炎作用；而过度表达的 iNOS 和 mtNOS 具有一定的促炎作用；而 nNOS 的作用并不明确。

在正常生理状态下，体内 NO 主要是由 eNOS 合成的，维持肺支气管舒张，而 iNOS 一般是不发挥作用的。正常情况下，NOS 还可产生少量的 ROS。但是在病理状态下，iNOS 可被诱导表达，产生过量的 NO，这种过量的 NO 能抑制细胞色素氧化酶，产生大量的 ROS，还与 ROS 作用生成过氧硝酸盐，导致细胞和组织的损害，加重肺损伤，降低肺顺应性。一些专家认为，在超氧阴离子存在时，这两种物质结合后产生强氧化物 $ONOO^-$，加重组织的损伤程度，在这种情况下，抑制 NOS 活性可避免过量 NO 的产生可能是有益的。因此对 NO 在缺血再灌注损伤中的作用还有待进一步的研究探讨。

五、微循环障碍

近年来的研究证实，微循环障碍和血流动力学改变在肺缺血再灌注损伤的主要发病机制之一。血管内皮细胞和白细胞激活及其相互作用在微血管损伤中起主要作用。具体机制：

1. 血液流变学异常　缺血再灌注过程中毛细血管流量减少，流量降低，导致血细胞易于在毛细血管壁沉着、黏附。

2. 血管神经调节异常　微血管壁上分布多种受体，其中 α 及 β- 肾上腺素受体调节血管收缩和舒张，缺血再灌注后引起微血管壁上的受体发生改变，导致血管收缩舒张功能异常。

3. 体液调节异常　缺血再灌注激活的血管内皮细胞和中性粒细胞可释放大量缩血管物质，而扩血管物质合成和释放减少，造成微血管舒缩功能的改变，加重细胞的损伤和坏死。

4. 血管内皮细胞损伤对微循环的影响　缺血再灌注后激活的内皮细胞释放

多种黏附分子，促进白细胞、血小板在血管壁聚集和黏附，导致内皮细胞通透性增加，细胞和细胞间隙水肿，限制微血管扩张。

5. "无复流"现象（no-reflow） 肺移植缺血期，肺实质细胞释放大量趋化物质，导致炎性细胞如肺巨噬细胞、中性粒细胞和 T 细胞的黏附，这些细胞可阻塞小动脉、小静脉和肺毛细血管。同时缺血导致组织水肿和伴随的内皮细胞肿胀，进一步导致毛细血管管腔变窄、大量红细胞的聚集。在再灌注早期，小血管的这些改变进一步加重细胞的肿胀，最终导致"无复流"现象。当这些细胞耗竭后，这种"无复流"现象可显著降低。

六、白细胞活化

目前认为，肺移植的缺血再灌注损伤具有双相模式，在再灌注早期，其损伤主要依赖于供者的特性，在缺血期激活的供者巨噬细胞被激活发挥重要作用，而后期主要依赖于受者本身的特性并持续 24h，主要是来源于受者的淋巴细胞和中性粒细胞参与缺血再灌注损伤作用。TNF-α 及 IL-1β 可激活内皮细胞，ROS 和趋化因子可激活中性粒细胞，引起后期的再灌注损伤。在再灌注前后，这些细胞通过细胞因子和炎性介质的释放出现聚集现象。肺巨噬细胞在氧应激应答时，可产生大量的细胞因子、趋化因子和促凝因子，在肺缺血再灌注损伤中发挥重要作用，能上调黏附分子的分泌、上皮细胞的激活，降低血管平滑肌细胞对血管收缩因子和舒张因子的反应性。肺内含有大量的巨噬细胞、T 细胞和 NK 细胞，有移植物—宿主免疫应答作用和免疫调节作用。实验证实，在再灌注 24h 内，中性粒细胞能渐进性浸润到移植肺内，在再灌注后期发挥重要的作用。白细胞黏附是造成微血管血流阻塞的主要原因之一，活化的中性粒细胞与内皮细胞相互作用，释放大量的 ROS 和炎性介质，从而造成或加重微血管损伤和组织细胞损伤。

七、肺表面活性物质缺失

肺表面活性物质（pulmonary surfactants，PS）是由肺泡 Ⅱ 型上皮细胞和 clara 细胞合成与分泌的脂质和蛋白质的复合物，90% 为饱和的卵磷脂，10% 为蛋白质即表面活性载脂蛋白（surfactant apoprotein，SP）-A、B、C、D，其中 SP-B、SP-C 具有维持 PS 的结构和降低肺表面张力的作用。肺泡 Ⅱ 型上皮细胞是一种具有缓慢自我修复能力的细胞，在肺 IRI 早期数量显著减少，一般在再灌注 7d 后恢复。

动物实验显示，缺血保存并不引起肺泡表面活性物质的任何变化，但在再灌注后数小时即可看到表面活性物质受损严重，肺气体交换功能受损，肺顺应性和氧合指数下降。在缺血再灌注期间，有多种因素可导致 PS 的合成减少，如缺血缺氧，使 PS 合成原料不足，PS 生成下降；产生和激活的 ROS、细胞内钙超载、炎症介质可直接损伤肺泡上皮细胞，使肺泡 II 型上皮细胞合成 PS 的功能降低；肺泡血管通透性增加，使 PS 被稀释等。大量研究提示，PS 在肺移植缺血再灌注损伤的发生、发展中都具有重要的保护作用。在肺移植方面，术前适当运用外源性表面活性物质，可显著增强对移植肺组织的保护作用，并能提升肺顺应性和气体交换能力。Kaaij 等研究表明，在肺缺血再灌注损伤前 1h 应用表面活性物质可增加肺组织顺应性，显著减轻肺 IRI，并能减缓慢性纤维增生。临床上，认为在取肺前给供者使用外源性表面活性物质，可能比灌注前后使用的效果更为可靠。

八、细胞凋亡

再灌注损伤的结局是细胞死亡、组织结构不可逆改变。细胞死亡的方式有坏死和凋亡两种。细胞凋亡不并出现在组织缺血期，只存在再灌注后，并在灌注后 2h 达高峰。研究证实，在人和动物模型肺移植所致的 LIRI 中，细胞凋亡是导致细胞死亡的主要机制。细胞凋亡主要通过两条途径，外在的死亡受体途径和内在的线粒体途径，其中线粒体途径在细胞凋亡中起着重要的作用，在再灌注早期触发激活。研究表明，线粒体是细胞缺血缺氧损害的核心靶细胞器，缺血再灌注后，线粒体膜通透性发生改变，使胞质内溢出凋亡物质，导致细胞凋亡或坏死。而外在的死亡受体途径在再灌注后几个小时被炎性介质激活，这两种途径均可提升半胱氨酸蛋白酶和蛋白酶的活性，使细胞裂解，导致细胞结构改变、细胞膜通透性改变和 DNA 链断裂，导致细胞死亡。半胱氨酸蛋白酶是凋亡过程中最为关键的凋亡酶，半胱氨酸蛋白酶的激活是 LIRI 中凋亡显著上调的一个重要原因，是调控凋亡的一个治疗靶点。

在肺移植小鼠模型的实验证实，肺内细胞死亡程度可能依赖于缺血时间，冷缺血时间 12h 之内，以细胞凋亡为主（< 2% 坏死 vs 30% 凋亡）；冷缺血时间 12 ~ 24h，以细胞坏死为主（21% ~ 29% 坏死 vs < 1% 凋亡）。与细胞坏死相比，细胞凋亡提示较低的炎症反应，因为凋亡的细胞更容易被巨噬细胞吞噬，从而减少细胞内酶的释放。凋亡过程需要消耗能量，这可能是凋亡显著增加发生在再灌注后的原因。但随着冷却血保存时间的延长，移植肺再灌注后凋亡与坏死比例发生逆转，这可能是因为再灌注损伤过重，以致细胞不能获得凋亡所需的能量。

凋亡调控十分复杂，有促凋亡和抑凋亡因素相互作用，还有细胞因子、NO

和 ROS 等多种分子的参与。要完全的阐明其机制还需要大量深入的研究工作。

九、肺缺血再灌注损伤特征性的改变

与其他器官 IRI 相比,肺 IRI 还具有一些特征性的表现,即微血管通透性增加、肺血管阻力 (PVR) 增加、肺水肿、氧合异常和肺高压。肺在伴有机械通气的缺血即缺血不缺氧时,与其他器官缺血相比, 呈现更为复杂的病理生理改变。在缺血不缺氧,ATP 可保持正常水平,而活性氧 (ROS) 已生成。缺血可诱导肺巨噬细胞、内皮细胞和其他免疫细胞产生 ROS,激活钙依赖 NOS, NF-κB, NADPH 和促炎细胞因子,上调细胞表面黏附因子的表达,从而直接或间接导致肺微血管的改变:PVR 增加、肺微血管通透性增加、肺水肿。再灌注后, 由于肺毛细血管收缩,使 PVR 增加至正常水平的 3 倍,这是导致肺水肿的主要原因,另一次要原因是肺血管通透性的增加,这些均导致肺组织在恢复灌注后出现气体交换的异常,并伴有严重的通气血流比失衡 (图 15-1)。

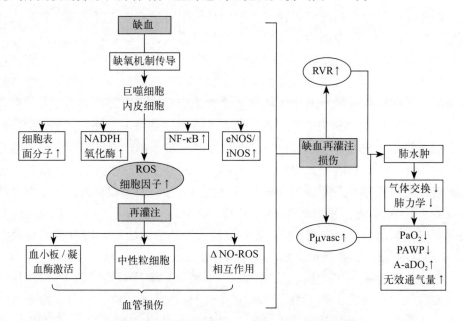

图 15-1　肺经历缺血再灌注损伤过程中发生的改变

缺血时, 肺巨噬细胞和内皮细胞产生 ROS、上调 NADPH、NF-κB、NOS 和细胞表面黏附分子的表达。再灌注后,ROS 和一些细胞因子激活中性粒细胞,激活血小板和 NO 信号传递途径,导致肺血管损伤,表现为肺血管阻力 (PVR) 和血管通透性 (Pμvasc) 增加,导致肺水肿的发生,肺功能障碍。而相对于 Pμvasc,PVR 增加导致肺水肿发生的作用更大。

第二节 肺移植中供肺的保护策略

移植术后原发性移植肺功能不全和呼吸衰竭是肺移植术后并发症率和死亡率的重要影响因素，肺缺血再灌注损伤是其重要的原因，移植肺功能障碍会导致超过 20% 的肺移植患者在移植后最初 90d 内出现严重的原发性移植肺功能障碍（primary graft dysfunction，PGD），然而 PGD 是决定移植肺后死亡率高低的一个重要影响因素。在上一节里主要探讨了肺缺血再灌注损伤的机制，其目的是在整个肺移植围术期，寻找到一些简便高效的肺保护策略，来提高并改善移植病人的预后，本节中将探讨肺移植围术期供肺的保护，尤其是缺血再灌注损伤的保护策略。许多动物实验研究更多的关注对肺缺血再灌注损伤的防治，提高供肺的保存，如离体肺灌注技术、肺过度充气、低温保存、肺逆灌注、液体通气和全氟化碳、血管舒张因子和抗氧化剂、基因治疗、吸入 NO 和缺血预处理等。

一、术前离体肺灌注

肺移植是许多终末期肺疾病的唯一治疗手段，由于供体在脑死亡和器官捐献的过程中发生呼吸机相关性肺炎、气压伤、神经源性和压力性肺水肿等损伤，致使相当数量的供肺达不到标准。据欧洲国家器官储运组织 （Eurotransplant）和移植受者科学注册系统（SRTR）统计数据显示，2012 年欧洲供肺使用率为 61%，美国供肺使用率为 22%。 目前主要通过扩大供体选择标准和应用体外肺灌注 （ex vivo lung perfusion，EVLP）技术，在离体灌注的过程中，生理温度维持了细胞正常的代谢，使 EVLP 应用期间的各种治疗能够起效。通过气管和灌注液两种给药途径，对以下几种损伤有治疗作用：

1. 肺水肿 因为肾上腺素能够激活肺泡上皮细胞膜表面钠通道的活性尤其是 β 和 γ 型上皮钠通道。在 EVLP 的过程中使用药物治疗减轻肺水肿的研究表明，气管内应用肾上腺素，肺泡内液体的清除率比对照组高 84%。

2. 肺部感染 脑死亡供体或者 DCD 在 ICU 期间有很高的肺脏感染发生率，如果得不到有效的治疗，会增加移植手术失败的风险。灌注液中加入抗生素治疗感染，具有浓度高、 半衰期长和目标治疗等特点，提高了治疗效果，同时避免抗生素对其他器官的损伤。

3. 炎症反应 脑死亡或者 ICU 期间肺损伤相关的炎症反应加剧了移植术后再灌注损伤。目前，具有抗炎作用的糖皮质激素已经加入 EVLP 的灌注液中。其他可能的抗炎物质包括急性 C 反应蛋白、α_1- 抗胰蛋白酶、白介素 -10 等。

4. 肺栓塞　在肺移植过程中，有血栓和脂肪栓子等形成，在 EVLP 灌注液中使用纤溶酶，能够减少血栓，同时避免出血的风险。在动物的 DCD 模型中证明，在 EVLP 灌洗液中加入纤溶酶，能够减少血栓的形成，减轻肺血管阻力，改善供肺功能。加入纤溶酶的治疗对在心脏停跳前不能进行全身肝素化的 DCD 有更重要的意义。

二、启动细胞内源性保护机制

1. 供肺缺血预处理　机体对许多损伤都具有内源性保护机制，缺血预处理（ischemia preconditioning，IPC）就是一种内源性保护机制，是指组织器官经反复短暂缺血后，会明显增强其对随后较长时间缺血及再灌注损伤的抵抗力的现象，减轻肺缺血再灌注损伤。其机制与产生大量具有保护作用的内源性物质有关，可分为早期保护作用和延迟保护作用。早期保护与前期缺血生成多种神经内分泌应激激素有关，如腺苷、去甲肾上腺素、内皮素等；而延期保护与产生 HSP 和抗氧化酶有关。引起的生物效应包括抑制炎性细胞因子如 TNF-α，IL-6 和 IL-8 的合成和释放，抑制中性粒细胞的浸润、聚集和激活，减轻肺血管内皮细胞损伤的程度和降低肺毛细血管的通透性，减轻肺缺血再灌注后引起的平均动脉压和动脉血氧分压降低，提高机体抗氧自由基的能力，还促进肺表面活性物质分泌、改善肺泡内肺表面活性物质组成，提高其功能，此外 IPC 对肺的保护作用，还通过上调血红素氧合酶 -1 的表达来实现。

2. 供肺缺血后预适应　是指全面恢复再灌注前短暂多次预再灌、停灌处理，可减轻 IRI，一般是在再灌注前实施 30s 再灌，30s 停灌共 3 个循环的缺血后处理。一定时间内的缺血后再灌注，器官功能可以恢复；缺血时间过长，超过该器官对缺血的耐受限度，就会发生不可逆性损伤，再灌注则有害无益。因此，尽量缩短脏器缺血时间，是防治 IRI 的基本原则。实验发现，再灌注时采用低压 50mmHg（6.67kPa），低温 25℃对组织损伤最小，器官功能恢复最快。临床上根据具体情况可以采用低温及适当低压再灌注，以减轻组织损伤，适当高钾、低钙的灌流液也可减轻再灌注损伤。

3. 基因治疗　是指获取供肺之前、冷缺血期间或者再灌注后将外源性基因通过载体转入目标器官的细胞，使该基因与靶细胞基因整合并充分表达，在局部产生具有保护作用的重组活性蛋白以治疗肺缺血再灌注损伤。含有 IL-10 编码的基因在大鼠单肺移植模型中能明显减轻肺缺血再灌注损伤；其具体转染方式包括在获取供肺前 12 ～ 24h 通过气管给予转染含有 IL-10 编码的基因静脉输注给供体，恢复再灌注前给予 IL-10 重组体等，此外运用含有 IL-10 的转录基因逆转录病毒转染骨髓源性间质干细胞干预供体肺。通过腺病毒介导的基因转移得到人 IL-10 基因在猪肺移植模型中经过气管给药，在清除载体以前 IL-10 在肺组织中明显表达，并且能够减轻缺血再灌注损伤，增强移植肺功能。

三、调整移植肺功能

在避免缺氧的前提下尽量降低新移植肺吸入氧浓度，警惕多原因所致的移植肺失功能，受体肺要轻柔膨肺，通气模式从低浓度氧开始，用正常的呼吸频率和低潮气量，并增加 5 ～ 10cmH$_2$O 的 PEEP 以降低肺内分流。单肺移植调整非移植的自身肺通气模式以及获取更好的通气效能；双肺移植后移植肺失功能应使用体外膜肺氧合 (ECMO)，保证适宜的氧供，调整全身状况，使失能的肺逐渐恢复功能。ECMO 在序贯式双肺移植手术中应用能够提供稳定的血流动力学，减轻肺缺血再灌注损伤程度，降低抗凝需求以及全身炎症反应。术后应用 ECMO 不仅可以预防肺 IRI，而且可以作为一种治疗肺 IRI 所致 PGD 的手段。ECMO 是为患者提供合适的氧供和气体交换的唯一方法，解除患者的持续低氧血症和高流量通气带来的气道损伤。肺移植过程中低血压可用补充容量和升压药物来处理，保证有效循环血容量的前提下，尽量限制液体，必要时应用利尿剂以减轻肺水肿的发生。如果合并有血流动力学不稳定或者心脏损伤，ECMO 治疗还能确保适当的灌注和心脏支持。

四、清除活性氧

1. 保护性气体一氧化碳和一氧化氮

(1) 一氧化碳 (carbon monoxide，CO)：恢复再灌注早期阶段，大量细胞被氧自由基破坏，产生许多游离血红蛋白和细胞膜上的脂质双分子层、细胞骨架、DNA 等，产生更多的氧自由基。应用 CO 来减轻肺移植中 IRI 是一种新的治疗方法。

(2) 一氧化氮 (nitrogen monoxidum，NO)：NO 是一种活性很强的自由基，具有广泛的生物学活性，目前已证实 NO 在急性肺 IRI 中具有重要的保护作用，具体机制包括血管扩张作用、抑制血小板聚集和黏附、细胞保护以及抗炎作用，此外吸入 NO 还可以通过抑制细胞凋亡途径来减轻肺 IRI。

2. 活性氧清除剂　主要包括超氧化物歧化酶 (SOD)，过氧化氢酶 (CAT)，过氧化物酶 (POD)、谷胱甘肽过氧化物酶 (GSHpx)、甘露醇以及一些天然的抗氧化物如维生素 A、维生素 C、维生素 E、谷胱甘肽 (GSH) 和褪黑素等。维生素 A、维生素 C、维生素 E 及 GSH 主要是提供氢原子，使氧自由基变为不活泼的分子而失去其细胞毒性作用，甘露醇灭活 OH 后生成水和毒性较小的甘露醇自由基。GSHpx 除具有清除 H_2O_2 作用外，尚可将过氧化脂质（LOOH）还原成无毒的羟基化合物（LOH）和水，具有抗脂质过氧化效应。此外，许多中药如丹参、当归、川芎、黄芪等具有清除活性氧的作用。

五、抗白细胞疗法

肺 IRI 是由白细胞、内皮细胞及其黏附分子、细胞因子、钙超载、氧自由基、无复流等共同参与、相互影响、相互制约的非常负载的病理生理过程。抑制白细胞激活和炎症介质释放，可明显减轻再灌注损伤。常用方法是包括糖皮质激素的应用，在移植肺动脉开放前应给予甲泼尼龙 500mg；白细胞耗竭或过滤；单克隆抗体的应用，如抗黏附分子单抗，抗 TNF-α 单抗等；细胞因子拮抗剂如 PAF 拮抗剂、LAB 拮抗剂等的应用。而 NF-κB 在肺缺血再灌注损伤中起着重要作用。NF-κB 调节的转录产物是 IRI 验证反应的主要炎症介质和细胞因子，主要包括前炎性细胞因子 TNF-α、IL-1、IL-6 和 IL-8 以及使白细胞聚集的炎症介质和黏附分子。研究表明吡咯烷二硫代氨甲酸酯 PDTC 可通过抑制 NF-κB 活化，降低 ICAM-1 和 TNF-α 等细胞因子的高表达，减少缺血再灌注肺组织的中性粒细胞浸润，从而减轻肺的缺血再灌注损伤。

六、钙拮抗剂的使用

钙拮抗剂能减轻再灌注时细胞内钙超负荷，维持细胞的钙稳态。临床观察也证明，钙拮抗剂能减轻再灌注引起的心律失常，缩小梗死面积，保护心功能。临床上可以应用维拉帕米等钙拮抗剂预防和治疗再灌注损伤。

七、补充能量及促进能量生成

补充 ATP、细胞色素 C、辅酶 Q10、辅酶 A 等，有利于细胞能量生成。同时可以补充葡萄糖、磷酸己糖、磷酸肌酸、L- 谷氨酸盐等，它们对缺血组织具有保护作用。动物实验证实，膜联蛋白 V 可以通过减少细胞凋亡和组织炎症进而降低肺移植缺血再灌注损伤。

八、补充表面活性物质

肺表面活性物质（PS）对正常肺功能的维护起着重要作用，移植肺的保存、再灌注及术后感染、排斥均可导致 PS 的改变。缺血再灌注过程中，肺表面活性物质下降，影响肺的顺应性和氧合功能，给予外源性表面活性物质能提高移植后的肺功能，在供肺获取前给比再灌注前后给更好，其效果维持数天。

总之，IRI 是限制肺移植发展的重要障碍，它是多种分子和细胞机制参与的复杂病理生理过程，因此单一治疗在疗效上不及多水平、多层次的联合治疗方法。目前，对移植肺的保护已取得了很大的进展，但是，很多数据还仅限于动物实验，应用到人体上受到多方面的限制，随着人们对其机制的进一步了解，还会出现新的防治策略。

（麻海春）

第 16 章
肺移植术心脏的保护

　　肺移植的患者其术前心脏功能的受损主要还是由于肺部本身的严重损害继发导致的，即人们常说的属于肺源性心脏病。其主要的发病机制是患者呼吸系统功能和结构明显改变后，反复发生的气道感染和低氧血症导致一系列体液因子和肺血管的变化，使肺血管阻力增加，肺动脉血管构型重建，产生肺动脉高压。肺动脉高压使右心室负荷加重，再加上其他因素的共同作用，最终引起右心室扩大、肥厚，甚至发生右心衰竭。可见，当肺移植患者出现肺源性心脏病时，他们的共同发病环节是肺动脉高压。

一、肺移植病人影响心脏功能的主要因素

　　1. 肺血管功能性改变　　慢性呼吸系统疾病发展到一定阶段后就可以出现肺泡低氧和动脉血低氧血症。肺泡氧分压（PAO_2）下降后引起局部肺血管收缩和支气管舒张，以利于调整通气 / 血流比例，并保证肺静脉血的氧合作用，这是机体的一种正常保护性反应。目前普遍认为长期缺氧引起肺血管持续收缩，即可导致肺血管病理性改变，产生肺动脉高压，主要可概括为以下几个方面。

　　（1）体液因素：缺氧可以使肺组织中多种生物活性物质的含量发生改变，其中包括具有收缩血管作用的物质，如内皮素、组胺、5- 羟色胺（5-HT），血管紧张素 Ⅱ（AT- Ⅱ）、白三烯、血栓素（TXA_2）、前列腺素 F_2（PGF_2），也包括具有舒张血管作用的物质，如一氧化氮（NO）、前列环素 I_2（PGI_2）及前列腺素 E1（PGE1）等。肺血管对低氧的收缩反应是上述多种物质共同变化的结果。缺氧使收缩血管物质与舒张血管物质之间的比例发生改变，收缩血管物质的作用占优势，从而导致肺血管收缩。

　　（2）神经因素：缺氧和高碳酸血症可刺激颈动脉窦和主动脉体化学感受器，反射性地引起交感神经兴奋，儿茶酚胺分泌增加，使肺动脉收缩。缺氧后存在肺血管肾上腺素能受体失衡，使肺血管的收缩占优，也有助于肺动脉高压的形成。

（3）缺氧对肺血管的直接作用：缺氧可直接使肺血管平滑肌膜对 Ca^{2+} 的通透性增高，使 Ca^{2+} 内流增加，肌肉兴奋 - 收缩耦联效应增强，引起肺血管收缩。

2. 肺血管器质性改变　慢性缺氧除了可以引起肺动脉收缩外，还可以导致肺血管重构，其具体机制尚不清楚，可能涉及肺内、外多种生长因子表达的改变以及由此产生的一系列生物学变化，如血小板衍生生长因子、胰岛素样生长因子、表皮生长因子等。

3. 血液黏稠度增加和血容量增多　长期慢性缺氧使促红细胞生成素分泌增加，导致继发性红细胞生成增多，血液黏滞性增高，使肺血流阻力增高。缺氧可使醛固酮增加，使水、钠潴留；缺氧使肾小动脉收缩，肾血流减少也加重水钠潴留，血容量增多。另外，患慢性肺部疾病的患者其肺毛细血管床的面积减少和肺血管顺应性下降等因素，血管容积的代偿性扩大明显受限，因而肺血流增加时，可引起肺动脉高压。

4. 缺氧对心脏功能的影响　缺氧作为一种应激因素，几乎可以影响机体所有的生理功能活动，其中缺氧对心血管系统的效应最为明显。心脏是机体代谢最网速的器官之一，心肌代谢的能量几乎完全依靠有氧代谢提供，对缺血缺氧十分敏感，较长时间严重缺血缺氧将导致心肌的损伤甚至坏死。进行肺移植的患者由于存在急慢性呼吸衰竭，患者长期处于乏氧状态。长期持续的低氧刺激可能诱发心肌的广泛变性和局灶性坏死，继而出现心律失常或心力衰竭，由于低氧时缩血管物质增多可致肺血管反应性收缩和损害。长期低氧的直接后果是产生低氧性肺动脉高压及因循环阻力增加而引起右心室负荷改变所致的右心室肥厚，长时间低氧还会损害心肌的收缩功能，心排血量也有所降低。

5. 应激反应对心脏功能的影响　应激本质上是一种生理反应，目的在于维持正常的生命活动和保证在损伤或功能障碍后恢复正常，所以，机体在受到应激原作用时，一方面出现各种不同程度的损伤，另一方面在全身进行抗损伤反应。应激是一种常见的致病、致伤因子，常引起内脏器官、组织的病理性损伤。应激与心血管系统损伤的机制比较复杂，目前尚不十分清楚。目前的研究已经阐明，当机体处于应激状态时，主要激活的神经内分泌系统有交感神经 - 肾上腺髓质系统、下丘脑 - 垂体 - 肾上腺皮质轴、肾素 - 血管紧张素 - 醛固酮系统。交感神经 - 肾上腺髓质系统激活时，由于交感神经兴奋，可以使外周循环的小动脉收缩，增加血液循环的外周阻力，同时可使儿茶酚胺的分泌增加，心率加快，心肌收缩力加强，使机体处于兴奋状态。下丘脑 - 垂体 - 肾上腺素皮质轴激活后，促使糖皮质激素合成及分泌增加，主要的作用有：减少机体组织对葡萄糖的利用，促进脂肪的分解，增加脂肪酸在肝内的氧化过程；刺激骨髓的造血功能，增加外周血液中红细胞及血红蛋白的含量，并刺激骨髓中的中性粒细胞释放入血，但却降低其游走、吞噬、消化及糖酵解等功能；提高白细胞溶酶体膜的稳定性，减少溶酶体蛋白水解酶进入组织液，减轻对组织的损伤和局部炎症的渗出，同时可以抑制结缔组织成纤维细胞的增生，从而抑制炎症的增生反应；促使胃蛋白酶和胃酸的分泌增多，增加食欲，促使消化，但长时间应激可诱发或加重胃溃疡；糖皮质激素可以给其他激素发挥作用创造条件；糖皮质激素可以抑制缓激肽、5-羟色胺、前列腺素、组胺的合成，继而引起血管收缩效应。肾素-血管紧张素-醛固酮系统的激活，不仅在调节水、电解质和酸碱平衡方面起重要作用，而且也参与心血管系统细胞生长、增殖和功能调节，在心血管系统生理功能的调节中起重要作用。

6.血管活性药物对心脏功能的影响　主要包括：对血管紧张度的影响，对心肌收缩力的影响，心脏变时效应。血管活性药物在肺移植手术中起着非常重要的作用。它包括缩血管药物和扩血管药物。缩血管药物主要是通过收缩血管升高血压，部分有正性肌力作用；扩血管药物通过扩张动静脉、毛细血管起降低血压、减轻心脏前后负荷、改善微循环作用。但如果应用不当，患者体内的血管活性药物骤然增多或减少，不但起不到应有的治疗作用，还可能导致心率增快、血压升高，内脏缺血，心律失常，药物外渗局部组织坏死，或者血压下降、休克、甚至死亡。

7.麻醉药物对心脏功能的影响

（1）静脉麻醉药可以分为巴比妥类静脉麻醉药和非巴比妥类静脉麻醉药，静脉注射后心率加快，可以使血管扩张，减少回心血量，使血压下降并抑制心肌收缩力。在心功能不全、严重高血压、低血容量的病人，血压可严重下降。进入麻醉状态后，收缩压与心脏指数明显下降，每搏量较心排血量所受的影响尤为明显，与代偿性心动过速有关。

异丙酚：是一种新型的非巴比妥静脉全麻药可引起收缩压，舒张压和平均动脉压下降其程度取决于剂量和输注速度。对心率的影响不明显，倾向于心率减慢。异丙酚导致血压下降主要由于外周血管阻力降低，使周围血管扩张，回心血量减少，心排血量进一步下降，导致血压下降，另外丙泊酚也减弱了心肌的收缩，进一步使血压下降。心血管功能健全的病人，可以通过反射性心率增加和内脏血管收缩，代偿性使心排血量和血压维持在一定程度。但是，肺移植的病人，长期的缺氧和应激状态导致心脏功能受损，心脏调节能力下降，因此丙泊酚及硫喷妥钠可能导致严重的循环移植。

硫喷妥钠：硫喷妥钠属于短小的巴比妥类静脉麻醉药。静注后心率稍增快，进入麻醉状态后，收缩压与心脏指数明显下降，心排血量会有不同程度的减少。每搏量较心排血量所受的影响非常明显，与代偿性心动过速有关，即使小剂量也可能造成明显的循环抑制，因此给药速度非常重要。硫喷妥钠明显抑制心肌收缩力，且通常引起心动过速。血压下降主要是由于延髓血管活动中枢受抑制

☆　☆　☆　☆

和中枢交感神经活性减少后外周容量血管扩张，回心血量减少所致。硫喷妥钠有抑制心肌的作用，尤其对左心室的直接抑制，当剂量过大或注射速度过快，以及用于低血容量病人，体内代偿机制来不及发挥或已削弱时，心肌抑制作用就明显表现出来，血压可严重下降，甚至循环停止。

（2）吸入麻醉时利用气体或经挥发出来的气体通过呼吸道吸入进入体内而起到麻醉作用的。现在常用的吸入麻醉药有气体吸入麻醉药氧化亚氮和卤代氢基醚，包括氟烷、恩氟烷、异氟烷、七氟烷和地氟烷，使用时经麻醉机专用挥发罐蒸发成气体吸入。除了氧化亚氮，吸入麻醉药均呈剂量依赖性血压下降，氧化亚氮有拟交感神经的作用，但大剂量氧化亚氮也可产生心肌抑制作用而降低血压。氟烷、恩氟烷的血压下降与心肌收缩力受抑制有关，而异氟烷、七氟烷、地氟烷主要与血管扩张作用相关。除了氧化亚氮，其余吸入麻醉药均可扩张肺血管，使肺血管阻力下降。氟烷可增加心肌对儿茶酚胺的敏感性，容易发生严重心律失常，因此，肺移植的病人拟使用吸入麻醉时，异氟烷或七氟烷是较为理想的选择。

综上所述，慢性肺疾病的患者，当其长期肺动脉高压等不到缓解后就会引起右心后负荷增加，使得右心室室壁张力增加，心肌耗氧量增加；此外，右心冠状动脉阻力增加，右室心肌血流减少，心肌供氧量减少；还有，低氧血症和呼吸道反复感染时的细菌毒素对心肌可以产生直接损害。这些因素长期作用，最终造成右心室肥厚、扩大。当呼吸道发生感染、缺氧加重或其他原因使肺动脉压进一步增高而超过右心室所能负担者时，右心室排出量就不完全，收缩末期存留的残余血液过多，使右室舒张末期压增高，右心室扩张加重，最后导致右心衰竭。

二、肺移植前心功能的评估

需要接受肺移植的患者，由于长期的存在低氧血症和高碳酸血症，他们术前都存在慢性肺源性心脏病。年轻的比如矽肺、肺囊性纤维化的患者可能单纯患有肺动脉高压，而年龄较大者则可能同时还合并有冠心病，甚至还有的合并有先天性心脏病。所以术前对患者的心功能进行评估也是很有必要的，如果能在术前对这些心脏疾病进行干预、优化，对于肺移植后的转归是很有帮助的。我们认为，大部分心脏病患者行非心脏手术的所有术前评估表在肺移植患者中都是适用的。由于病人肺组织本身氧合能力极差，导致全身各脏器氧供能力严重不足，使得患者活动能力非常有限，所以通过 METS（代谢当量）来评估其心脏功能就有很多局限性。术前心电图、心脏彩超、血气分析等检查是常规必须要求进行的，而患有冠心病的患者，因为动脉粥样硬化足以使得肺移植受者在接受移植手术后处于终末器官疾病的风险，被认为是肺移植的相对禁忌证。有研究认为，冠脉造影能够检测到可以治疗的冠脉的形态学异常改变，这些改变会影响肺移植的长期预后。来自瑞士苏黎世大学医学院的 Wild 等开展了一项研究，结果表明，无症状的冠脉疾病在肺移植受者中发生率高，患者术前应常规检测冠脉疾病。

心功能评估见表 16-1。

表 16-1　心功能分级及意义

心功能	屏气试验	临床表现	临床意义	麻醉耐受
1 级	> 30s	有心脏病，一般体力活动不受限（代偿期）	正常	良好
2 级	20 ~ 30s	有心脏病，稍受限，休息后舒适（1 度，轻度心衰）	较差	处理正确尚可
3 级	10 ~ 20s	有心脏病，轻活动即有症状（2 度，中度心衰）	差	差，一直要纠正
4 级	< 10s	休息时尚可，稍活动即有症状（3 度，重度心衰）	衰竭	极差，手术推迟

三、肺移植术中心功能的保护措施

1. 麻醉诱导应在有创血压监测下进行　由于此类病人肺功能及循环能力储备极小，当麻醉诱导时用药剂量过大或给药速度过快都会导致循环衰竭。应缓慢诱导，可选用咪达唑仑、依托咪酯、芬太尼、舒芬太尼、顺式阿曲库铵、维库溴铵等。在此需强调的是应用自己最熟悉的药是最安全的。给药顺序是镇静催眠药→肌松药→镇痛药。需注意的是心肺功能差的此类病人循环缓慢，药物起效时间往往比其他病人长 1 ~ 2 倍。若用药量判断不准确，常造成病人低血压，而且用升压药也难以很快恢复正常。因此，静脉注药时应缓慢推注，并密切注意血压及心率的变化，当病人意识消失时，可以认为麻醉已达到适宜深度。再次注入顺式阿曲库铵、维库溴铵等肌肉松弛药，推入芬太尼或舒芬太尼后，施行气管内插管。

2. 术中肺动脉高压和右心衰竭的处理　肺移植受体一般都有不同程度的肺动脉高压，但并非都是血管内膜和平滑肌细胞过度增长之故，而是一种突然的急性反应（如一侧肺动脉阻断）造成动力性肺血管阻力增加、右心室负荷增加引起的急性右心衰竭。其他如缩血管药物、高碳酸血症、酸中毒、激动或疼痛等可引起急性肺血管阻力增加而损害右心室功能，术中应避免上述因素的影响。术中右心和左心的关系也是一个至关重要的决定因素，如果右心功能受损，它将影响左心室的充盈，引起全身（含左、右心室）的低灌注，造成全心功能不全。右心衰竭时，左心室充盈不足及收缩力受损，室间隔移向左心室腔，进一步损害左心功能，反过来又进一步恶化右心功能。这种心室依赖或心室间的相互关系可经 TEE 监测发现。处理包括在有创压力监测下调整血管活性药物，以使心肌收缩力、血管张力、血容量对维持循环更为适宜。应避免右心室前负荷超过15mmHg，防止增加右心室的室壁压对心肌灌注的不利。用正性肌力药物如肾上腺素 20 ～ 200ng/（kg·min）、米力农 0.125 ～ 0.375μg/（kg·min）和肺血管扩张药物如前列环素 2 ～ 10ng/（kg·min）或前列腺素 E1 10 ～ 30ng/（kg·min）或吸入 NO20 ～ 40ppm 可改善右心功能。不幸的是在应用血管扩张药扩张肺动脉的同时可引起体循环低血压，这样不得不降低扩血管药物的滴注速率而增加对正性肌力药物的需要量，而后者又同时增加肺血管阻力。因此，需要权衡利弊。最常用的逆转严重低血压危急状态的可靠方法是用缩血管药物如阿拉明0.5 ～ 2.0mg或苯肾上腺素 10 ～ 40μg 或输注去甲肾上腺素 20 ～ 200ng/（kg·min）。这个治疗增加体循环压力而改善右心室灌注，旨在阻断因右心室缺血引起的进一步恶性循环。所以，用药要慎重平衡，尽可能发挥其扩张肺血管、降低肺动脉压、增强右心功能从而增加左心前负荷、提高左心室射血分数，增加体循环血压、改善心肌冠脉供血的有益作用；而避免引起血压下降、肺内分流增加、心肌供血不足的弊端（图 16-1、图 16-2、图 16-3）。

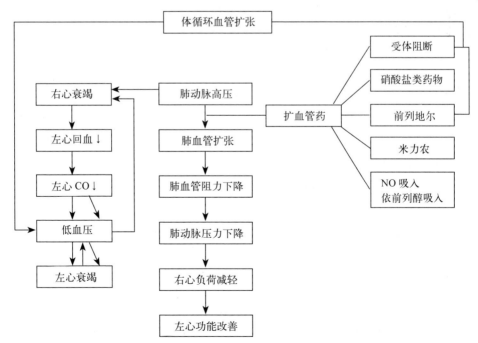

图 16-1　管药物治疗肺动脉高压时对体循环、肺循环和左、右心室功能的影响

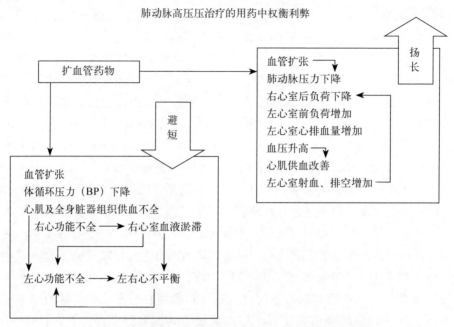

图 16-2 扩血管药物治疗肺动脉高压时的平衡利弊关系

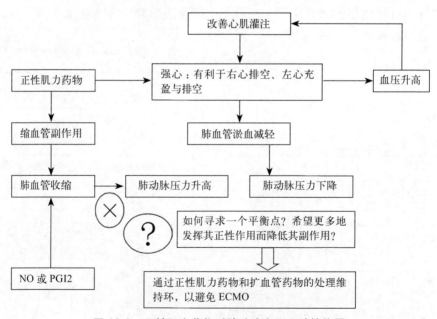

图 16-3 正性肌力药物对肺动脉高压心脏的作用

3.吸入 NO 治疗 由气道吸入,经 cGMP 激活相关的蛋白酶,使平滑肌松弛,扩张肺的毛细血管,改善 V/Q 比值,提高血氧,并对体循环无影响,半衰期 3 ～ 6s,吸入后 1 ～ 2min 即可见在外周血管阻力不变的情况下肺血管阻力下降, 常用量

5 ～ 20ppm，最佳 < 20ppm，一般不主张超过 40ppm 。但是吸入 NO 也有一些毒性作用，因为暴露在氧气中的 NO 很快被氧化为 NO_2，并转化为过氧化氮化物（OONO）又快速降解为细胞毒性物质——羟自由基，进而引起肺损伤。另外还可形成高铁血红蛋白血症，当高铁血红蛋白含量为 0 ～ 15% 时，一般无症状；含量为 15% ～ 20% 出现无症状性发绀；含量为 20% ～ 25% 时出现进行性酸中毒；含量为 50% ～ 70% 时则可导致昏迷，含量 > 70% 则可致死。故目前 NO 已非肺动脉高压的主流治疗药物。而且吸入 NO 还可引起一些不良反应，主要是因为其半衰期短，停止给药会发生显著的 PAP 和 PVR 反跳 ，吸入 NO 后 PAWP 会升高，有发生肺水肿的报道。而它的毒性代谢产物，对病人及周围环境也有潜在危险。另外还因气源供应受限、价格昂贵且需要特殊的吸入装置和监测设备，故尚难普及。

前列环素及其类似物作为降低肺动脉高压的药物如下。

（1）依前列醇（Epoprostenol）：半衰期 2 ～ 3min，需持续注射，常用量 10μg/（kg・min）。依前列醇静脉给药的缺点为半衰期短（2 ～ 3min），在室温下不稳定，持续性全身给药导致快速耐药反应，随着时间的延长需要增加注射的剂量；需通过中心静脉持续给药，可能增加发生感染的几率。

（2）前列环素（PGI2）：半衰期 2 ～ 3min，需持续注射，常用量 2 ～ 12ng/（kg・min）或从 2ng/（kg・min）开始，每 10min 增加 2ng/（kg・min）直至出现不良反应。为目前降低肺动脉高压的主要措施，吸入 PGI2 1mg/50ml 效果更佳（20 000ng/ml，抽取 20ml，用 2L/min 氧气吹入）。

（3）伊洛前列素（Iloprost）：静脉半衰期 20 ～ 30min，持续注射从 0.5ng/（kg・min）开始，每 60min 增加 0.25ng/（kg・min）到出现不良反应。是一种稳定的前列环素类似物。与前列环素受体 IP 相结合（并且与 EP1 受体部分结合）可以升高血管平滑肌细胞、血小板、内皮细胞、单核细胞的 CAMP 含量。其效应为扩张血管、抑制血小板聚集、保护内皮细胞。其吸入制剂的用法：常用吸入浓度为 10μg/（kg・min），首次吸入剂量为 2.5μg，以后根据患者的耐受情况逐步增加至 5μg，每日吸入 6 ～ 9 次，最多可达 12 次。吸入治疗的优势在于选择性作用于肺，间断吸入不产生耐药性，在保证疗效的前提下可长期维持初始剂量，缺点是需要特制的雾化器。

（4）前列腺素 E1（PGE1）：常用剂量 10 ～ 30ng/（kg・min），需持续输注，常用范围在 20 ～ 200ng/（kg・min），PGE1 是在肺内被 15- 羟基前列腺素脱氢酶降解、灭活的局部激素类血管扩张药，半衰期短，经过一次肺循环的代谢转化率为 70% ～ 90%，小剂量仅显示对肺血管的扩张作用，10 ～ 30ng/（kg・min）对体循环无明显影响，它激活腺苷环化酶，使细胞内 CAMP 增加，有强心作用。

如果上述处理措施均不能稳定循环和氧合，那么就需要行 ECMO。在手术过程中，病人肺动脉被阻断后如出现右室扩张，收缩力下降，经最佳的通气支持、恰当的正性肌力药和肺血管扩张药治疗后病人情况无改善，则应考虑使用 ECMO。其标准如下：①呼吸性或代谢性酸中毒，pH < 7.20；② FiO_2 为 1.0 时，$SaO_2 \leqslant 90\%$，$SvO_2 \leqslant 65\%$；③ $CI \leqslant 2.0L/(min \cdot m^2)$，PMAP > 45mmHg。ECMO 又分为动静模式（动脉插管 - 体外膜肺 - 静脉插管）和静静模式（静脉插管 - 体外膜肺 - 静脉插管），其中动静模式对改善心脏功能，减轻心脏做功更有帮助。

4. 术中心脏功能保护的药物

（1）抑肽酶：是一种从牛胰腺中提取的单链多肽，为广谱蛋白酶抑制剂，对各种激肽酶原、胰蛋白酶、糜蛋白酶、纤溶酶、胃蛋白酶等均有抑制作用。抑肽酶能拮抗纤溶酶原的活化，也可直接抑制 F XII、F XI 的活化。抑肽酶按一定化学比例与被抑制的酶形成可逆的抑制物——酶复合物，其抗纤溶作用是对过度激活的纤溶酶活性有直接抑制作用。抑肽酶能保护血小板表面黏附受体的功能，减少血小板释放血栓素，防止肝素介导的血小板功能异常，抑制纤溶酶对血小板的损害，间接保护血小板功能，抑制血小板的凝血酶受体。抑肽酶对心脏保护作用与抑肽酶的抗炎和抗趋化性有关，抑肽酶能抑制激活的巨噬细胞分泌 TNF-α，抑制白细胞过度激活，抑制弹性蛋白酶的释放和 IL-8 的生成，降低中性粒细胞的化学趋化性，减轻组织损伤，其保护作用与剂量相关。除此之外，抑肽酶还有血液保护、脑保护和肺保护作用。

（2）乌司他丁：是从人尿提取精制的糖蛋白，属蛋白酶抑制剂，具有抑制胰蛋白酶等各种胰酶活性的作用。此外，本品尚有稳定溶酶体膜、抑制溶酶体酶的释放、抑制心肌抑制因子产生故而可用于急性循环衰竭的抢救治疗当中。乌司他丁的抗炎抗应激反应作用已被临床用于保护重要脏器和对抗手术应激。在心脏手术中，使用乌司他丁可明显降低肌钙蛋白 I 的水平，降低肌酸磷酸激酶、肌酸磷酸激酶同工酶的活性，降低白细胞介素 6、IL-8、TNF-α 的生成和释放；上调超氧化物歧化酶活性，对心肌产生保护作用，而超氧化物歧化酶具有清除氧自由基的作用。

（3）血管扩张剂：在肺移植手术中，血管扩张剂的使用主要用于治疗高血压，降低心室后负荷改善心脏功能。这类药物主要包括硝普钠、硝酸甘油、α 受体阻滞剂、钙离子通道阻滞剂。

①硝普钠：硝普钠是围术期最常用的血管舒张药物之一，它释放 NO 从而增加环鸟嘌呤单核苷酸的形成。静脉输注几乎立即起效，半衰期为 3 ~ 4min，对小动脉和静脉都有扩张作用。由于起效快，作用时间短，其成为围术期一种非常有效的血管扩张剂。但其缺点是有潜在氰化物和硫氰酸盐中毒的危险。

②硝酸甘油：硝酸甘油通过间接增加细胞内环鸟嘌呤单核苷酸浓度，致使

肌球蛋白脱磷酸化，从而导致血管平滑肌舒张，该药物选择性作用于静脉容量血管，对动脉系统的作用较弱。硝酸甘油是一种有效的静脉血管舒张药物，可以降低心脏前负荷，减轻室壁张力，可以有效改善心外膜和心内膜的血流从而改善氧供。另外，其可以舒张大的冠状动脉，有利于血流再分布至心肌缺血区域，而且有利于改善侧支循环。在一定剂量下，硝酸甘油可以减轻后负荷，从而降低心肌耗氧量。

③ α 受体阻滞剂：包括酚妥拉明和酚苄明，它们竞争性拮抗位于脉管系统中的 $α_1$、$α_2$ 和 5- 羟色胺受体，主要使扩张动脉。酚妥拉明静脉输注后立即起效，维持 15 ~ 30min，主要通过肝脏代谢和尿液排泄，清除半衰期为 19min。

④钙离子通道阻滞剂：主要分为二氢吡啶类，氨氯地平、硝苯地平和尼卡地平；非二氢吡啶类，维拉帕米和地尔硫䓬。细胞内钙离子浓度决定了肌肉收缩的力量，钙离子通道阻滞剂与 L 型钙离子通道相结合，降低初始时升高的细胞内钙离子浓度，从而有效地降低了肌浆网内钙离子的大量释放，从而导致了心肌收缩力下降，降低心肌耗氧量。在血管平滑肌系统，阻断初始钙离子内流也可以导致收缩力下降，并导致血管舒张。动脉血管舒张降低了左心室的后负荷，从而抵消了各种直接的负性肌力作用。钙离子通道阻滞剂可以引起冠状动脉舒张，有效改善冠状动脉血管痉挛。

5. 新肺开放时循环功能的维护　当供体肺被植入后开放时由于供体肺内缺血再灌注损伤物质及 PGE1 进入循环可引起血压一过性明显下降。这种低血压可通过补充血容量和应用升压药（苯肾上腺素和去甲肾上腺素）来处理。

（麻海春）

第 17 章

脑 保 护

☆☆☆☆

脑组织代谢活跃。正常成人，脑组织重量约 1.4kg，占体重的 2%，而其血流量占心排血量的 12% ~ 15%。生理条件下，脑氧代谢率（Cerebral metabolic rate for oxygen，$CMRO_2$）为 3.5ml O_2/100g 脑组织 /min。70kg 体重成年人，静息状态下耗氧量约为 250ml/(kg·min)。脑组织耗氧量占全身耗氧量的 20% 左右。而脑组织中的神经细胞极易遭受缺氧损害。缺氧 4min 就可出现神经元不可逆损害，缺氧 10min 就会出现脑死亡。肺移植术中循环波动剧烈，容易出现低氧血症，因此维持脑组织供血、供氧为基础的脑保护格外重要。

第一节 术中脑功能监测

除了体温和吸入麻醉药浓度检测，肺移植以及其他手术中常规监测主要集中于对循环和呼吸功能监测。但循环、呼吸不能直接反映脑功能状况，为了获得最大程度无神经功能障碍出院率，术中脑功能监测十分必要。虽然可通过脉搏血氧饱和度、呼气末二氧化碳（$P_{ET}CO_2$）、血压等指标间接推断大脑供血、供氧状况，但更为可靠的是直接监测脑组织的氧合和功能状态，以便及时发现脑缺血缺氧，并予以相应处理，提高预后质量。目前主要手段包括对脑电活动和大脑皮质氧合状况的监测。

一、脑电活动监测

脑电图是通过头颅电极，实时记录脑部的自发性生物电位，并加以放大而获得的图形。这些神经元的电活动是中枢神经系统生理活动的基础。由头皮电极记录到的电活动，频率通常在 1 ~ 60Hz，电压在 5 ~ 300μV。根据其频率可分为 δ 频带（0.5 ~ 3Hz），θ 频带（4 ~ 7Hz），α 频带（8 ~ 13Hz），σ 频带（14 ~ 17Hz），β 频带（18 ~ 30Hz），γ 频带（> 30Hz）。低频的 δ 波、θ 波称为慢波，高频的 β 波、γ 波称为快波。觉醒时以 α、β 波为基本波，间有少量散在快波和慢波组成。睡眠时，α 波逐渐解体，慢波逐渐增多。原始脑电图的解读非常复杂，因此科学家们开发出更具实用价值的脑电监测方法，如脑电双频指数（Bispectral Index，BIS），Narcotrend 等。它们搜集原始脑电图，进行相应的数学算法运算，最终转化为更为直观的 0 ～ 100 的指数进行解读。0 表示脑功能完全抑制，90 ～ 100 表示清醒状态，其中间分为若干状态。

　　通过这些监测，可以达到以下 3 个目的：①降低术中知晓发生率；②减少苏醒时间和麻醉药用量。③提供脑灌注信息。在麻醉用药无改变的前提下，如果出现脑电指数的急剧改变，包括 δ 活性增加、爆发抑制、持续抑制、脑电指数骤然下降等，往往提示脑缺血、脑灌注降低。但脑电活动监测有其局限性。在平稳麻醉状态下，脑电活动对于监测脑灌注状态有一定特异性，但是其敏感性并不很高。也就是说即使脑电图没有改变，也不能排除脑缺血。

二、脑氧饱和度（cerebral oxygen saturation，$SctO_2$）监测

　　近红外光谱法（Near-infrared spectroscopy，NIRS）是一种非侵入性实时监测前额脑皮质氧饱和度状态的方法。其原理是氧化血红蛋白和脱氧血红蛋白对这种光谱具有不同吸收率。通过这种方法测得的信号是整合了脑皮质内动脉、静脉氧化血红蛋白的综合信号（动静脉信号比约为 1：3）。因而它不仅反映了脑组织氧供，而且反映了氧供—氧耗间的平衡状态。临床研究表明 $SctO_2$ 与混合静脉血氧饱和度具有很好的相关性。$SctO_2$ 正常值约为 70%。当下降至 50%以下，或者下降超过基线水平的 15% 以上，提示脑组织缺氧。一些临床研究表明术中 $SctO_2$ 下降跟术后认知功能障碍相关。

　　肺移植术中单肺通气（one lung ventilation，OLV）可致低氧血症，也会导致肺动脉压力升高，肺血管阻力增加，中心静脉压升高。而升高的中心静脉压会通过颅内静脉压降低脑灌注压，最终影响脑组织血液灌注。此外 OLV，移植肺再灌注会伴随剧烈循环波动，不可避免影响脑组织血液灌注。因此肺移植术中行 $SctO_2$ 监测不无裨益。

第二节　术中脑保护措施

　　研究证实七氟烷和丙泊酚都具有神经保护作用，因此在肺移植术中可采用这两种药物行麻醉诱导和维持。此外，可以通过一些生理指标的调控来实现神经功能保护。这些生理指标主要包括脑灌注压、血糖、血红蛋白浓度、$P_{ET}CO_2$ 和体温。

☆☆☆☆☆

一、调控动脉血压

维持脑组织正常代谢所需要的 O_2 和葡萄糖都依靠流经脑组织的血液提供。脑血流量（cerebral blood flow，CBF）的原动力是脑灌注压（cerebral perfusion pressure，CPP）。CPP 的高低取决于动脉血压和颅内静脉压力的差值。而颅内静脉压力和颅内压（intracranial pressure，ICP）密切相关（ICP 比颅内静脉压力低 2 ~ 5mmHg）。因此动脉血压与 ICP 间的差值决定了 CBF。脑血管具有自身调节能力，当 CPP 降低时，脑血管扩张，而当 CPP 升高时，脑血管收缩。当平均动脉压（mean arterial pressure，MAP）在 50 ~ 150mmHg 波动时，脑血管能通过自身调节，使 CBF 维持在相对稳定的平台期，保证脑组织代谢需求。当 MAP 降至平台期的下限（50mmHg）时，脑血管的代偿性扩张达到最大程度，不足以弥补 MAP 下将，导致 CBF 减少。此后 CBF 将随着进行的血压降低而减少，脑组织易出现缺血性损伤。而当 MAP 升至平台期上限（150mmHg）时，脑血管不能进一步收缩来限制 CBF 的增加，脑组织易出现充血性损伤。临床研究也证实低 CPP（< 55mmHg）与术后死亡率和认知功能障碍密切相关。颅内出血病人术中急剧的 MAP 下降可致脑组织缺氧，并且和术后神经功能障碍相关。一项心脏手术的临床研究发现，术中 MAP 超过 150mmHg 与术后谵妄相关。因此，术中维持适当的 MAP 对于维持正常的 CBF 和术后正常的神经功能至关重要。

肺移植受体多为终末期 COPD 患者，其脑血管自身调节能力下降，因此临床工作中，对血压的管理更应谨慎。如果 MAP 降至 80mmHg 以下或低于基线 20% 时应当予以重视并立即采取相应措施，使 CPP 至少维持在 70mmHg 以上。可以通过适当的容量复苏，使用心血管活性药（如 α 受体激动剂、麻黄碱）、减浅麻醉深度等方法实现。尽量避免中、重度低血压，力争 MAP 维持在患者基线水平。

二、调控血糖

葡萄糖是脑组织的主要能量来源。多年来全麻术中未检测出的低血糖更受关注。这是因为主流观点认为与严格控制血糖导致的低血糖相比，"允许性高血糖"更加安全。但许多体外研究证实了高血糖的弊端。高血糖使氧自由基生成增加，抑制内皮细胞反应性 NO 生成，白细胞和内皮细胞黏附分子表达上调，补体功能下降，中性粒细胞趋化和吞噬功能受损，炎性细胞因子合成增加等。高血糖总体效应就是促进炎性反应，增加对感染的易感性。而且体外实验非常一致的证实当血糖水平高于 9 ～ 10mmol/L 时，其副作用会显现出来。高血糖介导的神经毒性主要是氧自由基造成。高血糖可使氧自由基生成增多，直接造成神经细胞脂质、蛋白和核酸的损害。氧自由基还阻止内皮细胞水平的血管舒张，造成脑组织灌注障碍。此外，高血糖还活化 NF-κB、活化蛋白 -1 等促炎因子，促进神经细胞炎症损伤。

临床研究发现无论糖尿病患者还是血糖正常患者，术中高血糖将增加脑损伤。一项研究发现，在颅内动脉瘤夹闭术中，如果血糖超过 7.2mmol/L，远期认知功能障碍发生率增加。尽管都认同术中血糖增高对于远期神经功能是不利的，但直至目前术中血糖控制在何水平最为合适尚无统一意见。一些研究发现过于严格的血糖控制本身也是有害的，从而抵消了降糖的益处。例如一项利用胰岛素控制血糖的国际多中心临床研究发现，同 10mmol/L 的目标血糖相比，将血糖控制在 4.5 ～ 6mmol/L，围术期死亡率反而增加。而且胰岛素治疗组，围术期严重低血糖（＜ 2.2mmol/L）发生率也明显增高。心脏手术的研究也发现，术中使用胰岛素严格控制血糖（4.4 ～ 6mmol/L VS 11.1mmol/L），病人围术期脑卒中发生率和死亡率增加。事实上有研究证实，对于一些神经外科手术病人，使用胰岛素严格控制血糖，可造成脑组织对葡萄糖的利用率下降，从而导致脑组织能量危机，这与围术期神经功能损伤是密不可分的。

因此肺移植术中，不主张应用胰岛素实现过于严格的血糖控制。美国糖尿病和临床内分泌协会推荐，围术期血糖水平高于 10mmol/L 时，应开始使用胰岛素降糖，对于易遭受脑损伤的患者，血糖目标水平为 7.8 ～ 10mmol/L。我们推荐，肺移植术中宜将血糖控制在 6 ～ 10mmol/L。

三、调控血红蛋白浓度

脑组织代谢所需 O_2 来源于血液中血红蛋白所携带的 O_2。贫血会导致脑组织可摄取的 O_2 减少，激活低氧细胞信号通路，造成神经细胞损伤。因此围术期需维持合适的血红蛋白浓度。但目前尚无肺移植术中血红蛋白推荐水平。一般认为，至少应将血红蛋白水平维持在 9 ～ 12g/L。

四、调控 $P_{ET}CO_2$

动脉血 CO_2 分压（$PaCO_2$）是 CBF 的重要影响因素。健康成人 $PaCO_2$ 每下降 1mmHg，CBF 减少 3% ～ 4%。也就是说当 $P_{ET}CO_2$ 升高时，CBF 会增加，从而改善脑组织供血供氧。因此肺移植术中可利用通气调控 $P_{ET}CO_2$ 增加 CBF。

五、亚低温

一些研究证实亚低温（32 ~ 35℃）具有神经保护功能。其机制是低温可降低神经细胞代谢率，保持血脑屏障完整性，减轻脑水肿降低颅内压，减轻破坏性细胞内钙超载以及抑制细胞凋亡和坏死。

（刘　勇　梅　伟）

第 18 章

肾 脏 保 护

急性肾损伤（Acute kidney injury，AKI）是肺移植术后常见并发症，与围术期并发症发生率和死亡率密切相关。一项来自加拿大的研究发现，87% 的双肺移植和 54% 的单肺移植患者在术后 72h 内出现 AKI。术后早期肾功能受损是 1 年后肾功能障碍的独立危险因素。国际心肺移植学会的数据表明，肺移植术后 1 年，24% 的病人出现肾功能障碍，术后 5 年，更是高达 33% 的患者出现肾功能不全。因此围术期，特别是肺移植术中肾功能保护应引起足够重视。

第一节　肾脏生理

肾脏有约 200 万个肾单位，肾单位由肾小球和肾小管构成，并跟集合管相通。它们共同调控血容量、渗透压、酸碱、电解质平衡，排泄代谢产物和药物。尿液经肾小球滤过、肾小管重吸收和分泌后形成。此外，肾脏也分泌一系列激素：①调节体液平衡的激素，如肾素、前列腺素和激肽；②骨代谢激素，如 1，25-二羟胆钙化醇；③生血激素，如促红细胞生成素。

充足的血流灌注是维持肾脏正常功能的重要保障。肾脏血流具有自身调节功能，当平均动脉压在 80 ~ 180mmHg 时，可通过自身调节来实现血流的相对稳定。这主要依赖两种机制来实现：肌源性调节和球管反馈。肌源性调节是平滑肌针对外来伸展力的一种收缩反射。当动脉压升高时，肾脏入球小动脉平滑肌就会收缩，血流阻力增加，从而实现自主调节功能。球管反馈是肾脏特有的一种调节机制。当流经近端远曲小管内原尿内氯化钠浓度升高时，肾脏入球小动脉平滑肌收缩，血流减少。

一、急性肾损伤的定义

早在 17 世纪就有关于 AKI 的定义。1951 年首次出现急性肾衰竭的说法。在此之后，研究者和临床医师提出了多达 36 种的肾损伤定义，导致难以界定，不同研究间的结果无法比较。为了解决这一问题，2004 年 Acute Dialysis Quality Initiative Group 提出了急性肾衰竭的 RIFLE 分级标准。其中 R 代表肾功能不全危险（risk of renal dysfunction），I 代表肾损伤（injury to the kidney），F 代表肾衰竭（failure of the kidney function），L 代表肾功能丧失（loss of kidney function），E 代表终末期肾病（end-stage kidney disease）。其区分标准是基于肾小球率过滤（glomerular filtration rate，GFR），血肌酐（serum creatinine，SCr）和尿量（UO）（表 18-1）。2007 年 Acute Kidney Injury Network（AKIN）对 RIFLE 标准进一步修订。虽然 AKIN 标准是由 RIFLE 标准演化而来，其主要进步是指出即使 SCr 轻度升高也与并发症和死亡率的增加相关。依据 AKIN 标准，在基础 SCr 不清楚的情况下，也可定义 AKI（表 18-1）。2012 年改善全球肾脏病预后组织（Kidney Disease: Improving Global Outcomes Foundation，KDIGO）颁布了 AKI 临床实践指南，并在 2015 年进行了更新（表 18-1）。

表 18-1　急性肾损伤的诊断标准

	危险 /1 期	损伤 /2 期	衰竭 /3 期
RIFLE (2004)	sCr 升高至 1.5 倍或 ↓GFR ＞下降超过 25% UO ＜ 0.5ml /（kg·h）达 6h	sCr 升高至 2 倍或 ↓GFR ＞下降超过 50% UO ＜ 0.5ml/（kg·h）且超过 12h	sCr 升高至 3 倍或 ↓GFR ＞下降超过 75% 或 sCr ≥ 4mg/dl 或无尿 12h
AKIN (2007)	sCr ≥ 0.3mg/dl 或升高至基线 1.5 ～ 2 倍或 UO ＜ 0.5ml/（kg·h）达 6h	sCr 升高至基线 2 ～ 3 倍或 UO ＜ 0.5ml/（kg·h）达 12h	sCr 升高至基线 3 倍以上或 sCr ≥ 4mg/dl 且急性升高 ≥ 0.5mg/dl 或 UO ＜ 0.3ml/（kg·h）达 24h，或无尿 12h 或开始肾脏替代治疗
KDIGO (2012)	sCr ≥ 0.3mg/dl 或升高至基线 1.5 ～ 1.9 倍 UO ＜ 0.5ml/（kg·h）达 6 ～ 12h	sCr 升高至基线 2.0 ～ 3 倍或 UO ＜0.5ml/（kg·h）达 12h	sCr ≥ 4mg/dl 或 sCr 升高至基线 3 倍以上或 18 岁以内病人，GFR 估算值 ＜ 35ml/（min·$1.73m^2$）或 UO ＜ 0.3ml/（kg·h）达 24h，或无尿 12h 或开始肾脏替代治疗

sCr. 血肌酐；GFR. 肾小球率过滤；UO. 尿量

二、急性肾损伤早期指标

通过血肌酐和肌酐清除率来鉴定急性肾损伤有一定局限性。这主要是因为它们不能及时反映肾脏受损，直到中晚期才会出现异常。如果等待它们升高之后再进行干预治疗，就已错过合适治疗窗。但是其检测非常便捷，目前仍然是临床上最常应用的指标。近年来，研究者们一直致力寻找能早期、准确反映急性肾损伤的血、尿生物标志物，包括胱蛋白酶抑制剂 C（cystatin C）、中性粒细胞明胶酶相关脂质运载蛋白（neutrophil gelatinase-associated lipocalin，NGAL）、β-N- 乙酰氨基葡萄糖苷酶（N-acetyl-b-D-glucosaminidase）、肝型脂肪酸结合蛋白、白介素 18（IL-18）、肾损伤分子 -1、金属蛋白酶组织抑制因子 -2（tissue inhibitor metalloproteinase-2，TIMP-2）和胰岛素样生长因子结合蛋白 7 [insulin-like growth factor（IGF）-binding protein-7，IGFBP7]。

cystatin C 是分子量为 13kD 的内源性半胱氨酸 - 蛋白酶抑制剂，人体所有的有核细胞都可以持续产生 cystatin C。其产量不受其他因素（如年龄、性别、饮食、炎症等）的影响。cystatin C 可自由通过肾小球，同肌酐相比，它不被肾小管上皮细胞所分泌。有研究发现，ICU 急性肾损伤病人，cystatin C 升高比肌酐更早。

NGAL 的研究最为广泛深入，尤其是在心脏手术后急性肾损伤中的研究。肾功能正常者，血中和尿中都检测不到 NGAL。动物研究表明肾缺血性损伤后，尿中 NGAL 显著上调。临床研究发现小儿心脏手术后，尿中 NGAL 水平是急性肾损伤的敏感、特异性指标。同样，体外循环结束后 2h 血中 NGAL 水平跟急性肾损伤的程度和持续时间密切相关，特异性为 94%，敏感度为 84%。但是在成人结果却不一致。一项研究发现术后 18h 尿中 NGAL 水平预测急性肾损伤的敏感性只有 39%。同样，成人体外循环术后血中 NGAL 水平会升高，但是对急性肾损伤的敏感性低，因此限制其作为单一指标来预测急性肾损伤。有研究者认为这种低敏感性缘于目前急性肾损伤是用血肌酐水平定义。术后急性肾损伤的患者往往接受体外循环的时间也较长，这提示 NGAL 水平仅仅反映体外循环的时间和其导致的炎症过程。一些研究排除了术前肾功能障碍的患者，所以结论的普遍性受限。亚组分析证实了这种纳入标准不统一带来的问题。尿 NGAL 水平跟术前肾功能密切相关，如果肾小球率过滤在 60ml/min 以下，术后 NGAL 水平跟急性肾损伤无关联，这些数据表明 NGAL 与急性肾损伤间的关系非常复杂，特别是术前肾功能状态会影响其预测急性肾损伤的应用价值。

最近的前瞻性观察研究表明两个细胞周期的组织标记物，TIMP-2 和 IGFBP7，能够预测术后急性肾损伤。另有研究证实 IGFBP7 水平对于危重患者的死亡率，肾功能恢复和急性肾损伤的时间有预测价值。TIMP-2 和 IGFBP7 对于接受心脏手术的儿童和成人患者术后急性肾损伤均有预测价值。综合应用这些标志物可早期检测出肾损伤，以积极采取干预措施，预防和减轻急性肾损伤。

三、围术期急性肾损伤的危险因素

围术期急性肾损伤约占医院获得性急性肾损伤的 18% ~ 47%。研究表明它与住院时间延长、死亡率增加均相关。心脏手术后血肌酐仅升高 0 ~ 0.5mg/dl，死亡率会增加近 3 倍，因此确定围术期急性肾损伤的危险因素具有重要价值。

很多临床研究对围术期急性肾损伤的危险因素进行了分析，主要因素包括：年龄、急诊手术、糖尿病、心衰、高血压、高脂血症、术前轻中度肾功能不全、使用缩血管药物、利尿剂、血管紧张素转化酶抑制剂（ACE-I），血管紧张素受体拮抗剂（ARB）、输血、体外循环时间等。这些因素中有些是病人自身固有因素，无法改变，有些则是可控因素，例如术前使用 ACE-I、ARB，术中使用大剂量缩血管药物等，可通过适当手段调整，减少急性肾损伤，改善病人预后。

第二节　肾保护方法

由于术后急性肾损伤死亡率高，麻醉医师围术期肾保护的主要目的是预防损伤的发生。主要手段包括维持足够血容量，保证充分的肾脏灌注，避免使用肾毒性药物。

一、识别急性肾损伤高危患者

预防和处理 AKI 的第一步就是要识别具有危险因素的患者，例如高龄、其他系统合并症、贫血、潜在低血容量、造影剂使用史、肾毒性药物使用史、急诊手术等。麻醉医师应该对这类患者提高警惕，术前对一些危险因素可进行相应优化，尽可能减少 AKI。例如，术前服用 ACEI 降压药物的患者，可调整降压药使用方案。

二、维持肾灌注

围术期血流动力学的主要目标是预防组织低灌注和器官缺氧。预防 AKI 最重要的手段就是保证肾脏足够的血液灌注，防止肾脏缺血缺氧性损伤。目前临床尚无直接监测肾脏是否缺氧的手段。因此，一些间接指标，如 MAP 可作为替代指标。当 MAP 在一定范围内（80 ~ 180 mmHg）波动时，肾血流能自主调节。但在某些病例情况下，如血管扩张性休克、慢性高血压，肾脏自主调节机制受损。此时，若 MAP 下降可能会使肾灌注严重减少，发生 AKI。一项来自 ICU 病人的研究发现，维持 MAP > 60 ~ 65mmHg（高血压病人 > 75mmHg）对于 AKI 有预防作用。一项 33 300 名择期非心脏手术的研究证实术中 MAP < 55 mmHg 是 AKI 的独立危险因素。当 MAP < 55 mmHg 持续 5min 就可出现 AKI，而且随着低血压时间延长，危险系数也进行性升高。最近一项包含 5127 名非心脏手术患者的回顾性研究也得出相同结论：术中 MAP < 60mmHg 超过 20min 或 < 55 mmHg 超过 10min，AKI 风险显著增加。因此，优化血流动力学状态和肾脏灌注能减少手术病人的 AKI 发生率。在一项心脏术后血管扩张性休克的研究中，应用去甲肾上腺素将病人 MAP 分别提升至 60 mmHg、75 mmHg 或者 90mmHg，达到稳态后，测定肾摄氧率、尿量和肾小球滤过率。结果表明，同 60mmHg 相比，MAP 达到 75 mmHg 和 90mmHg 时，肾摄氧率下降，尿量增加，肾小球滤过率升高 27%。另外一项包含 4220 名手术病人的 Meta 分析发现应用液体和心血管活性药物的目标导向性血流动力学管理显著减少围术期 AKI 的风险。这些大规模研究提示术中维持 MAP 阈值的重要性。同时也表明低血压时限的重要性，因为即使短时间低血压也会影响肾脏功能。由于有伴随疾病的患者其肾血流自主调节也会受到影响，今后的研究应考虑基础 MAP，做到术中动脉压的个体化管理。

三、术中液体和尿量管理

术中维持有效血容量和肾脏灌注的常用方法就是行静脉输液。纠正低血容量是围术期血流动力学管理的重要目标，适量水化也是预防 AKI 的重要措施。血压，CVP 等传统指标并不能准确反映容量转态，宜采用目标导向容量管理，如经食管超声测定左室舒张末容积、监测每搏变异量等。此外，使用何种液体补充容量也至关重要。总体来说，用于容量治疗的液体包括晶体液和胶体液。晶体液包括生理盐水、平衡盐溶液。胶体液包括合成胶体如羟乙基淀粉（hydroxyethyl starches，HES），明胶以及天然胶体，即白蛋白。

晶体液含有各种电解质。其中生理盐水仅含氯化钠，但是其氯离子浓度为 154mmol/L，远高于人体的血氯水平（112 ~ 116 mmol/L）。因此输注氯化钠溶液 > 30ml/kg，就可导致高氯性酸中毒。动物和人体研究也证实，同平衡液相比，输注生理盐水同肾血流减少相关。在一项大规模 ICU 病人研究中，限制生理盐水输注跟 AKI 下降相关。在肝移植患者也发现，输注生理盐水是术后 AKI 的独立危险因素。另外一项大规模临床研究证实术后高氯血症与 AKI 相关。因此，肺移植术中，输注平衡盐溶液是减少 AKI 的有效策略。

胶体液，由于其分子量大，在血管内存留时间较晶体长。高渗性胶体液（HES，20% ~ 25% 白蛋白）容量扩充效果好于低渗性胶体液（明胶和 4% 白蛋白）。

☆☆☆☆

研究发现低渗性胶体液并不比晶体具有更好的肾脏保护功能。而输注高渗性胶体液则可能造成肾功能损伤。多项研究均发现同使用晶体液相比，使用 HES 的危重病人，AKI 以及肾脏替代治疗比例均增加。这些研究中使用了不同分子量的 HES，包括最近新应用的低分子量溶液。同时也有一些研究和 Meta 分析证实了 HES 是 AKI 的危险因素。尽管也有研究得出相反结论，但目前对于已有 AKI 或有 AKI 危险因素的患者不推荐使用 HES。根据目前已有的证据，在肺移植术中不适用 HES 扩容。

术中尿量是常用监测指标，但是其对容量治疗的反应并不敏感。全麻状态下，肾脏对晶体液的排出能力显著下降。一项研究发现，给全麻腹腔镜胆囊切除患者输注 1500ml 醋酸林格液，术中仅有 5.3% 经尿排出，术后 4h 也仅仅只有约 19.9% 经尿液排出。而在清醒状态下输入 1500ml 醋酸林格液，近 50% ~ 73% 的液体可在 0.5h 内经尿排出。因此术中少尿可能并不能反映容量状态，也不能预测 AKI。一项非心脏手术的回顾性研究表明，术中少尿并不是术后 AKI 的预测因素。两项胸腔镜肺叶切除的研究，也证实术中少尿与术后 AKI 无关。而且这两项研究还发现术中液体输注量（限制性 VS 开放性）与术中尿量和肾功能障碍无关。鉴于已有很多研究证实术中开放性补液与术后不良预后（如 ARDS）相关。因此我们推荐在肺移植术中维持至少 0.5ml/（ml·h）的尿量。

四、利尿剂的应用

袢利尿剂和甘露醇常在术中应用，以期预防 AKI 或者应对术中少尿。但是临床研究并未证实这些措施的益处。相反，已有一些研究发现术中使用利尿剂反而会造成肾损伤。最近，一项纳入 2725 名非心脏手术的研究发现，术中使用利尿剂跟术后 AKI 密切相关。因此，肺移植术中，除非是应对容量负荷过重，不推荐使用利尿剂。

五、缩血管药物的应用

缩血管药物预防 AKI 的作用尚不完全清楚。缩血管药物的益处是能够维持肾灌注压，使其位于自主调节范围之内。但是同时它也会收缩肾血管，并带来其他一些副作用，限制了其临床应用。临床常用的缩血管药包括去甲肾上腺素、血管升压素、肾上腺素、多巴胺和去氧肾上腺素。去甲肾上腺可收缩肾动脉，减少肾血流。尽管如此，去甲肾上腺素还是临床常用药物之一，并被认为是安全和有效的。血管升压素并不比去甲肾上腺素有更多的临床益处。肾上腺素通过 α 受体显著收缩肾动脉，而且还会造成心动过速、血乳酸升高、血糖升高，因此临床很少应用。同样，去氧肾上腺素也主要兴奋 α 受体，强烈收缩肾动脉。小剂量的多巴胺曾被认为会扩张肾动脉，增加尿量，具有肾脏保护作用。但是近来研究发现其并不具有肾脏保护作用，不推荐应用于 AKI 的预防和治疗。因此肺移植术中，对于持续的低血压（< 65mmHg）和少尿，经容量治疗后无改善，应使用缩血管药物，但是目前尚无证据表明何种缩血管药更具优势。

六、右旋美托咪定

右旋美托咪定是一种高选择性 α_2 受体激动剂，它主要作用于中枢神经系统，抑制交感神经活性。动物实验中，右旋美托咪定可减轻肾脏缺血再灌注损伤，减轻低氧诱导的肾小管上皮细胞凋亡。冠脉搭桥病人应用右旋美托咪定可使 AKI 发生率从 33.75% 降至 26.1%。最近一项针对心脏手术病人的前瞻性随机临床研究表明，右旋美托咪定剂量依赖性减轻 AKI。尽管还需要进一步的临床试验加以证实，作为一种镇静、镇痛药物，右旋美托咪定可能会对围术期 AKI 有预防作用。肺移植术中也可适量使用右旋美托咪定。

（刘　勇　梅　伟）

第 19 章

血液保护

随着外科技术和麻醉技术的不断进步，近年来肺移植进展迅猛。相对其他常规手术，肺移植围术期血制品需求量较大。尽管输血是广为接受的治疗外科贫血的常用手段，但大量证据表明输血是病人术后高并发症率和死亡率的独立危险因素。血液保护就是整合这些证据，形成一系列可行的干预手段，以期减少围术期不必要的输血，优化病人预后。围术期输血与肺移植术后机械通气时间延长、ICU 时间增加及死亡率上升相关。如何降低肺移植患者围术期失血，减少血制品输注，提高患者术后生存率是围术期血液保护的重点。

围术期血液保护主要包括 3 大基石：①术前诊断和治疗贫血；②术中精细手术减少出血，目标导向的个体化凝血治疗和自体血回输；③调控病人生理状况，适应低血红蛋白水平。

第一节　术前诊断和治疗贫血

贫血是指循环中红细胞数量不足，血红蛋白浓度低于 130g/L（男性）或 120g/L（女性），在外科围术期是常见状况。外科患者中其发生率为 20%～40%，结直肠手术患者中更是高达 60%。贫血对机体的影响众所周知，即使轻度贫血也可致活动能力受限，生活质量下降。对于常伴有心肺功能障碍的外科病人，其影响更是显而易见。维持机体器官组织正常氧供的血红蛋白低限水平是 60～100g/L。低于此范围，就可能出现组织低灌注和器官功能障碍。围术期贫血不仅仅是一项异常实验室指标，更是外科围术期可以纠正并使并发症率和死亡率得以改善的危险因素。

一项包含 227 425 名非心脏手术患者分析显示，术前贫血可使术后并发症率升高 35%，死亡率增加 42%。其他多项研究也发现术前贫血增加术后心肌梗死、脑卒中、肾功能不全和 30d 死亡率。但现实是术前贫血并未引起足够重视。The Network for Advancement of Transfusion Alternatives（NATA）指南推荐，骨科择期手术病人应在术前 28d 检查血红蛋白水平。欧洲麻醉学会推荐对有出血风险的手术患者应在术前 4 ~ 8 周行贫血评估，这可提供足够时间诊断和治疗术前贫血，而不宜进行输血或推迟手术。

外科病人贫血原因多样，其中最为常见的是缺铁性贫血。机体铁总储备量为 3 ~ 4g，具有生物活性的铁仅占 10% ~ 15%。当炎症、感染和慢性疾病影响十二指肠对铁的吸收时会进一步下降。治疗缺铁性贫血应纠正贫血，补足机体铁储备量，首选口服补铁。一项 Meta 分析表明口服补铁可降低患者输血比例。但是，肠道每天仅能吸收 2 ~ 16mg 铁，因此要补充 1 ~ 2g 铁，至少需要 3 ~ 6 个月时间。肠道吸收能力下降是外科病人口服补铁治疗贫血失败的主因。此外，口服补铁也常伴随腹痛、腹泻、便秘等并发症。静脉补铁更有效，肠道反应也很少，可短期内足量补充。全量铁可在 15min 内补完。常用的静脉补铁制剂包括右旋糖酐铁、多聚麦芽糖铁、羧基麦芽糖铁、蔗糖铁和葡萄糖酸铁。

促红细胞生成素（erythropoietin，EPO）是治疗贫血的另一利器，在透析患者广泛使用。治疗 5d 后，骨髓中就见红系细胞增殖。但是其对于外科病人的益处尚存争议。一项针对结直肠癌病人的 Meta 分析表明术前使用 EPO，并未显著提升血红蛋白水平，也未减少围术期输血量。而有些骨科、心脏手术研究张却发现使用 EPO 可减少输血。NATA 指南推荐对于骨科手术患者，当排除或纠正营养性贫血后，应使用 EPO。EPO 有一些潜在风险，包括高血压、栓塞性并发症等。因此对于是否使用 EPO 应权衡利弊，并小剂量使用。

第二节　血液保护方法

一、减少术中血液丢失

减少术中血液丢失需通过多途径来实现，包括麻醉管理、外科技术、药物干预和血液回输。

二、氨甲环酸

氨甲环酸是一种赖氨酸类似物，通过与纤溶酶原上赖氨酸结合位点结合，限制纤溶酶活化，可逆性抑制纤维蛋白溶解。一项系统综述发现使用氨甲环酸后输注红细胞的相对危险度为 0.61（95% 可信区间为 0.53 ~ 0.70）。同时指出氨甲环酸这种赖氨酸类似物可有效减少术中、术后出血，且无严重副作用。预防性使用氨甲环酸可减少心血管、骨科、肝移植、泌尿科、妇产科手术围术期出血。各个研究所使用的剂量不尽相同，但1g氨甲环酸对绝大多数成人已足够，且目前没有证据支持使用更大剂量的益处。

三、局部止血制剂

纤维蛋白封闭剂包含凝血成分纤维蛋白原（有或没有Ⅷ因子），凝血酶（含钙），应用于局部伤口时，通过凝血途径最后通路，促进局部血凝块形成而止血。目前临床使用液体和喷雾制剂。系统综述表明纤维蛋白封闭剂可将输血风险降低37%（相对危险度0.63，95%可信区间0.45～0.88）。氨甲环酸也可局部使用，降低输血风险。

四、自体血回输

对于预估出血超过1000ml的手术，术中应实施自体血回输，以减少异体血输注。有学者推荐，对预估出血达500ml的手术也应行自体血回输，因为实际出血往往多于预估。此外，吸引的血液可存储于收集罐中，当到达最低分离体积时，可行离心分离，若体积不够则可放弃回收，不致造成成本损失。Cochrane 系统综述表明，通过术中自体血回输可将红细胞输注的相对比例降低38%（相对危险度0.62，可信区间0.55～0.70），每个病人可节约0.68单位红细胞。在骨科手术中，红细胞输注风险更是降低55%。理论上讲，吸引、离心获得的自体血因有可能携带细菌、肿瘤细胞等成分，会对患者有潜在危害。但很多研究表明，尽管洗血过程中不能清除所有细菌，但自体血回输并未增加术后细菌培养阳性率，也未增加术后感染发生率。欧洲麻醉学会指南推荐，若有细菌、肿瘤细胞潜在风险，应根据个体基础来决定是否行自体血回输。最近，一项 Cochrane 系统综述证实，行术中自体血回输，无论死亡率、出血再手术、感染、伤口并发症、非致命性心肌梗死、栓塞、脑卒中，还是住院时间都无增加。事实上，很少有病人因自体血回输而出现感染和伤口并发症。需要注意的是，由于回收的血液不含血浆、凝血因子和血小板，因此需根据实际情况及时补充新鲜冷冻血浆和血小板等。

五、急性等容血液稀释

急性等容血液稀释是指在麻醉后，手术前采集病人血液，同时用晶体或胶体维持病人血容量，将血细胞比容降至20%～30%，术中必要时再将保存的自体血回输给病人，回输顺序与采集顺序相反，以期最后输注的血液含有最高水平的红细胞、凝血因子和血小板。其目的有二：一是稀释血液，减少实际的有效血液成分丢失，二是当需要时，可提供新鲜的包括红细胞、凝血因子和血小板的新鲜全血，以维持携氧和止血功能。但 Meta 分析发现这项技术的益处甚微，因此现在临床并不常规使用。

第三节　贫血耐受力

一、输血阈值

大量研究证实限制性输血阈值并不比开放性输血阈值劣势。对于输血阈值具有里程碑意义的是 1999 年发表的 Transfusion Requirements In Critical Care（TRICC）研究。这是一项纳入 838 名危重病人的研究，将患者随机分入两组：一组在血红蛋白 7g/L 时输血，另一组在 10g/L 时输血，一次输血量为 1 个单位。结果限制性输血组输血量减少 50%，而且患者死亡率、肺水肿以及器官功能障碍率也下降。2014 年，另外一项意义重大的研究问世，那就是 Transfusion Requirements in Septic Shock（TRISS）研究。这项研究纳入 998 名感染性休克患者，随机分为两组：一组在血红蛋白水平 7g/L 时输血，另一组在血红蛋白 9g/L 时输血，一次输血量为 1 个单位。结果限制性输血组人均输血量为 1 个单位，开放性输血组输血量为 4 个单位。90d 的观察期间内，两组死亡率、缺血性事件发生率及生命支持手段使用率相同。之后随访，两组死亡率也无差别。一项纳入 19 个临床随机研究 6264 名患者的 Cochrane 系统综述表明，限制性输血可使输血量减少 1/3，而两组在并发症发生率和死亡率无显著差异。因此作者指出，对于手术患者，若无急性冠脉疾病，且没有明显出血，输血阈值应是血红蛋白在 70 ～ 80g/L。

综上所述，输血阈值设定为血红蛋白浓度 70g/L 较为合适。但是，如果病人合并缺血性心脏病，阈值定在 90g/L 更加安全。由于肺移植相关输血研究较少，临床上可参考缺血性心脏病患者输血阈值。

二、维持组织氧供

组织氧供受血红蛋白浓度影响。机体通过化学受体在细胞水平感知氧供，当血红蛋白水平下降或血氧含量下降时就会做出反应。贫血时，机体会增加心排血量、舒张外周血管、增加分钟通气量，优化血红蛋白肺内摄氧和组织内释氧。当由于血液丢失和稀释导致血红蛋白水平下降时，通过增加氧供、减少氧耗可满足氧供需平衡。通过上调吸入氧浓度增加红细胞携氧，也增加血中溶解的氧。通过使用去甲肾上腺素等血管活性药物，对抗贫血时外周血管代偿性扩张，维持冠脉等重要组织器官灌注。积极预防并处理疼痛、感染，以防增加氧耗。

（刘　勇　梅　伟）

第七篇

肺移植期间的麻醉技术应用

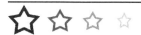

第 20 章
ECMO 技术在肺移植围术期的应用

体外膜肺氧合（Extracorporeal membrane oxygenation，ECMO）最初源于体外循环技术，是通过在体外装置中完成血液气体交换从而达到治疗可逆性的呼吸、循环衰竭的目的。其后逐渐成为治疗各种原因引起的心、肺功能障碍的暂时性替代措施，可过渡性的辅助维持危重患者的心肺功能。近年来在各种心脏手术、肺移植术等多种危重手术的围术期 ECMO 也承担起越来越多的角色和发挥越来越重要的作用。

近些年中，在肺移植手术的围麻醉期间应用 ECMO 的多篇报道也从多方面阐述了其在术前供肺的维护、受体待肺的过渡、受体术中氧合循环的辅助以及术后的继续支持治疗等多方面的重要作用。围麻醉期间，ECMO 的应用对于患者术前呼吸循环功能改善、术中血流动力学稳定和氧合功能的维持、术后减轻再灌注损伤及继续氧合循环支持等方面发挥出非常重要的作用，可降低手术和麻醉风险，提高手术成功率，改善患者预后。

第一节　ECMO 概述与工作模式

一、ECMO 概述

1953 年 5 月，Gibbon 首次成功地将血液在体外的氧合技术和重新灌注技术结合起来应用于心脏手术。1956 年，成功研究制造出气体交换膜，使得实现较长时间的体外辅助氧合成为可能，但其后一段时间的研究一直受限于仅可持续运行数小时。1972 年，Hill 等采用 ECMO 技术成功治愈了一例 24 岁合并呼吸衰竭的复合伤患者，此次的体外循环氧合维持了 3d 时间，成为世界上首例运用 ECMO 技术抢救成功的成人呼吸衰竭案例。1975 年 ECMO 成功地用于治疗新生儿呼吸衰竭，早期应用 ECMO 治疗的呼吸衰竭患儿获得了较好的临床效果，其生存率为80%以上，在此后的ECMO 初期研究中,其对新生儿的疗效优于成人,对呼吸功能障碍的治疗要优于循环功能障碍。此后，大量研究证实 ECMO 可广泛应用于各种严重威胁呼吸循环功能的疾患、呼吸心搏骤停、酸碱电解质重度失衡、心肌炎、顽固性休克、溺水、冻伤、外伤、感染性休克等多种危重疾病的治疗。1978 年，Nelems 等首次将 ECMO 应用于肺移植手术，自此 ECMO 凭借其区别于传统体外循环技术的优势在肺移植手术中的应用日益广泛并取得较好疗效。

二、ECMO 工作模式

ECMO 是体外循环技术在手术室外的延伸，它将体内血液引流至体外储血罐，在氧合器内由经过特殊材质制成的膜肺将血液充分氧合、同时排出二氧化碳，然后在加温后再通过另一路管道将血液回输至患者体内，从而起到部分辅助心肺功能的作用，维持机体循环稳定和各脏器组织的氧合。

ECMO 的管道循环回路模式主要有两种，即静脉 - 静脉间体外氧合（VV-ECMO）和静脉 - 动脉间体外氧合（VA-ECMO）。

VV-ECMO：经深静脉将部分静脉血引流至氧合器内，充分氧合同时排除了 CO_2 后再由机械泵将其泵入另一大静脉。它是将部分血液在右心房水平进行充分氧合并去除 CO_2。静脉 - 静脉转流适用于单纯肺功能受损而心功能尚可的患者。

VA-ECMO：经深静脉将部分静脉血引出，然后经氧合器给予氧合，同时排除 CO_2，然后再重新泵入动脉。它经大静脉置管，在到达右心房水平引流静脉血，再通过大动脉的导管在位于主动脉弓水平处将已排除了 CO_2 并充分氧合的血液回输给动脉系统。VA-ECMO 能够同时支持呼吸和循环功能，可为患者提供较充分的氧供和更有效的循环功能支持，辅助患者维持较高水平的动脉血氧分压，适用于心、肺功能严重衰竭的患者。肺移植手术期间应用较多的为后者。

此外，近年来还有些新型 ECMO 装置正在研发中，例如：

1. 动脉 - 静脉体外氧合（AV-ECMO）　它没有血泵装置，而是拥有一个位于动脉 - 静脉之间的低阻力膜肺，从而将动脉血直接回流入静脉，血流的流动是依靠体内动静脉之间的压力差直接实现。其有效避免了 ECMO 应用时患者出现与机械泵相关的一些并发症，并使临床使用管理更为简便；其缺点是动脉置管的并发症增多，另外相应增加了心脏的负担。

2. 小型膜肺及微型可植入型膜肺　小型、微型的人工肺装置正被研制，这将大大减少使用时对机体血液的破坏，提高使用效率，更有利于临床操作和应用。

相较于传统 CPB，ECMO 的建立更便捷、可持续的闭路循环、无须心脏切开吸引和静脉贮血器、减少血 - 气交换平面、减少凝血激活和免疫级联反应；并且，由于没有了血液停滞，抗凝水平也较低（ACT 200 ~ 250s），而 CPB 时 ACT >

400s。这些都是可直接使患者获利的优势。另外，对于大多数肺移植患者，他们仅需部分 CPB 辅助支持，这使得 ECMO 成为此类手术的理想支持手段。

第二节　ECMO 技术在肺移植围术期的应用

ECMO 作为肺移植围术期心肺支持的手段之一，能及时、适合的给患者提供不同方面的有效支持，保证了手术的顺利进行，维持较稳定的血流动力学，确保麻醉安全，促进术后恢复，改善预后，提高生存率。因此，它可以作为各种原发病的肺移植手术麻醉时的可靠选择。

一、ECMO 在肺移植麻醉前的应用

需行肺移植的患者越来越多，而供体短缺是个持续的难题。在等待肺源过程中，许多终末期肺疾病患者迅速或逐渐出现肺衰竭、肺动脉高压、心力衰竭等情况，导致血流动力学进展性的不稳定，或因肺部氧合功能差导致难治性缺氧从而随时可能死亡。此时可应用 ECMO 作为患者等待肺移植手术的过渡治疗措施之一，以辅助维持循环稳定，改善机体氧合功能，使受者在等待过程中能够维持生命体征，顺利过渡到肺移植手术；同时，全身状况及心肺功能的改善也能提高患者对手术、麻醉的耐受，也可以帮助患者度过术后危险期的治疗。

国内外多个移植中心均有 ECMO 治疗在终末期肺疾病等待移植患者中的应用报道，取得了肯定的治疗效果和价值。

不过，由于 ECMO 存在长时间转流时的细胞破坏、抗凝导致的凝血障碍、感染、肾衰竭等并发症可能，在实际应用时需综合考虑，把握应用指征和时机，选择最适转流模式，争取为患者带来最大利益。

在脑、心死亡的器官捐献供体的维护中，ECMO 也有着广泛的应用报道。尤其在供体器官日益紧缺的形势下，ECMO 可替代部分心脏功能、改善机体氧合、有效维持内环境稳定等诸多优势使其在器官维护时有着光明的应用前景。虽然此类应用尚有一定的伦理争议，目前也还处于探索阶段，而且同样存在并发症的可能，不过，由于其相较于其他维护措施的显著治疗效果，并且随着技术改进和经验的积累，今后 ECMO 在此领域的角色和作用一定会愈加重要。

二、ECMO 在肺移植麻醉期间的应用

肺移植手术过程中，虽然术前均会进行充分的循环功能和氧合评估，但是

无论是单肺移植还是序贯式的双肺移植，均存在长时间的患肺或供肺单独通气，此时仍较易出现低氧血症、二氧化碳蓄积。在夹闭肺动脉、吻合肺动静脉等重要手术步骤时可出现肺动脉压力的急剧变化以及血流动力学的显著波动，增加右室负荷，甚至出现急性心力衰竭。在序贯式双肺移植时，先植入的供肺在单肺通气时可由于再灌注损伤出现肺动脉压力的急剧增加和显著的气体交换功能障碍，明显影响供肺及患者的预后。

因此，面对诸多危险因素，ECMO 在肺移植麻醉期间的应用得到广泛认可并取得显著的治疗效果。对于慢阻肺、肺纤维化等患者，其肺功能常显著下降，肺交换气体功能明显降低；而原发性肺动脉高压患者，其肺动脉压过度升高，肺通气血流比例严重失调，出现右心或全心功能障碍。诸多原因最终均导致患者组织缺氧、微循环障碍、血流动力学不稳定。肺移植麻醉期间，ECMO 多采用 V-A 模式，氧合后的静脉血直接回流入体循环，可很好地改善患者氧合情况，同时也减轻了患者的心肺负荷，避免肺动脉压力和体循环显著波动。

而且，与传统体外循环相比，ECMO 的使用可明显减少术中肝素用量、减少出血，对血细胞的破坏较少，有着较轻的炎性反应及全身的免疫级联反应，减轻移植肺的再灌注损伤，因而在需要体外循环辅助的患者麻醉中有着明显优势。

三、ECMO 在肺移植麻醉后的应用

肺移植患者均为终末期肺疾病，往往病程长、伴有不同程度的低氧血症、右心功能障碍、全身情况差，对手术和麻醉的耐受力均较差，并且肺移植手术创伤较大。因此，在手术完成后，患者需给予持续的机械通气支持以及血管活性药物维持循环稳定。另外，在移植术后早期，最常见的并发症即为原发性移植物功能丧失（primary graft dysfunction，PGD）。PGD 是肺移植术后早期死亡的最常见原因，其治疗措施的显著特点为限制体内的液体量，但单一、过度的限制补液量和脱水可造成循环的进一步不稳定以及多器官功能损伤。因此，在术后氧合、循环较差的患者或出现较严重的 PGD 的患者，经常需要继续进行ECMO 的辅助治疗。

麻醉结束后早期，ECMO 可继续为患者提供氧合和循环的有效支持，让机体和移植肺均能获得"休息"，为原发病的继续治疗、机体全身状况的改善以及移植肺再灌注损伤的修复争取足够的时间。ECMO 可为呼吸、循环不稳定的患者尤其是发生 PGD 的患者提供足够的全身各器官血液灌注，支持心脏功能，维持循环稳定，并避免出现持续缺氧或过于积极的通气治疗所造成的各种损害。

（胡春晓　王桂龙）

参 考 文 献

［1］Hill JD, O'Brien TG, Murray JJ, et al.Prolonged extracorporeal oxygenation for acute post-traumatic respiratory failure(shock-lung syndrome).Use of the Bramson membrane Lung.N Engl J Med, 1972, 286:629-634.

［2］Maslach-Hubbard A, Bratton SL. Extracorporeal membrane oxygenation for pediatric respiratory failure:History, development and current status. World J Crit Care Med, 2013, 2(4):29-39.

［3］Nelems JM, Duffin J, Glynn FX, et al. Extracorporeal membrane oxygenator support for human lung transplantation. J Thorac Cardiovasc Surg, 1978, 76:28-32.

［4］AignerC, WisserW, TaghaviS, etal.Institutional experience with extracorporeal membrane oxygenation in lung transplantation. Eur J Cardiothorac Surg, 2007, 31 (3):468- 474.

［5］HsuHH, KoWJ, ChenJS, et al.Extracorporeal membrane oxygenation in pulmonary crisis and primary graft dysfunction.J Heart Lung Transplant, 2008, 27(2):233-237.

［6］BrooméM, PalmérK, SchersténH, et al.Prolonged extracorporeal membrane oxygenation and circulatory support as bridge to lung transplant. Ann Thorac Surg, 2008, 86(4):1357-1360.

［7］Göran Dellgren , Gerdt C. Riise , etal.Extracorporeal membrane oxygenation as a bridge to lung transplantation: a long-term study. European Journal of Cardio-Thoracic Surgery, 2015, 95-100 .

［8］Jérémie Reeb, Pierre-Emmanuel Falcoz, Nicola Santelmo, et al.Double lumen bi-cava cannula for veno-venous extracorporeal membrane oxygenation as bridge to lung transplantation in non-intubated patient.Interactive CardioVascular and Thoracic Surgery, 2012: 125-127.

［9］毛文君，陈静瑜.体外膜肺氧合在肺移植前支持过渡中的应用.器官移植，2011, 2(4):209-212.

［10］Bruin R, Rajani R, Gelandt E, et al. Simulation training for extracorporeal membrane oxygenation.Ann Card Anaesth, 2015, 18(2):185-190.

［11］Chen TW, Hsieh CB, Chan DC, et al.Marked elevation of hepatic transaminases in recipients of an orthotopic liver transplant from a brain-dead donor receiving extracorporeal membrane oxygenation. Ann Transplant, 2014, 19(3):680-687.

［12］付国伟，赵阳超，王振卿.体外膜肺氧合在器官移植供体支持中的应用.中华实验外科杂志，2016, 4(33):1133-1135.

［13］Abrams DC, Prager K, Biinderman CD, et al.Ethical dilemmas encountered with the use of extracorporeal membrane oxygenation in adults.Chest, 2014, 145(4):876-882.

［14］Pereszlenyi A, Lang G, Steltzer H, et al.Bilateral lung transplantation with intra and postoperatively prolonged ECMO supporition patients with pulmonary hypertension. Eur J Cardiothorae Surg, 2002, 21(5):858-863.

［15］胡春晓，张建余，张渊，等.体外膜肺氧合辅助下序贯式双肺移植的麻醉管理.临床麻醉学杂志，2008, 7(24):595-597.

［16］胡春晓，王志萍，陈静瑜，等.体外膜肺氧合用于肺移植术患者围术期的效果.中华麻醉学杂志，2011, 4(31):504-505.

[17] 朱幸沨，陈静瑜，郑明峰，等 . 体外膜肺氧合在原发性及继发性肺动脉高压肺移植中的应用 . 中华器官移植杂志，2010, 8(31):463-465.

[18] 郑明峰，陈静瑜，朱幸沨，等 . 体外膜肺氧合在肺移植围手术期的应用 30 例 . 中华器官移植杂志，2011, 1(32):28-31.

[19] Smits JM, Mertens BJ, Van Houwelingen HC, et al. Predictors of lung transplant survival in eurotransplant. Am J Transplant, 2003, 3(11): 1400-1406.

[20] 王大鹏，陈静瑜，许红阳，等 . 体外膜肺氧合联合连续肾脏替代疗法在肺移植术后严重原发性移植物失功治疗中的应用 . 中华移植杂志，2015, 9(4):170-173.

[21] 纪勇，陈静瑜，郑明峰，等 . 体外膜肺氧合在肺移植后原发性移植物功能丧失治疗中的临床疗效观察 . 中华器官移植杂志，2016, 3(37):154-158.

第 21 章
肺隔离技术的应用

肺隔离技术是指将左、右肺的通气路径分隔开，对一侧肺进行通气。而对另一侧肺进行气体密封，实现选择性单肺通气，阻止血液、痰液或者脓液等污染物由患侧进入健侧造成交叉感染，同时利于更好地显露胸腔内术野。肺移植手术中采取完善的肺隔离技术，是肺移植手术麻醉管理的关键。目前有三种肺隔离技术：双腔支气管插管、支气管阻塞器、支气管内插管。

第一节　双腔支气管插管

一、双腔支气管导管的选择

双腔支气管导管是目前最主要、最常用的肺隔离方法。现在广泛使用的是无隆突钩的聚氯乙烯 Robert-Shaw 双腔支气管导管。根据导管前端置入的支气管不同可将导管分为左型、右型。成人常用型号有 33F、35F、37F、39F、41F。中国女性常用 35F、中国男性常用 37F，实际使用中，还需考虑患者身高和体型。

双腔支气管导管的基本结构是两个侧侧相连的导管，每一侧导管的目的是对一侧肺通气。导管分左侧管和右侧管，导管远端有支气管套囊，支气管套囊分隔两侧肺，气管套囊将肺与外界隔离。右侧双腔管支气管上有一侧孔，可以对右上叶进行通气。所有双腔管均有 2 个弯曲，远端弯曲的作用是使远端导管易于进入相应的主支气管。近端的弯曲是根据口咽弯度设计的。由于从隆突到右上叶支气管开口的距离存在个体差异，故采用右侧双腔支气管导管插管时常会导致右肺上叶通气不良。因而大多数麻醉医师无论单肺移植还是双肺移植手术，均选用左侧双腔支气管导管。

二、双腔支气管插管的定位

双腔支气管插管后，均需纤维支气管镜进行确认和定位。当支气管镜经双腔支气管导管的气管腔进入，直至气管腔下端开口处时应可见到隆突，并可见到导管的支气管端进入左主支气管，而且也可见到导管套囊的上部（通常为蓝色），但不宜位于隆突上。若未见到左侧双腔支气管导管的支气管套囊，则说明导管插入过深，套囊可能会阻塞左下叶支气管开口，应后退导管直至能见到套囊。理想的支气管导管套囊充气应在仅对支气管腔通气时，从开放的气管腔听不到漏气音为止。患者体位改变后，应重新确认双腔支气管导管的位置，因为从仰卧位转向侧卧位时，导管与隆突的位置关系可能发生改变。

当双腔支气管导管位置不佳常表现为：肺顺应性差和呼气量降低。应用左侧双腔支气管时可能出现的问题为：①导管过深；②导管过浅；③导管插入右主支气管（错误侧）。如果导管插入过深（易发生于身材矮小患者），则当支气管腔开口位于左下叶或左上叶支气管内时，导管的支气管套囊分别可阻塞左上叶或左下叶支气管开口。如果导管插入过浅，则支气管套囊可阻塞右主气管口。在这两种情况下支气管套囊放气后，均可改善肺通气，有助于鉴别。有时候支气管可能位于左上叶或左下叶支气管内，但气管腔开口仍位于隆突上方，此时如夹闭支气管腔，则可出现左肺单肺叶塌陷。更严重者，若为右侧开胸手术，在夹闭气管腔时，则仅有左上肺叶或左下肺叶通气，通常可迅速出现低氧血症。

如果导管不慎插入对侧主支气管，则可采用纤维支气管镜将导管调整至正确的位置：①支气管镜经支气管腔到达导管尖端；②在直视下，将导管联通支气管镜一并退入气管内，恰好位于隆突上方；③然后先将支气管镜进入正确的支气管内；④最后在支气管镜引导下，轻轻插入双腔支气管导管。

三、双腔支气管插管的并发症

使用双腔支气管导管主要的并发症有：①导管位置不佳或阻塞引起低氧血症；②创伤性喉炎（尤其是带有隆突钩的双腔支气管导管）；③支气管套囊过度充气可引起气管支气管破裂；④手术中可不慎将导管缝合于支气管上（表现为拔管时不能后退导管）。

第二节　支气管阻塞导管

常见的支气管堵塞导管包括：带有阻塞套囊的单腔气管导管，如 Univent

☆☆☆☆

导管等；新型带导丝的支气管阻塞导管，如 Arndt blocker、Cohen 堵塞器、Fogarty 取栓导管、Papworth BiVent 导管。

一、Univent 导管

Univent 导管系一单腔导管，导管前开一侧孔，其间通过一直径 2mm 的支管堵塞器，支气管堵塞器可在导管腔内前后移动且前端成角。插管前，抽掉支气管堵塞管气囊中的气体，使得支气管堵塞器的气囊完全缩回到小管腔上。在纤维支气管镜直视下，可操控支气管堵塞管进入到指定的主支气管内。直视下给支气管堵塞管得套囊充气，直到气囊封闭主支气管，达到分离两肺的目的。

优点：使用 Univent 导管的患者术毕无须更换单腔管。

缺点：外径相对较大，外科操作时支气管堵塞器可能移位；管腔内径较小，吸痰困难，而且可能会延长肺完全萎陷的时间。

二、Arndt 支气管堵塞器

Arndt 支气管堵塞器是一种有引导线的阻塞器，远端套囊为低压高容型。使用时纤维支气管镜先通过阻塞管末端线环，然后直视下到达指定主支气管，最后使支气管堵塞器滑入指定的主支气管。用纤维支气管镜证实堵塞器的位置和密闭性。然后溢出线环，这是内径 1.6mm 的管腔可用于吸痰和通气。外径较大，需要一个较大内径的单腔管（8mm）与之相匹配。

三、Cohen 堵塞器

Cohen 堵塞器和 4mm 的纤维支气管镜可通过标准的单腔管，为一种可单独使用的阻塞器。该阻塞器最大的特点是尖端柔韧，偏曲可达 90°以上，很容易到达指定主支气管，其尖端的偏曲可以通过转动堵塞器近端的转动装置来实现。堵塞器的套囊为高容量、低压力、梨形，这些特点可使主支气管封闭良好。内径为 1.6mm 的管腔可用于肺的萎陷操作和低氧血症的通气治疗。

四、Fogarty 导管

Fogarty 导管是一种可充气的导管，充气容量为 3ml，与单腔气管导管合用（在气管导管内或外）后即可作为隔离肺装置。Fogarty 导管内的导丝有助于置入。

第三节　单腔支气管内插管

单腔支气管内插管，即用一单腔支气管导管插入一侧主支气管，进行单侧肺通气。Gordon-Green 导管是一种可用于左侧开胸手术的右侧单腔导管；这种导管带有支气管和气管套囊以及隆突钩，使支气管套囊充气可隔离并仅对右侧肺通气；使支气管套囊放气并使气管套囊充气，则可双肺通气。

单腔支气管内插管的主要缺点是不能对另一侧肺进行吸引，如果遇到术中紧急情况（出血等），会比较被动。临床上已很少使用。

（王志萍　胡春晓）

第 22 章
离体呼吸支持技术

临床上肺移植供肺的来源多为脑死亡和无心跳供者。在供肺取下到受体移植期间，死亡病人的自主呼吸大多消失，靠呼吸机械通气机维持，而呼吸支持的恰当与否也直接关系着肺移植手术的成功与否。

一、保护性肺通气策略

为了避免和减少供者呼吸机相关肺损伤以及肺不张的发生，积极的肺保护通气策略可以避免或逆转潜在肺供者呼吸机相关性肺损伤、神经源性肺水肿及肺不张。供者肺维护及机械通气策略原则包括：

1. 气道的管理 早期建立人工气道时应选择适合型号的气管插管，成年男性选择 7.5 ～ 8.5mm 导管，女性选择 7.0 ～ 8.0mm 导管。推荐选择带聚氨酯锥形气囊和（或）带有声门下吸引的气管导管。对于囊上滞留液多的患者建议持续声门下吸引，并保持气囊压 > 2.45kPa（25cmH$_2$O），同时抬高床头至 30°～ 45°，早期留置鼻肠管、加强口腔护理（复方洗必泰含漱液清洗口腔）以减少误吸。死亡患者自主呼吸消失，导致气道的加温、湿化、排痰功能都消失。需加强气道湿化，首选主动式加热湿化器。定时吸痰，选择密闭式吸痰器，保持气道通畅同时降低肺塌陷的发生。必要时行纤维支气管镜下吸痰及肺泡灌洗。如患者出现肺不张，可结合肺膨胀治疗、体位引流后行气道吸引。

2. 小潮气量 肺保护通气的潮气量设置在 6 ～ 8ml/kg 较为理想，平台压维持在 < 2.94 kPa（30cmH$_2$O）的较低水平，避免肺泡过度膨胀及剪切伤的发生。研究证实，小潮气量通气可以降低患者呼吸机相关性肺损伤，同时促进肺移植术后肺功能的改善。

3. 避免氧中毒 FiO$_2$ ≤ 50%，维持血氧饱和度为 92% ～ 95% 即可。

4. 适当的呼气末正压 呼气末正压设置在 0.784 ～ 0.980 kPa（8 ～ 10cmH$_2$O）较高的水平，以维持肺泡开放，并且可增加功能残气量，提高肺泡 - 动脉血氧分压差。因此在供者维持循环稳定的基础上维持较高水平的呼气末正压，有助

☆　☆　☆　☆

于扩大标准供肺氧合指数的改善。Mifiambres 等的研究表明，肺保护性通气合并呼气末正压维持在 0.784 ~ 0.980kPa（8 ~ 10cmH$_2$O）能有效能减弱肺血管收缩，增加扩大标准供肺的利用率。肺保护性通气策略结合肺复张、高 PEEP 可以使脑死亡患者 6 ~ 8h 内 PaO$_2$/FiO$_2$ 上升 100mmHg，从而提高 1/3 的供给率。

5. 肺复张　脱机时，由于缺乏 PEEP 支持，肺泡再次塌陷，如施行支气管镜、更换导管、转运、T 管行窒息试验后（或 PaO$_2$/FiO$_2$ 下降至 300mmHg 以下，或合并存在肺部感染、肺水肿、肺不张时），需及时进行肺复张。常用的肺复张方法如：叹息式呼吸法，设置 2 倍潮气量进行 10 次通气；PCV 法，吸气峰压为 25 ~ 30mmHg，PEEP 为 0.980 ~ 1.47kPa（10 ~ 15cmH$_2$O），潮气量维持 8 ~ 10ml/kg，持续 2 h；持续气道正压（CPAP）法，设置 CPAP 为 3.92kPa（40cmH$_2$O），维持 30 s，每 20min 重复 1 次，行 3 个周期。虽然目前尚无肺复张手法规范流程，不管是何种肺复张手法，肺复张须评估血流动力学是否稳定。肺复张成功与否，与肺复张实施的压力和时间相关。另外改善氧合的方法包括，VCV 模式下降低吸气流速或 PCV 下延长吸气时间以增加平均气道压，利于肺内气体分布。气道压力释放通气（airway pressure release ventilation，APBV）为另一可用于潜在供肺患者以促进氧和降低气道压的通气方式，其优势主要体现在仍有自主呼吸的患者。

二、供肺运输氧供

1. 深低温静态保存结合离体肺体外灌注技术（EVLP）：其设备包括一个类似于体外循环装置及呼吸机，先低温摘取并用经典"深低温静态法"保存运输供肺，至手术室后将离体肺的肺动脉及左心房分别与一个类似于体外循环装置的灌注管及引流管连接进行体外灌注 4 ~ 16h。装置中流转的不是血液，而是去细胞的 Steen 液，离体供肺的气管仍与呼吸机相连 [呼吸参数：潮气量 7ml/kg，呼吸频率 7 次 / 分，氧浓度 0.21，呼气末正压（PEEP）5cmH$_2$O（1cmH$_2$O=0.098kPa）]，其氧合主要依靠呼吸机；氧合后的血经肺静脉回流至贮血器，脱氧器（脱氧气：93% 的氮气、7% 的二氧化碳）脱氧后，主泵将脱氧血经肺动脉灌入供肺，以维持最低的代谢水平并不断排除代谢废物。多伦多肺移植组的实验数据表明：在低温保存后采用 EVLP 技术，可减少并修复由低温冷缺血期造成的肺损伤、改善供肺保存质量，降低了移植后 PGF 的发生率。但是这种 EVLP 技术不适用长时间远距离运输过程中的动态灌注保存，仍必须以经典"深低温静态保存"为基础保存技术，故不能避免"深低温静态保存"本身所导致的供肺时间依赖性缺血 / 再灌注肺损伤。

2. 采用氧合血经肺动脉体外持续灌注保存并运输离体供肺技术：肺虽然具有两组血液循环即肺动静脉（功能血管）和支气管动静脉（营养血管），但两组

☆ ☆ ☆ ☆

血管间有毛细血管网吻合；不使用呼吸机，单纯采用氧合血经肺动静脉体外连续灌注离体供肺，理论上氧合血也会通过毛细血管网维持肺组织及支气管的营养及氧供。因此，国内学者龙小毛等提出"不使用呼吸机，单纯采用氧合血经肺动脉体外持续灌注保存离体供肺"的假说。龙小毛等建立了灌注装置模型，体外评估及动物实验初步证实：氧合血灌注组保存了细胞活性，可促进肺组织的自我修复；肺血管肺水肿分级及促炎症因子的表达量显著低于低温组；氧合指数显著优于低温组。但体外评估并不能完全模拟肺移植后体内复杂的炎症反应及免疫反应等；而缺血 / 再灌注诱导的肺损伤及 PGF 主要发生于移植术后 72h 内，龙小毛等的动物实验观察时间为术后 24h，故亦未能提供相关的实验数据。因此，需建立动物肺移植模型，在完全生理状态下，进一步对"不使用呼吸机、单纯氧合血体外持续灌注保存供肺技术"的安全性及有效性进行更长时间（72h以上）及更系统地评价。

3. 供肺保存期间保持充气状态，但充气过度会增加再灌注损伤，导致急性肺功能障碍。在动物实验中，肺膨胀程度被限制在肺总容量的 50% 左右，处于膨胀状态的供肺在低温状态时仍维持一定代谢活性，提供一定的氧气有利于减少无氧代谢和延缓细胞死亡。理论上高浓度氧充气更有利于延长保存时间，但是吸入氧浓度高于 50% 可能会助长氧自由基的产生，加速脂质过氧化，目前临床上多使用氧浓度低于 50% 的气体来膨胀供肺。

（王志萍　周晓彤）

第 23 章
血液保护技术

血液保护（blood conservation）就是通过各种方法，保护和保存血液，防止丢失、破坏和传染，并有计划地管理好、利用好这一天然资源。血液保护这个概念早在 20 世纪 50 年代中期就已提出，随着血源的短缺和输血传播性疾病的严重威胁，血液保护现已得到全世界的广泛认同和高度重视。 现代医学提倡手术中尽一切可能减少血液丢失和减少同源异体血的输注，其目的不仅仅是为了珍惜血液资源，更重要的是为了保障手术病人的生命安全。目前临床上开展的血液保护方法日益增多，技术也日趋成熟，为血液保护的广泛实施奠定了物质基础。肺移植手术作为一种创伤大、时间长的移植手术，其输血输液不可避免，因此，血液保护就显得尤为重要。

第一节　药　物　保　护

止血药物对于血液保护非常重要，既可以在围术期预防性的应用以减少手术野的失血，也可以作为大出血时的治疗措施。临床上应用的止血药物包括抗纤维蛋白溶解药物（如抑肽酶、赖氨酸类似物氨基己酸和氨甲环酸），重组活化 VII 因子（rF VII a），以及促红细胞生成素（Erythropoietin，EPO）等。

一、抗纤维蛋白溶解药物

抑肽酶是血浆纤维蛋白溶酶的直接抑制物，赖氨酸类似物氨基己酸和氨甲环酸可与血浆纤维蛋白溶酶原结合而抑制其与纤维蛋白的结合，从而干扰纤维蛋白溶解的进程。

在麻醉后手术前或体外循环前选择性或预防性的应用抗纤溶药物、可逆性的血小板抑制剂或凝血酶抑制剂（只用于心血管手术），以抑制某些血液成分的最初反应，使之不能激活或处于"冬眠状态"，或暂时停止体外循环中凝血过程的发展及"全身炎症反应"，抑制补体激活，抑制中性白细胞、血小板和单核细胞的释放。这些抑制是可逆的，待手术结束后再恢复和"苏醒"，因其类似全麻过程故称"血液麻醉"。抑肽酶是血液麻醉的代表药物，可减少手术出血量54.8%。抑肽酶是一种广谱蛋白酶抑制剂，通过可逆地与丝氨酸酶活性中心结合而抑制丝氨酸蛋白酶，如胰蛋白酶、糜蛋白酶、纤溶酶、激肽酶及凝血因子 X II a 等。因此，抑肽酶不但能抑制纤溶系统的激活，同时也保护了血小板的聚集。另外抑肽酶还能抑制内源性凝血途径，减少凝血因子的消耗。因此，抑肽酶抗凝血作用也是围术期减少出血的重要机制之一。抑肽酶减少手术出血十分显著，常可使 50% 以上的大型手术避免输血。常用剂量为 0.5 万～1.0 万单位 /kg，2h 后可再应用，少数患者有过敏反应。

　　一项循证医学系统评价研究显示，在大型心脏手术和非心脏手术中，应用抗纤溶药物可有效减少失血，降低异体输血需求，并可减少术后外科止血再次手术发生率。在大部分手术中，赖氨酸类似物与抑肽酶的临床效果并无明显差异，但费用更低，且氨甲环酸较氨基己酸血液保护作用更强。在高风险移植手术中，存在严重失血的可能性，抑肽酶较氨甲环酸更有效。现有证据并未发现抑肽酶可增加血管堵塞或死亡风险，但不能排除增加肾功能不全的风险。

二、重组活化Ⅶ因子

　　新型止血药，对于体外循环、肝移植和其他大手术的困难止血有显著功效。重组的Ⅶ a 能直接作用于出血处，与局部组织因子 TF 结合形成Ⅶ a/TF 复合物，再进一步激活共同凝血通路上的 X 因子和内源性通路上的 IX 因子，增加局部凝血酶的产生，同时还通过不同机制增强血小板功能，在严重出血和其他治疗手段失败时，Ⅶ a 能有效减弱体外循环和其他大手术的出血。由于它不激活全身的凝血系统，很少发生高凝和血栓事件。

三、EPO

　　术前应用 EPO 能够有效提升红细胞水平和减少异体 RBC 输入，但价格不菲，费用与自体储血相当。为增强效果，宜辅以口服或静脉用铁剂。其剂量与 RBC 增加具有线性量效关系。术前 EPO 应用耐受良好。晚期肾病患者长期应用 EPO 产生的诸如高血压和血栓疾病，在手术患者术前应用时很罕见。对于心脏和骨关节大手术患者，如术前 Hb < 100g/L，术前 4 周可每周皮下注射 EPO 3 万～4 万单位，以促进骨髓造血；同时口服铁剂、叶酸和维生素 B_{12} 等，以促进铁的吸收，防止缺铁，这样可明显减少同种输血。另外，术前应用 EPO 还可以使 ANH 更加有效，并提高对大量失血的耐受力。对于肺移植患者，因机体长期处于慢性

缺氧状态，RBC 常代偿性增多，其 EPO 的使用仍有待进一步的研究。

四、纤维蛋白黏合剂

纤维蛋白黏合剂是用于局部止血的药物，由人纤维蛋白原、凝血酶或 Ⅷ 因子，以及牛抑肽酶等组成。在心血管手术、骨科手术中已广泛应用纤维蛋白黏合剂以促进局部止血，并有研究报道可减少术中或术后的输血量，但纤维蛋白黏合剂价格昂贵，使其广泛应用受到了一定的限制。

五、人造携氧剂（Artificial Oxygen Carriers）

对于人造携氧剂的研究一直也是研究者们努力的方向。这种无细胞的血红蛋白溶液是一种氟碳乳剂，属于合成携氧剂。其优势在于无基质、无抗原性、携氧能力强、能够长时间（2 年以上）储存等。但同时存在很多局限性，如血管内周期只有 1 ~ 2h，可能存在肾毒性和引起高血压、可能造成免疫抑制或部分过敏反应等。目前各种人造携氧剂产品的研究尚处于不同时期的临床试验阶段，均未获得美国 FDA 的批准。

第二节　血液稀释技术

血液稀释指在手术前为患者采血并暂将血液储存起来，用晶体液或胶体液补充循环血容量，手术过程中利用稀释血液维持循环，最大限度地降低血液浓度而减少丢失血液红细胞数，从而减少失血，然后有计划地将采集的血液回输，使术后 Hb 和 Hct 达到不同程度的恢复。

目前较为常用的方法是急性等容血液稀释（ANH）。ANH 的优势在于可以尽可能地避免术中异体血液的输注，且不会存在保存损伤的发生，同时血液中还富含凝血因子成分。另一个好处就是自体血液的采集、回输对于有不能接受异体血信仰的人来说是可以接受的。ANH 最大的不足就是对于自体血回收的不利影响。据估计经过 ANH 后的自体血液回收量至多可达 100 ~ 200 ml，几乎不足以避免再次进行异体血液的输注。目前 ANH 已应用于体外循环、胸腹大动脉及脊柱等手术。ANH 前如果血红蛋白浓度较高，ANH 的效果会更好。ANH 可能的风险主要与血红蛋白浓度降低以及补液有关。通常冠心病、心肌功能降低、二尖瓣反流以及老年人都能耐受中度 ANH。适当的血液稀释后动脉氧含量降低，但足够的氧供不会受影响，主要是心排血量和组织氧摄取率增加的代偿作用。血容量正常时，心率一般不会增快，ANH 还可降低血液黏稠度，使组织灌注改善。纤维蛋白原和血小板的浓度与血细胞比容的平行性降低，但血细胞比容＞0.20 时，凝血不会受到影响。与自体储血相比，ANH 方法简单、成本较低；有些不适合自体储血的患者，在手术室严密监护下，可以安全地进行 ANH；疑有菌血症的患者不能进行自体储血，而 ANH 不会造成细菌在血内繁殖；肿瘤手术及伤口感染手术不能进行血液回收，但可以应用 ANH。

肺移植手术中使用 ANH 应十分谨慎，对于不能使用血液回收的严重肺部感染患者及疑有菌血症的患者可以使用 ANH 是其一大优势，但输入大量液体可致血液稀释，血浆渗透压下降，增加肺水肿的发生的风险；此外肺移植病人肺功能严重不全，肺氧合存在困难并伴有不同程度的肺心病，在运用 ANH 前应严格评估适应证和病人的耐受情况。在使用体外膜肺氧合（extracorporeal membrane oxygenation，ECMO）的情况下，机体氧合得到改善，心脏前负荷减轻，ANH 的运用条件可以适当放宽。

第三节　自体血回收技术

自体血液回收指使用吸引器等装置回收手术野的血液，经滤过、洗涤和浓缩等步骤后再回输给患者，在临床上已广泛应用于预期失血量较多的手术。与术前自体备血和等容性血液稀释相比，血细胞的回收技术具有很多优势，患者在手术野的失血和术后出血都可经过收集、洗涤后重新回输到体内。使用这一技术理论上可使 60% 的术中失血得到回输，患者可以不需要异体输血而得到足够的血容量的补充。回收的血液虽然是自体血，但与血管内的血及自体储存的血仍有差别。

血液回收有多种技术方法，其质量高低取决于对回收血的处理好坏，处理不当的回收血输入体内会造成严重的后果。目前先进的血液回收装置如洗血球机（Cell saver）已达全自动化程度，按程序自动过滤、分离、洗涤红细胞，并装袋备用。如出血过快来不及洗涤，也可立即回输未洗涤血液，以备应急需要。应用 ICS 的适应证为：预期出血量＞1000ml 或＞20% 估计血容量；患者低 Hb 或有出血高风险；患者体内存在多种抗体或为稀有血型；患者拒绝接受同种异体输血等。ICS 用于可能需要大量血液制品输入的急诊患者可得到最佳效果。目前对于在肿瘤手术中是否使用血液回收技术，意见尚不统一。主要怕癌细胞混杂于血液中，暂时倾向于不用血液回收技术。一般来说，在污染的术野和恶性肿瘤手术中，血液回收是禁忌的。在沾染血液的手术区有大量的癌细胞，在洗涤过程中癌细胞不能被清除，理论上经过过滤或放射线照射能够减少或清除癌细胞。如果放射线照射洗涤过的 RBC 悬液能够安全清除全部癌细胞，将来可以考虑将血液回收用于肿瘤手术。对于伴有严重肺部感染的患者，自体血回收仍存在一定争议，主要怕病菌及其产生的毒素过滤分离不完全后回输造成菌血症或毒血症。

第四节　血液加温技术

在肺移植手术过程中，常需要进行大量输血输液。通常情况下，全血与红细胞制品等保存于 $2 \sim 6℃$ 中，血浆和冷沉淀保存于 $-20℃$ 以下，血小板保存于 $20 \sim 24℃$。大量输血的致命三联征之一为低体温。患者的体温低至 $35℃$ 可引起凝血功能障碍，引起出血不止和手术伤口的广泛渗血，临床医师常误认为是 DIC 或稀释性凝血病。治疗不当会增加输血和输液量，往往越输越出血，越出血越输，最终导致患者死亡。此时医师应重视对患者的保温给输入的液体和血液加温。文献报道，一袋库存血（400ml）从 $4.0℃$ 升到 $37℃$ 需要 6394J 的热量，机体在接受较大量的库存冷血时会引起静脉痉挛，使输血困难或患者感到寒冷和不适，导致患者体温降低，易发生室颤、心律失常等症状。

1. 血液加温的方法

（1）最简单的方法是将血袋置于 $37℃$ 水浴（不要将连接于血袋上的输血管浸入水中，以免污染）。并且轻轻摇动使血液受热均匀，复温 10min 取出备用。

（2）采用输血加温器为患者加温输血。运用采取逆电流热交换法、干热法、温度调节水浴法、线上微波法等原理的加温输血器对输注的血液进行加温。

2. 血液加温的控制点

（1）加温的血液控制在 $32℃$，不得超过 $35℃$，以免造成红细胞损伤或破坏而引起急性溶血反应；加温过的血液要尽快输用，因故未能输注不得再入冰箱保存。

（2）加温时间应适宜。时间过长，易使库血中的成分破坏；时间过短，不能达到理想的复温效果。

（3）不要将多袋血同时加温，因为大量输血常在抢救时实施，假如患者因故不能输血，而加温过的血液不得再入冰箱保存，这样会造成不必要的浪费。

（4）加温后的血液尽快输注，以防细菌性输血反应。

3. 血液加温后某些指标的变化　有研究表明，库血复温（$37℃$，水浴10min）后血液红细胞、血红蛋白、血细胞比容、白细胞、血小板、血清 K^+、Na^+、Cl^- 无明显改变，即复温对库血有形成分和生化无影响。

4. 血液加温输注的效果　由于受到麻醉药物、外科暴露和环境温度等影响，全身麻醉的手术患者大多都会发生低体温。低体温会导致机体骨骼肌张力增加，从而发生寒战反射；而寒战会使机体耗氧量成倍增加，极易发生术后低氧血症，从而不利于患者的机体恢复。快速输入大量库存血会引起体温下降，低温进一步诱发机体一系列病理变化，包括应激反应及免疫功能不足、药物清除障碍、乳酸积累、心律失常等。

研究表明，加温输血能够降低寒战、低体温等发生率，有利微循环改善，提高患者的手术耐受性。加温输血在输注过程中，由于适当加温可使血液在长时间 4.0 ℃库存中自然聚集形成的小团块自动解散，降低血液黏度，血液温度与患者体温接近，使输注过程畅通、顺利，患者易于接受。

第五节　成分输血

成分输血就是将采出的全血，通过科学的方法分离成体积小、纯度高、临床疗效好、不良反应少的单一血液成分，然后根据不同病人的需要，依据缺什么补什么的原则，输给相应的制品。

一、成分输血的优点

1. 制剂容量小，浓度和纯度高，治疗效果好。
2. 使用安全，不良反应少。
3. 减少输血传播疾病的发生。
4. 便于保存，使用方便。
5. 综合利用，节约血液资源。

二、成分输血的临床应用

(一) 红细胞

品名	特点	保存方式及保存期	作用及适应证	备注
浓缩红细胞 (CRC)	每袋含 200ml 全血中全部 RBC，总量 110~120ml，血细胞比容 0.7~0.8。含血浆 30ml 及抗凝剂 8~10ml，运氧能力和体内存活率等活率率同一袋全血 规格：110~120ml/袋	4℃±2℃ ACD：21d CPD：28d CPDA：35d	作用：增强运氧能力 适用： ①各种急性失血的输血 ②各种慢性贫血 ③高钾血症、肝、肾、心功能障碍者输血 ④小儿、老年人输血	交叉配合试验
少白细胞红细胞 (LPRC)	过滤法：白细胞去除率 96.3%~99.6%，红细胞回收率>90% 手工洗涤法：白细胞去除率 79%±1.2%，红细胞回收率>74%±3.3% 机器洗涤法：白细胞去除率>93%，红细胞回收率>87%	4℃±2℃ 24h	作用：(同 CRC) 适用： ①由于输血产生白细胞抗体，引起发热等输血不良反应的患者 ②防止产生白细胞抗体的输血（如器官移植的患者）	与受血者 ABO 血型相同
红细胞悬液 (CRCs)	400ml 或 200ml 全血离心后除去血浆，加入适量红细胞添加剂后制成，所有操作在三联袋内进行 规格：由 400ml 或 200ml 全血制备	(同 CRC)	(同 CRC)	交叉配合试验

续表

品名	特点	保存方式及保存期	作用及适应证	备注
洗涤红细胞（WRC）	400ml 或 200ml 全血经离心去除血浆和白细胞，用无菌生理盐水洗涤 3～4 次最后加 150ml 生理盐水悬浮。白细胞去除率＞80%，血浆去除率＞90%，RBC 回收率＞70% 规格：由 400ml 或 200ml 全血制备	（同 LPRC）	作用：增强运氧能力。 适用： ①对血浆蛋白有过敏反应的贫血患者 ②自身免疫性溶血性贫血患者 ③阵发性睡眠性血红蛋白尿症 ④高钾血症及肝肾功能障碍需要输血者	主侧配血试验
冷冻红细胞（FTRC）	去除血浆的红细胞加甘油保护剂，在 −80℃保存，保存期 10 年，解冻后洗涤去甘油，加入 100ml 无菌生理盐水或红细胞添加剂或原血浆。白细胞残留率≤1；血浆去除率＞99%；RBC 回收率＞80%，残余甘油量≤10g/L。洗除丁枸橼酸盐或磷酸盐，K⁺，NH₃ 等 规格：200ml/袋	解冻后 4℃ ±2℃ 24h	作用：增强运氧能力。 适用： ①同 WRC ②稀有血型患者输血 ③新生儿溶血病换血 ④自身输血	加原血浆悬浮红细胞要做交叉配血试验。加生理盐水悬浮只做主侧配血试验

（二）血小板

品名	特点	保存方式及保存期	作用及适应证	备注
手工分离浓缩血小板（PC-1）	由 200ml 或 400ml 全血制备。血小板含量为 ≥2.0×10¹⁰/袋 20～25ml ≥4.0×10¹⁰/袋 40～50ml 规格： 20～25ml/袋 40～50ml/袋	22℃ ±2℃（轻振荡）24 h（普通袋）或 5d（专用袋制备）	作用：止血 适用： ①血小板减少所致的出血 ②血小板功能障碍所致的出血	需做交叉配合试验，要求 ABO 相合，一次足量输注

续表

				ABO 血型相同
机器单采浓缩血小板 (PC-2)	用细胞分离机单采技术，从单个供血者循环血液中采集，每袋内含血小板 $\geq 2.5 \times 10^{11}$，红细胞含量 < 0.4ml 规格：150 ~ 250ml/ 袋	(同 PC-1)	(同 PC-1)	ABO 血型相同

(三) 白细胞

| 机器单采浓缩白细胞液 (GRANs) | 用细胞分离机单采技术由单个供血者循环血液中采集。每袋内含粒细胞 $\geq 1 \times 10^{10}$ | 22℃ ±2℃ 24h | 作用：提高机体抗感染能力 适用：中性粒细胞低于 0.5×10^9/L，并发细菌感染，抗生素治疗 48 h 无效者（从严掌握适应证） | 必须做交叉配合试验。ABO 血型相同 |

(四) 血浆

| 新鲜液体血浆 (FLP) | 含有新鲜血液中全部凝血因子。血浆蛋白为 60 ~ 80g/L；纤维蛋白原 0.2 ~ 0.4g/L；其他凝血因子 0.7 ~ 1 单位 /ml 规格：根据医院需要而定 | 4℃ ±2℃ 24h（三联袋） | 作用：补充凝血因子，扩充血容量。适用：①补充全部凝血因子（包括不稳定的凝血因子 V、VIII）②大面积烧伤、创伤 | 要求与受血者 ABO 血型相同或相容 |
| 新鲜冷冻血浆 (FFP) | 含有全部凝血因子。血浆蛋白为 60 ~ 80g/L；纤维蛋白原 0.2 ~ 0.4g/L；其他凝血因子 0.7 ~ 1 单位 / 毫升 规格：自采血后 6 ~ 8h（ACD 抗凝剂：6h 内；CPD 抗凝剂：8h 内）速冻成块 规格：200ml，100ml，50ml，25ml | −20℃ 以下一年（三联袋） | 作用：扩充血容量，补充凝血因子 适用：①补充凝血因子②大面积创伤、烧伤 | 要求与受血者 ABO 血型相同或相容 37℃ 摆动水浴融化 |

续表

			作用/适用	
普通冷冻血浆（FP）	FFP 保存 1 年后即为普通冷冻血浆 规格：200ml，100ml，50ml，25ml	-20℃以下 4 年	作用：补充稳定的凝血因子和血浆蛋白 适用： ①主要用于补充稳定的凝血因子缺乏，如Ⅱ、Ⅶ、Ⅸ、Ⅹ因子缺乏 ②手术、外伤、烧伤、肠梗阻等大出血或血浆大量丢失	要求与受血者 ABO 血型相同
冷沉淀（Cryo）	每袋由 200ml 血浆制成。含有：Ⅷ因子 80～100 单位；纤维蛋白原约 250mg；血浆 20ml 规格：20ml	-20℃以下 1 年	适用： ①甲型血友病 ②血管性血友病（vWD） ③纤维蛋白原缺乏症	要求与受血者 ABO 血型相同或相容

（王志萍　周漆非）

第 24 章
TCI 技术

一、概念

靶控输注（Target-controlled infusion， TCI）是以药代动力学理论为依据，利用计算机对药物在体内过程、效应过程进行模拟，并寻找到最合理的用药方案，继而控制药物注射泵，实现血药浓度或效应部位浓度稳定于预期值（靶浓度值），从而控制麻醉深度，并根据临床需要可随时调整给药系统。靶控输注可以迅速达到并稳定于靶浓度，诱导时血流动力学平稳、麻醉深度易于控制、麻醉过程平稳、还可以预测病人苏醒和恢复时间，使用简便、精确、可控性好。但由于药代学模型的误差、个体变异性的影响、输注泵的精确度以及药效学的相互作用也会影响靶控输注的麻醉效果。

根据靶浓度设定部位可以分为血浆靶控输注和效应室靶控输注两种模式。而根据调节机制又可以分为开放环路靶控和闭合环路靶控两种模式。

二、原理及构造

TCI 系统是在药代动力学基础上，由计算机模拟某种药物注射后血浆或效应室浓度变化规律，根据目标浓度，计算给药的速率并维持稳定的血药浓度，从而实现靶控给药。

TCI 系统由三部分组成：微计算机控制的输注泵、根据药代动力学模型编写的控制程序及相关的辅助部件（如接口）等。

三、常用术语

1. 目标药物浓度：是指根据临床麻醉需要而预设并由计算机控制实施给药后，在预设的目标组织中达到的药物浓度，目标组织可以使血浆，也可以是效应部位（中枢神经系统）。

2. 预期药物浓度：是指计算机根据药代动力学模型，通过模拟计算得出的即时血药浓度或效应部位药物浓度。预期药物浓度是即时模拟浓度，计算机程序实质上就是通过控制药物的静脉输注速率，使预期药物浓度尽快达到目标药物浓度。

3. 实测药物浓度：是指通过采血检测而得到的血药浓度。由于检测流程复杂耗时，无法立即得出结果，通常仅用于科研。实测药物浓度是分散不连续的，而由计算机模拟的预期药物浓度可以近似认为是连续的。

4. 效应部位药物浓度：一种药物的麻醉效果取决于其作用部位的浓度（或生物相浓度），因为麻醉药最初的作用部位在脑，通常只能通过药物效应由血药浓度推算而得出。

5. $T_{1/2}keo$ 是指恒速给药时，血浆和效应室浓度达平衡的时间（效应室药物浓度达到血浆浓度 50% 所需的时间）。$T_{1/2}keo=0.693/keo$，其意义是可以决定起效快慢。如果持续输注（或停止输注）5 个 $T_{1/2}keo$，可以认为效应室的药物浓度达到稳态（或药物基本消除）。

6. 时量相关半衰期（context-sensitive half-time，$T_{1/2}cs$）是指维持某恒定血药浓度一定时间(血药浓度达稳态后)停止输注后,血药浓度(作用部位药物浓度)下降 50% 所需的时间。它不是定值，而是随输注剂量、时间的变化而变化。其意义是可以预测停药后的血药浓度。采用这两个参数较短的药物才能达到诱导、恢复都十分迅速的目的，又利于在麻醉过程中根据需要迅速调节麻醉深度，真正体现出靶控输注的特点。

四、影响因素

1. 系统硬件　主要指输液泵的准确性。

2. 系统软件　主要指药动学模型数学化的精度。

3. 药动学的变异性　这是影响 TCI 系统准确性的最主要来源。包括两个部分：一是所选择的药代模型本身错误；二是 TCI 系统的药代参数只是对群体的平均估计，与个体实际的药代参数之间有着相当的差距。

五、评价指标

1. 执行误差（PE）的百分数 $PE\%=(Cm-Cp)/Cp\times100\%$，其中 Cm 为实测血药浓度，Cp 为预期血药浓度。

2. 偏离性（bias）：以执行误差的中位数（MDPE）表示。MDPE 反映系统偏离预期药物浓度的程度，即实测药物浓度高于或低于预期药物浓度的程度。

3. 精密度：又称校对误差，用执行误差绝对值的中位数（MDAPE）衡量。

所有实测浓度和预期浓度的误差。

4. 分散度：用每小时点 APE 变化表示，是对一段时间内的 PE 绝对值（APE）作线性回归的斜率。代表一定时间内的执行效果的稳定性。正值代表测量值于预期值的差距进行性增大，负值表示测量值趋近预期值。

5. 摆动度：用中位绝对偏差（MDADPE），即执行误差相对 MDPE 的偏差绝对值的中位数表示。该参数衡量误差的变异程度，代表执行误差的易变性。

六、临床应用和发展方向

1. 在临床麻醉中的应用　TCI 技术可以用于巴比妥类、阿片类、丙泊酚、咪达唑仑等麻醉药物的诱导和麻醉维持。复合双泵给予丙泊酚和短效镇痛药，可满意进行全凭静脉麻醉。TCI 技术为麻醉医师应用静脉麻醉药提供了类似吸入麻醉药挥发罐的控制手段，使得静脉麻醉的可控性增强且操作简单。在肺移植手术中，TCI 技术的应用使得最小有效麻醉药物用量成为可能，对于基本处于 ASA Ⅲ～Ⅳ级甚至是Ⅴ级的肺移植病人来说尽可能减小了麻醉对机体的打击，提高了手术的安全性。

目前临床使用的麻醉药物中，以瑞芬太尼（Remifentanil）和异丙酚（propofol）的药代动力学特性最为适合。其他药物如咪唑安定（Midazolam）、依托咪酯（Etomidate）、舒芬太尼（Sulfentanil）、阿芬太尼（Alfentanil）、芬太尼（Fentanyl）也可以用于靶控输注，但是其效果不如前两种最佳药物。至于肌肉松弛药由于其药效与血浆浓度关系并不密切，而且药代动力学并非典型的三室模型，因此目前不主张使用靶控输注模式，而以肌松监测反馈调控输注模式为最佳。

表 24-1、表 24-2 列出了常用静脉麻醉药物的两个重要的药代动力学参数和药效和其血浆浓度的关系，在麻醉实施过程中要熟悉这些药物参数和要达到所需药效的血浆浓度（血浆靶浓度）。

表 24-1　负荷量后药物效应的达峰时间及 $t_{1/2}keO$（min）

药名	达峰效应时间	$t_{1/2}keO$
芬太尼	3.6	4.7
阿芬太尼	1.4	0.9
舒芬太尼	5.6	3
瑞芬太尼	1.2	1
异丙酚	2.2	2.4
咪唑安定	2.8	4
依托咪酯	2	1.5

☆☆☆☆

表 24-2　阿片类药物不同效应的 Cp50（ng/ml）

药品	抑制切皮反应	自主通气	IsoMAC 减少 50%	最低有效镇痛浓度
芬太尼	4 ～ 6	2 ～ 3	1.67	0.5 ～ 1
阿芬太尼	200 ～ 300	175 ～ 225	50	10 ～ 30
舒芬太尼	0.3 ～ 0.4	0.15 ～ 0.2	0.145	0.025 ～ 0.05
瑞芬太尼	4 ～ 6	2 ～ 3	1.23	0.5 ～ 1
异丙酚	15.8μg/ml			
硫喷妥钠	36 ～ 43μg/ml			

2. 在手术后镇痛和镇静中的应用　TCI 系统输注阿芬太尼应用于手术后镇痛，与 PCA 技术相比，该系统不但同样可以由病人反馈控制，而且提供更为稳定的血药浓度。此外，TCI 系统还可以用于病人自控镇静。

3. 药代动力学和药物相互作用的研究　TCI 技术能迅速实现稳定的血药浓度的特点，将有利于进行药效学、药物相互作用的实验研究。

4. TCI 技术的展望

（1）药代模型的生理化。

（2）输液泵的便携化。

（3）ECMO 及体外循环下药代模型的建立。

（4）控制系统的自动化：目前的 TCI 系统均是开放环路麻醉，不能根据临床麻醉的深度和手术刺激的改变自动调节多设定的目标浓度。如果效应信息能反馈给目标控制系统并自动完成浓度的调节，即可形成所谓的"闭合环路麻醉"。效应信息来源有：一是药物效应，如用 BIS 或 EP 为反馈信息形成闭合环路麻醉；二是药物浓度，目前药物浓度监测还不能对静脉麻醉药的血药浓度进行即刻测量。但随着生化技术的发展，静脉麻醉药有希望和吸入麻醉药那样做到随时监测体内的药物浓度，并通过药物浓度来控制麻醉深度。

（王志萍　周涤非）

第 25 章
离体肺保护技术

自 1983 年多伦多肺移植小组成功实施第一例人体肺移植以来，肺移植领域取得了巨大的进步，成为治疗终末期肺疾病的重要手段之一。随着器官的保存、外科技术、感染的预防以及免疫抑制药物等方面取得的长足发展，近年来肺移植手术量明显增加，但肺缺血再灌注损伤仍是影响术后转归和长期生存率的重要因素。对移植患者进行回顾性研究发现，缺血时间与单、双肺移植患者早期气体交换功能远期生存密切相关。即使将来异种移植成功实现、缺血时间可限定在很短的范围，供肺保护仍将是肺移植中必须面对的问题。

一、肺的生理特点

呼吸的全过程包括肺通气、肺换气、气体在血液中的运输、组织换气和细胞内的生物氧化过程。实现肺通气的器官包括呼吸道和肺泡等。呼吸道是肺通气时气体进出肺的通道，同时还具有加湿、加温、过滤和清洁吸入气体以及引起防御反射等保护作用；肺泡是换气的主要场所。正常情况下，肺泡内存在肺表面活性物质，由肺 Ⅱ 型上皮细胞产生，主要成分为二棕榈酰卵磷脂，降低液 - 气界面表面张力作用而使肺泡回缩力减小。当肺充血、肺组织纤维化或肺表面活性物质减少时，肺的弹性阻力增加，顺应性降低，患者表现为吸气困难；而肺气肿时，肺弹性成分大量破坏，肺回缩力减小，弹性阻力减小，顺应性增大，患者表现呼气困难，都会导致肺通气功能降低。

二、供肺损伤的原因

移植肺的功能障碍是多种因素损害累积的结果，保存肺损伤可分为三个主要损伤期：取肺之前供体脑死亡相关的肺损伤，保存阶段肺损伤，缺血再灌注损伤，机械通气导致的肺损伤，每个环节的损伤都可能最终影响移植后器官功能。

☆★☆☆

1.取肺前肺损伤 脑死亡者是供肺的主要来源。脑死亡者可产生对肺的突然损伤。研究表明，脑死亡导致儿茶酚胺立即释放，使血液和实体器官的前炎性细胞因子增加。前炎性细胞因子释放使 I 类、II 类组织相容性复合抗原上调和白细胞在不同器官内聚集，降低器官对缺血再灌注损伤的耐受，导致迟发的器官衰竭。由于水肿、感染、误吸、挫伤等原因，供肺多已受损。对一些不合并肺损伤的复合伤病人的研究显示，受伤后肺表面活性物质发生明显变化，卵磷脂和磷脂酰甘油浓度下降，支气管灌洗液中细胞膜脂质增多。

2.冷保存阶段肺损伤

（1）缺氧：缺氧时，肺动脉收缩，血小板聚集，血管内皮摄氧能力下降，血栓形成，肺组织水肿。肺缺氧期间，II 型细胞可转化为 I 型细胞，以维持肺泡壁的完整性。体内、体外的研究结果均证实 II 型细胞在适当的刺激下可分泌白细胞介素 IL-6、IL-8、整合素及其他细胞因子，参与肺的炎症反应。

（2）氧自由基损伤：在非缺氧的肺缺血模型中，缺血期间氧自由基对细胞的损伤已存在，可能与内皮细胞 NADPH 氧化酶的激活有关。

3.再灌注肺损伤 关于 I/R 损伤的发生机制进行了大量的研究，近几年对肺 I/R 损伤的复杂生物学机制有了深入的理解，目前研究表明，钙超载和自由基是细胞缺血再灌注损伤的重要分子学机制，细胞内钙超载是细胞不可逆性损伤的共同通路。细胞缺血再灌注损伤与单纯缺血性损伤的机制不同，但缺血性损伤是再灌注损伤的基础，两者密切相关。

细胞内钙稳定状态的维持对细胞的生理、生化反应极为重要。Ca^{2+} 不仅可直接激活多种重要生理意义的细胞内机械活动，而且是 Ca^{2+} 信号系统传导细胞信号的重要成分。许多研究表明，再灌注后细胞钙内流是由缺血所引发的细胞有害反应的始动因素之一。细胞内钙稳态的破坏引起细胞损伤的机制尚未完全阐明，可能与以下几点有关：①激活磷脂酶及其他钙超敏蛋白酶，进而破坏细胞膜性结构，造成细胞的不可逆性损伤；② Ca^{2+} 的沉积引起线粒体功能障碍，使氧自由基大量产生；③ Ca^{2+} 可直接影响膜的特异性通道，并可调节细胞收缩及细胞骨架系统，导致细胞形态及体积的变化。

4.肺机械通气损伤 在供体脑死亡和 I/R 对肺损伤后，肺又要接受再灌注后数小时的机械通气。机械通气对已损失的肺再次产生损伤。肺移植早期，不同通气方式的效果临床还没有研究。但有动物实验表明，与保护性通气方式相比，高通气量和无 PEEP 明显降低肺功能。

三、供肺保存及损伤的防治

供肺取下来后需进行表面冷存和灌注。目前，绝大多数肺移植中心均采用单纯肺动脉灌注保护供肺，摘取后的供肺处于中等膨胀状态，浸入含冰的保存液中保存，置于冰箱中运输。此方法可使肺缺血时间达到 8 ~ 12h 而仍保持良好的肺功能。

1. 肺灌注液及作用机制　供肺保存液分为高钾低钠的细胞内液型和低钾高钠的细胞外液型两种。原先用于肾保存的 Euro-Collins® （EC）液和用于肝保存的 University of Wisconsin® （UW）液属细胞内液型，改良后曾被广泛用于肺保存。用于心脏保存的 Celsior® 液属细胞外液型，也曾用于肺保存。属细胞外液型的低钾右旋糖酐（LPD，商品名 Perfadex®，瑞典）是唯一专为肺保存而开发的保存液。LPD 的开发始于 20 世纪 80 年代，配方逐步完善。比较改良 EC 液与 LPD 液，多数研究结果显示：使用 LPD 后 PGD 发生率和 30d 病死率降低、移植肺功能显著改善。许多中心已经常规使用 LPD。

LPD 的优势可能源于低钾和右旋糖酐的作用，可能还有加入的 1% 葡萄糖。低钾可对内皮细胞功能和结构完整性损伤减小，从而减少氧化产物的生成和肺内缩血管物质的释放。右旋糖酐可改善红细胞的变形能力，防止红细胞聚集和促进已聚集红细胞解聚，覆盖内皮表面和血小板从而发挥抗血栓作用。加入的葡萄糖可为缺血供肺提供有氧代谢的底物。这些作用有助于改善肺的微循环，保护内皮 - 上皮屏障，从而减少再灌注时无复流现象的发生、减轻水和蛋白质的渗出。与 EC 液、UW 液相比的体外冷却血研究表明，LPD 可对中性粒细胞的化学趋化产生抑制作用，对肺泡 II 型细胞的毒性作用较小，较好地保留了肺泡上皮细胞的 Na^+，K^+-ATP 酶功能，有助于减轻缺血末期和再灌注后的脂质过氧化作用、保留较好的肺泡表面物质的功能。

2. 保护性肺通气和常温离体肺灌注（EVLP）　理想的灌洗应使肺均匀灌注，血管舒张并保持血管内皮细胞完整，此条件下可使肺组织均匀降温，并冲洗掉血管中的血液成分，使之适于血管阻断后的保存和避免血栓的形成。肺在不张状态下灌洗，灌注液很难在肺均匀分布，因此机械通气必不可少。但机械通气可引起中性粒细胞激活和内流，释放细胞因子，导致局部和全身炎症，进一步影响供肺功能。

加拿大多伦多大学肺移植中心研究人员创立了肺常温离体灌注保存方法，他们将高危供者肺采用常温离体灌注，灌注液通过肺动脉插管进入肺部，从左心房插管引出，泵入氧合和热交换器，灌注液经过气体混合物（86% 氮，8% 二氧化碳和 6% 氧）后被脱氧，加热至常温，然后通过白细胞滤器，去除白细胞和杂质，然后进入下一个循环。气管连接呼吸机，肺通气的潮气量为 7ml/kg，7 次 / 分，呼气末正压为 5cmH_2O，吸入氧浓度为 21%。经 4h 灌注后重新评估。研究发现，23 例经过 EVLP 保存的肺脏 72h 后移植原发性移植肝功能不全的发病率为 15%，对照组为 30%（$P=0.11$），在其他各项观察无显著性差异，这大大

☆☆☆☆

提高了边缘肺脏的利用率。

3. **肺缺血预处理**　可以为以后再缺血起到保护作用。预处理方法有缺血预处理、高温预处理、化学药物预处理，这些都可能降低肺损伤，其引起保护作用的机制尚未清楚。最近的研究发现，高温（高于正常体温约5℃）能够上调热休克蛋白家族的合成，这种蛋白能保护机体对抗多种刺激，包括再灌注损伤。Waldow T 等研究报道，股动脉缺血预处理猪左肺原位缺血、再灌注模型，可防止肺的功能性损伤。本课题组研究发现，乳化异氟烷预处理可减轻再灌注损伤，其机制可能与减轻内质网过度应激相关。

此外，通过气管、肌肉或血管在取肺前向供者、冷却血保存时向供肺、再灌注后向受者转导某些目的基因（如 IL-10、TGF-β 等抗炎性介质），可减轻再灌注损伤，但仅限于少数研究。由于基因调控体系的复杂性，基因治疗在再灌注损伤领域的应用尚处于起步阶段。

四、小结

影响供肺损伤的因素很多，同时目前对肺再灌注损伤机制的认识也还不完全清楚，因此也没有一个简便高效的保护策略。但供肺的保护仍将是肺移植领域必须面对的难题，肺保存液的改良、常温离体肺灌注修复及评估、基因治疗等可能是主要研究方向。

（王志萍　周晓彤）

第八篇

术 后 篇

☆ ☆ ☆ ☆

第 26 章
肺移植术后恢复和预后

国际心肺移植协会（International Society for Heart and Lung Transplantation，ISHLT）每年注册的肺移植受者超过 4000 人，截至 2018 年 6 月已有 69 200 名成人肺移植受者注册，但肺移植术后生存率仍落后于其他实体器官移植。在重视肺移植受者生存率的同时，还应关注其生存质量。

一、肺移植术后生存率

2014 年 ISHLT 的数据显示，全球共 41 767 例肺移植受者，术后 3 个月、1年、3 年、5 年和 10 年存活率分别为 88%、80%、65%、53% 和 32%。2019 年ISHLT 统计了 2010 年 6 月至 2017 年数据，肺移植受者术后中位存活时间为 6.7 年，与 1992—2001 年的 4.7 年已经有了巨大的提升，且 1 年内未死亡的肺移植受者中位存活时间可达 8.9 年。根据中国肺移植注册系统数据，2015—2018 年我国肺移植受者年龄为（55±13）岁，60 岁以上受者比例显著高于 ISHLT 报道的数据。肺移植术后主要远期死亡原因未发生明显变化，包括移植物失功、非巨细胞病毒感染和多器官功能衰竭。与 ISHLT 报道的数据相比，我国肺移植受者术后早期感染和急性排斥反应的发生率更高，原发性移植物失功（primary graft dysfunction，PGD）和多器官功能衰竭的发生率相对较低。

生存率的影响因素较多，主要与以下因素有关：

1. 受者基础病

（1）特发性纤维化：在过去的 20 年里，特发性纤维化患者在肺移植受者中占比最高，配合术前抗纤维化治疗，术后 3 年生存率可达 100%，术前完善的抗纤维化治疗在未增加术中出血、术后并发症和二次手术的基础上，术后 PGD 发生率、机械通气时间和 ICU 滞留时间均有明显下降。

（2）慢性阻塞性肺疾病（chronic obstructive pulmoriary disease，COPD）：1995 年至 2018 年 6 月的肺移植受者中，COPD 患者占 30.1%，占比第二。伴有 α_1 抗胰蛋白酶缺乏症（α_1 antitrypsin deficiency，A1ATD）的 COPD 患者虽

然术后短期胃肠道并发症增多，但术后中位生存率（7.1 年）明显高于不伴有 A1ATD 的 COPD 患者（6.0 年）。

（3）囊性纤维化（cystic fibrosis，CF）：截至 2018 年数据，CF 患者在肺移植受者中占比第三，中位生存期可达 9.9 年，可能与手术年龄较小有关。由于 CF 患者全身合并症较多，而且药物治疗的发展，手术量已明显下降。

（4）肺动脉高压（pulmonary arterial hypertension，PAH）：PAH 是肺移植围术期死亡率最高、术后 1 年生存率最低的疾病。随着手术技术的提高、围术期管理经验丰富、体外膜肺氧合（extracorporeal membrane oxygenation，ECMO）的使用，PAH 受者的术后生存率已有提高。

2. 手术方式　ISHLT 数据显示双肺移植已占所有肺移植的 81%，且双肺移植术后中位生存期（7.8 年）高于单肺移植（4.8 年）。肺移植的术式往往受到供体的限制，我国单、双肺移植分别占总量的 57.6% 和 42.4%，单肺移植多于双肺移植，双肺移植受者术后围术期（< 30d）、1 年及 3 年生存率分别为 78.5%、64.5% 和 48.9%，单肺移植受者相应生存率分别为 83.0%、69.9% 和 46.8%，单肺移植受者近期生存率优于双肺移植受者。

3. 慢性肺移植功能障碍（chronic lung allograft dysfunction，CLAD）　随着移植技术的发展，肺移植术后早期生存率已有明显改善，但 5 年后 CLAD 发生率依然稳定于 50%。闭塞性细支气管炎综合征是 CLAD 的主要表型（70%），诊断后中位生存期为 3 ~ 5 年，严重影响术后远期生存率。但目前尚无 CLAD 的有效治疗药物，只能预防或减缓 CLAD 进程，但这些治疗方案尚不能确定是否影响移植物早期功能。

4. 恶性肿瘤　正在成为肺移植术后重要的死亡原因，患有恶性肿瘤的患者比例随着随访时间的延长而增加，移植后 5 年、10 年分别为 24.6% 和 44.2%，而且肺移植患者术后肺癌的风险增加，单肺移植患者术后肺癌的患病率可达 10%，使得恶性肿瘤成为 5 年以上幸存者死亡的第三大常见原因，仅次于 CLAD 和感染。这可能与年龄和免疫抑制药物的使用有关，应当予以早期诊断和治疗，但此类患者往往预后较差。

5. 感染　是移植后受者死亡的主要原因之一，在移植后 30d 内死亡的受者中占比第二（17.2%），在 30d 至 1 年间死亡的受者中占比第一（33.1%），但随着随访时间的延长，感染死亡率逐渐下降。

6. 肾功能不全　其发生与免疫抑制药物有关，移植后 5 年肾功能不全的患病率可达 16%。

7. 其他影响因素　患者的生存率还与移植中心的规模、手术操作者的熟练程度、供者和受者的术前情况有关。同时一些研究报道了身高较矮的 COPD、A1ATD 和 CF 的受者行双肺移植术后 1 年生存率较低，在 5 年生存率也观察到

☆★☆☆

了类似的趋势，但这一趋势未在间质性肺疾病中发现。

二、肺移植术后生存质量

目前，有关肺移植术后生理功能的相关研究较多，但术后心理健康的研究却很少见，术后出现的谵妄、焦虑和抑郁等心理问题，可使患者出现认知缺陷和人格变化，影响患者的存活率和生活质量。

1. 发生原因

（1）患者在接受肺移植手术前多患有终末期肺疾病，长期生理上的痛苦给心理上造成了巨大伤害。

（2）供肺数量不能满足要求，等待肺移植的时间较长。

（3）肺移植手术风险大、创伤大、术后需长期服用免疫抑制剂，免疫抑制剂的长期服用可导致多种严重并发症，给患者带来了心理负担。

2. 影响因素

（1）患者特征：经历同样并发症的情况下，男性比女性肺移植患者术后早期更容易发生焦虑，而女性患者容易因外形、胃口和体重的变化产生焦虑。年龄小、经济状况较差的患者更容易产生术后心理问题。

（2）疾病因素：患者术前多为呼吸衰竭，存在慢性低氧血症，此类患者活动受限、长期卧床、饱受呼吸困难的困扰，病程时长、病情的严重程度与患者的心理状况密切相关。

（3）术后身体状况：术后并发症的出现、长期服用免疫抑制药物可导致心理问题产生。

（4）其他因素：在 ICU 期间环境陌生、身上留置管道多、生活不能自理、术后疼痛、不能获得良好的家庭支持等，都会导致患者的术后心理问题。

3. 治疗干预方案

（1）仔细术前评估：对患者目前的社会心理状态、应对方法、精神病家族史、药物滥用史等进行全面评估。

（2）强化术前术后健康教育：疾病不确定感是心理压力的重要来源，对患者普及围术期的内容，并与患者及时沟通病情变化获取患者配合，对出现的不同心理问题进行心理疏导。

（3）营造舒适环境：调低监护仪报警声、保持病房光线柔和、分昼夜调节光照、治疗和护理时间固定、安排家属定期探视等。

（4）针对性使用精神类药物：目前尚缺乏此类报道，但抗抑郁药物和抗焦虑药物应用于心脏移植术后患者预防心理问题已有相关报道。

（5）建立完善的社会支持系统：加强同龄患者之间的沟通交流、运用通讯工具组件包括家属在内的支持小组并进行网格化管理。

（6）实施物理和职业治疗：为患者制订包括肢体功能恢复、肺功能康复在内的个性化康复计划，增加患者自信心。

（7）其他心理辅助疗法：按摩疗法、音乐疗法、宣泄疗法等。

（王志萍　王　蕊）

第 27 章
术后呼吸管理

肺移植术后呼吸管理可以分为机械通气阶段和脱机拔管后阶段，两个阶段的呼吸管理方式各有侧重，应根据患者的具体情况选择合适的管理方案。

第一节　机械通气阶段

一、术后监护和呼吸道处理

1. 术后监测和检查

（1）基本指标监测：生命体征、24h 出入量、血流动力学指标。

（2）血气分析：根据血气分析结果，及时调整辅助呼吸指标，注意纠正酸碱失衡和电解质紊乱。

（3）常规化验检查：血尿常规、肝肾功能、血生化、凝血功能等。

（4）细菌学检查：痰细菌培养、药敏试验、痰涂片，必要时可用气管镜取深部痰行细菌培养。

（5）影像学检查：床边 X 线摄片、CT 检查。

（6）气管镜检查：术后每周常规进行支气管镜检查，观察吻合口，早期诊断吻合口感染、吻合口瘘、吻合口狭窄等，经支气管镜介入治疗也是处理气道并发症的首选方法。紧急情况下随时进行支气管镜检查。

2. 呼吸道管理　采用理疗、雾化吸入，及时清理呼吸道分泌物，必要时可用支气管镜清理。供体肺去神经支配，纤毛功能受损，导致患者术后普遍咳嗽反射弱、咳痰能力差，易导致分泌物聚集并滞留于气道，为细菌定植和感染提供了机会，尽快将呼吸道内分泌物排出十分重要，必要时可应用稀化痰液药物和气管扩张药物。对于预期气管插管时间较长的患者可以予以早期气管切开，以便于气道分泌物的清理和早期经口进食。

二、肺保护性通气策略

1.肺保护性通气策略　肺移植术后呼吸管理的原则即在保证氧合和通气的基础上，尽量避免高浓度氧和气道压高导致的气压伤。目前肺移植术后推荐使用保护性通气策略。潮气量 6 ~ 8ml/kg（理想体重）、气道峰压 ≤ 35cmH$_2$O、PEEP 5 ~ 10cmH$_2$O（不超过 12.5cmH$_2$O）、在维持 PaO$_2$ ≥ 70mmHg 的基础上尽可能降低 FiO$_2$。COPD 或肺气肿患者接受单肺移植后，PEEP 应 < 5cmH$_2$O。肺保护性通气策略可最大限度缩短呼吸机使用时间，减少术后呼吸机相关肺部并发症，降低 PGD 和移植失败的风险。

2.ECMO 的使用　术后继续应用 ECMO 可以为患者提供氧合和循环的有效支持，让机体和移植肺充分休息，为原发病的继续治疗、机体状况的改善和移植肺缺血再灌注损伤的修复争取足够的时间。术后应用 ECMO 的主要适应证包括：①急性排斥反应，出现或预期出现 PGD；②严重的肺动脉高压患者肺移植术后预防性应用或延长 ECMO 时间；③体外循环下行肺移植术后难以撤机。

第二节　脱机拔管阶段

1.脱机拔管　肺移植术后早期脱机拔管有利于实现术后快速康复，缩短 ICU 滞留时间，减少术后并发症。术后早期拔管指征如下：

（1）血流动力学平稳。

（2）无明显缺氧，自主呼吸潮气量 5 ~ 8ml/kg，呼吸频率 < 20 次 / 分，无创通气支持可维持 SpO$_2$ > 92%。

（3）体温正常。

（4）吞咽反射恢复。

单肺移植和双肺移植术后拔管只能无明显不同。早期气管拔管后应基于无创正压通气过度，随后高流量鼻导管吸氧与无创正压通气交替使用，以提高患者自主呼吸的氧合指数。

2.无创正压通气　是指无须建立人工气道（气管插管、气管切开）所进行的机械通气，通常使用面罩或鼻面罩通气。肺移植术后使用无创呼吸机辅助通气可减少患者的呼吸频率、呼吸做功、避免患者的呼吸肌疲劳。俯卧位使用无创高频冲击通气，能保持气道开放，减少呼吸机相关肺损伤，同时有助于气道内分泌物的排出，逐渐提高患者自主排出气道分泌物的能力。

3.高流量鼻导管吸氧　是通过非密闭的鼻导管将一定氧浓度的高流量混合气体输送给患者的一种氧疗方式，与无创正压通气相比，高流量鼻导管吸氧更

☆☆☆☆

加舒适且易耐受，减少鼻咽部死腔减少 CO_2 重复吸入，同时可以配合加温加湿功能促进黏痰的排出。但高流量鼻导管吸氧能产生的正压较无创正压通气小，高流量鼻导管吸氧平均可产生约 $4cmH_2O$ 的压力，如口腔闭合好，可产生大约 $7cmH_2O$ 的压。

4. 气道廓清技术（airway clearance therapy，ACT） 是利用物理或机械方式作用于气流，帮助气管、支气管内的痰液排出，或诱发咳嗽使痰液排出的技术。呼吸训练、体位引流、手法技术或机械装置都可以用于改变气流或诱发咳嗽。在临床工作中，应根据患者的年龄、疾病的严重程度、方法的简易舒适程度、民族文化、治疗方案等，选择个体化的 ACT 组合。常用的 ACT 有以下几种：

（1）自主呼吸循环技术：包括呼吸控制、胸廓扩张技术和用力呼气技术的交替循环，清除气道分泌物，同时可用于预防肺不张。

（2）自主引流：在不同肺容积体位进行呼吸，以利于分泌物的排出，目的是增大呼气流速。

（3）体位引流：利用重力作用帮助分泌物从外周气道移动到大气道，有利于分泌物排出。

（4）拍背、叩击和振动，拍背和叩击是用杯状手给胸壁一个外在作用力，使分泌物从支气管壁松动，振动是指双手重叠放置于外胸壁，靠肩部和手臂肌肉用力，在呼气的同时进行振动，帮助分泌物排出。

（5）机械装置：包括呼气正压和震荡呼气正压，在呼气过程中维持气道的开放，肺容积的增加使得气体绕到引起小气到阻塞的分泌物后面，以协助分泌物排出，特别适用于气道软化的患者。对于痰液黏稠的患者，可以采用震荡呼气正压，气流的震荡可以降低黏液的黏弹性，更有利于黏液的排出。

（王志萍 王 蕊）

第 28 章
术后循环管理

一、术后循环监测

1. 常规监测 术后监测是术中监测的延续，主要包括 SpO_2、ECG、有创动脉压、中心静脉压（central venous pressure，CVP）、肺动脉压（pulmonary artery pressure，PAP）、静脉血氧饱和度（S_vO_2）、血气分析等。

2. 特殊监测

（1）肺动脉导管（pulmonary artery catheter，PAC）或 Swan-Ganz 导管：持续监测 PAP、心排血量（cardiac output，CO）、每搏量（stroke volume，SV）、心指数（cardiac index，CI）、CVP、肺血管阻力（pulmonary vascular resistance，PVR）等参数，根据数值变化调整用药并决定是否给予 ECMO 支持。

（2）脉搏指示连续心排血量技术（pulse index continuous cardiac output，PiCCO）：是脉搏波形轮廓连续 CO 监测与经肺热稀释 CO 联合应用的技术，能简便、精确地监测 CO，同时可计算胸内血容量、胸内血容量指数、血管外肺水及血管外肺水指数、外周血管阻力。既能防止有效循环血量不足导致的器官灌注不足，又能避免肺水肿的发生。缺点在于需要多次校准，与 PAC 相比不能提供 PAP、右房压、肺动脉楔压等参数，且容易因通气血流的失调导致数值不准确。

（3）Vigileo-FloTrac 系统监测：又称为动脉波形分析心排血量监测，通过连续动脉压力波形监测，结合患者信息计算得出 CO、CI、SV、SVI、小血管阻力（small vessel resistance，SVR）等血流动力学结果。优点在于微创、操作简便、无须人工校准、安全、动态，缺点为不能提供右房压、PAP 和肺动脉楔压等参数，评价右心功能具有局限性。

（4）经食管超声心动图（transesophageal echocardiography，TEE）：已成为肺移植围术期的常规监测手段，可对术后右心功能进行准确监测，并对治疗效果进行可视化判读，目前已经应用于术后心功能及结构的可视化监测、右心

☆☆☆☆

衰的早期鉴别、药物干预的实时评估、指导术后容量治疗等。

二、术后血流动力学管理

1. 患者病理生理特点

(1) 慢性肺疾病患者通常伴有 PAH，导致左心长期失用性萎缩，左心储备差。肺循环开放后肺动脉压降低，跨肺血流增多，左心回流较术前增多，可导致左心前负荷增高。

(2) 肺移植后，肺部水肿液无法通过淋巴系统回流的方式清除，循环静水压增高可导致左心容量过多。

(3) 单肺移植后移植侧 PAP 下降，但未移植侧 PAP 仍然较高，较多的血流流向压力较低的移植侧容易对移植肺造成损伤。

2. 血流动力学管理策略

(1) 对于单侧 PAP 较高的患者，可在监测下复合应用心脏正性肌力药物与前列腺素类扩张肺血管药物。

(2) 为避免术后患者发生左心衰竭，可在监测下复合应用心脏正性肌力药物和血管活性药物。

(3) 对于术中已经持续静脉输注去甲肾上腺素的患者，应继续应用以保证脏器血供。

(4) 对于已经发生的心功能不全，ECMO 可为患者提供有效的循环支持，快速改善失代偿期心功能不全，维持循环稳定。

三、术后容量管理

1. 患者病理生理特点

(1) 患者术前多伴有不同程度的多器官功能衰竭，对扩容治疗的耐受性差。

(2) 肺移植术后淋巴引流系统损伤，肺泡液体清除减少。

(3) 肺缺血再灌注、输液与通气模式不当可引起血流动力学剧烈波动并引起血管外肺水增加。

2. 容量管理策略

(1) 在血流动力学监测和 TEE 的指导下，采用目标导向液体治疗。以血流动力学指标为补液目标，在围术期根据液体需求的动态、持续变化进行个性化补液。

(2) 适当补充白蛋白，必要时可给予新鲜冷冻血浆，提高胶体渗透压。适度使用利尿剂降低静水压。

（王志萍　王　蕊）

第 29 章
肺移植术后的疼痛治疗

第一节　肺移植开胸术后疼痛概论

胸骨切开术，尤其是胸廓切开所造成的切口疼痛是开胸术后疼痛最常见的原因。除了切口表面皮肤疼痛之外，胸骨肋骨骨折及肋椎关节疼痛均会导致术后疼痛。50% 开胸术后的慢性疼痛源于肋间神经损伤，其中有 5% 的患者会恶化；迄今为止，尚未见任何开胸手术技术能够减轻开胸术后疼痛的发生率。对手术创伤程度和位置的评估，尤其是涉及到手术的皮肤切口及进入胸腔骨性路径的创伤，是开胸术后是否需要镇痛的重要依据。即使是外科创伤较小的微创外科手术方式，如小切口开胸手术，与胸骨切开术相比，可能并不会减轻术后疼痛，因为微创操作可能会经过痛觉更为敏感的部位。疼痛治疗应遵循个体化的原则，尤其是对于那些高危患者，他们的获益可能最大。如今"快通道"心胸手术的处理原则相当普及，常规也要求有术后镇痛的处理，术后给予合适的镇痛方式，术前对患者进行宣教，内容包括如何主诉疼痛、进行镇痛操作，以及患者对于术后镇痛过渡到口服镇痛药的期望。

熟知人体解剖学和疼痛通路的生理学机制有助于我们对心胸手术后镇痛策略的合理应用，作用于疼痛发生信号传导链中诸多靶点的多模式镇痛可以在最大优化疼痛控制的同时尽可能地减少副作用。

在胸部区域，疼痛信号通过外周肋间神经的有髓鞘神经纤维 Aδ 和无髓鞘神经纤维 C 传递，肋间神经的腹侧支、背侧支、内脏支分别支配前胸壁、后胸壁及胸腔脏器组织，这些分支汇合后从椎旁前端进入，继而穿过椎间孔进入脊髓腔。感觉肋间神经纤维形成脊髓背根，融合于脊髓背角后进入中枢神经系统。躯体痛主要是由来自腹侧和背侧的有髓鞘纤维 Aδ 传导，交感神经痛（内脏痛）主要由无髓鞘神经纤维 C 传导。从肋间神经分支发出的交感神经痛觉信号经交感神经干传入，之后传回外周神经进入 T_1 到 L_2 的中枢神经系统。此外，迷走神经是支配胸腔内脏的副交感神经,这支脑神经经由延髓髓质进入中枢神经系统,

☆☆☆☆

因此不受硬膜外镇痛或椎管内镇痛方式的影响。

由于脊髓和髓腔在胚胎生长发育过程中生长速度具有差异，脊髓节段与椎间孔并非一一对应，因此，熟知脊髓解剖学对于成功进行区域阻滞的操作非常重要，尤其适用于硬膜外注入脂溶性的阿片类药物，因为其目标靶向的脊髓背角位于与之相对应椎间孔和神经的头侧。

大多数脊髓背角发出的疼痛信号，经过对侧脊髓传导束，如脊髓丘脑束，之后传导到大脑。疼痛信号发布于大脑内的大量区域，可以使机体产生对有害刺激的认知、情感应答及自主性应答。

对于疼痛信号引发的内源性改变始于组织创伤的部位，包括炎症反应导致的痛觉过敏，以及其他中枢神经系统介导的上扬现象等。脊髓背角的胶状质区是疼痛信号调控的一个重要位点，包括对阿片类受体、肾上腺素能受体以及 N-甲基 -D- 天冬氨酸（NMDA）受体功能作用的调控。

疼痛引发的局部和系统性病理生理反应包括因膈肌功能紊乱导致的呼吸系统并发症，以及心肌缺血，肠梗阻，尿潴留和少尿，血栓栓塞及免疫系统损伤等。

患者满意度是衡量是否有效控制疼痛的首要指标，研究已经表明优化的镇痛治疗可以使患者获得其他的益处；患者的临床预后，包括围术期并发症的发生率，似乎与镇痛技术的应用高度相关，特别是与阻断创伤应激反应和伤害性脊髓反射的有效性明确相关。就这一点而言，轴索及区域阻滞镇痛应是最为有效的镇痛方式。在 Lui 等的文章中对区域阻滞镇痛带来的临床益处进行了很好的总结。一般而言，这些临床获益避免了上述列举的疼痛引发的不良后果。另外，手术前给予有效镇痛治疗，在某些情况下似乎可以提供超前镇痛的好处，并预防术后出现慢性疼痛综合征。

第二节 疼痛治疗的药理学

一、阿片类镇痛药

范围很广，一部分化合物是从鸦片中提取出来的天然成分，如吗啡、可待因，一部分是人工合成的替代品，包括芬太尼、氢吗啡酮，还有一些是内源性多肽类，如内啡肽、脑啡肽等。这些药物均是通过作用于阿片类受体而起效，不过，不同药物分别作为不同阿片受体亚型的兴奋剂、拮抗剂，或是部分激动剂从而发挥作用。阿片类受体广泛分布，但较集中的分布于脊髓背角胶状质区，以及大脑中的延髓腹侧区、蓝斑核、中脑导水管周围灰质等区域。阿片类受体激动后，可以激活腺苷酸环化酶，钙离子依赖性通道关闭减少钙离子内流，钾离子通道开放，钾离子内流使神经元超极化及兴奋性降低，从而产生抑制作用。

阿片类药物通常会在整个心胸手术期间普遍使用。术前可以口服、肌内注射或是静脉注射，以达到转运期间或穿刺操作期间减轻患者焦虑以及镇痛的作用；在外科手术中，静脉内给予阿片类药物既可以作为基础麻醉药，更多的作为复合于强效吸入麻醉药、苯二氮䓬类药物或其他药物的辅助静脉麻醉药。最后，阿片类药物也可以采取直接注入椎管内或硬膜外腔的方式，提供术中和术后的镇痛作用。根据硬膜外导管所在位置与疼痛对应神经节段，以及药物脂溶性等特征，选择最佳的硬膜外阿片药物。脂溶性高的药物，如芬太尼，适用于硬膜外置管靠近疼痛对应神经节段部位；而水溶性的药物，如吗啡，则适用于硬膜外置管位置相对神经节段较远的部位。那些中度亲脂性的药物，如氢吗啡酮，其硬膜外扩散更为平衡。

阿片类药物的副作用包括：

①呼吸抑制。在以下情况风险更高：大剂量给药、与其他镇静药合用、阿片类药物不能耐受的患者、高龄患者、水溶性阿片类药物经中枢神经系统给药等。

②皮肤瘙痒。

③恶心。

④尿潴留，尤其是男性患者接受椎管内给药发生率更高。

⑤肠蠕动功能抑制或便秘。

⑥中枢神经系统亢奋或肌张力增加，在快速静脉注射亲脂性阿片类药物时发生几率较大。

⑦瞳孔缩小。

⑧胆囊痉挛。所有上述副作用均可由阿片类药物拮抗剂如纳洛酮进行逆转。

二、非甾体抗炎药（NSAIDs）

通过抑制中枢及外周环氧合酶而发挥作用，从而使得前列腺素的生成减少。前列腺素是一类机体对特定刺激的应答而产生的、代谢很快的小分子，它们参与调节体内许多系统的生理过程，包括肾血流、支气管平滑肌、凝血、胃黏膜和机体炎症反应等。尤其是前列腺素 E2，是一种机体在创伤和炎症刺激下大量产生的花生四烯酸类，该物质是一种重要的疼痛介质。前列腺素药物的疗效比较复杂，甚至有可能与前列腺素的作用机制不一定相关。例如，大多数非甾体类在小剂量时就具有抑制前列腺素合成的作用，但是若希望产生抗炎的效果则需较高的剂量。

非甾体类药物是非常有效的术后镇痛药，有口服、经直肠、肌内注射、静

☆ ☆ ☆ ☆

脉注射等各种剂型，在心胸手术患者，经常作为神经阻滞技术的辅助用药。其最大的优势体现在不产生呼吸抑制及不会发生其他阿片类药物副作用。

NSAIDs 药物的副作用包括：

①肾血流的减少／肾实质缺血。

②胃肠黏膜损伤。

③凝血功能障碍。

三、环氧合酶 –2（COX–2）抑制剂

环氧合酶通过两个完全不同的同工酶，COX-1 和 COX-2 来发挥作用。COX-1 是其基本形式，主要负责参与肾脏、肠道、内皮组织及血小板内稳定作用的前列腺素的生成。COX-2 则主要是种诱导型产物，负责炎症过程中前列腺素的生成。高选择性的 COX-2 抑制剂已经被开发并应用于临床，如塞来昔布。与非选择性的 NSAIDs 药物相比，这些药物在保留镇痛和抗炎性能的同时，降低了因为抑制 COX-1 产生的众多不良反应。然而，在某些 COX-2 抑制剂被批准上市之后，有临床试验数据提示 COX-2 抑制剂（罗非昔布）会引发严重的心脏病发作和脑卒中等风险。此外，Scott Reuben 参与的许多有关 COX-2 抑制剂术后镇痛的研究结果被发现存在造假的情况。因此，目前认为 COX-2 抑制剂的镇痛作用并不是非常确切。

导致心血管副作用的最可能原因是因为该类药物降低了血管中前列环素的生成，前列环素具有阻止血小板凝集和血管收缩的作用，因此抑制前列环素生成会导致额外的血栓形成以及血压升高。与传统的 NSAIDs 相比，COX-2 抑制剂对肾脏损伤的副作用较轻。但是，有病例报告在 COX-2 抑制剂的使用过程中，可引起可逆的容量超负荷及肾衰竭；因此，对于充血性心力衰竭、肝脏疾病或合并肾脏功能不全基础病的患者，要慎用 COX-2 抑制剂。

四、局麻药

局麻药可以阻断神经传导，通过阻滞电压门控型钠离子通道从而阻断疼痛信号的传递和其他神经元的神经冲动传导。这种阻滞作用不会改变神经元的静息电位；但是，钠离子通道渗透性改变以后，可以减慢神经元细胞膜的去极化，因此，高浓度局麻药可以使得动作电位传播的阈值升高。

局麻药在整个围术期都可以使用，有表面、浸润麻醉、外周神经及中枢神经系统阻滞等各种不同使用途径。它的优势在于提供了一种安全有效的镇痛方式而不具有阿片类药物和 NSAIDs 药物所带来的副作用。有效的区域阻滞是减

轻疼痛引发的神经体液应激反应的最好措施；对于缺血性冠心病患者，胸段硬膜外阻滞可以非常有效地减轻该类患者的疼痛反应，包括躯体痛和内脏痛。

局麻药副作用主要有误入血管内导致的中毒反应，表现为中枢神经系统毒性的抽搐、昏迷，以及心脏毒性的负性肌力、传导异常和心律失常等心血管反应。表 29-1 列出了常见局麻药浸润麻醉时的最大剂量。对于正在或者拟行抗凝或溶栓处理的患者，施行任何有创性区域阻滞都应该非常谨慎。局麻药过敏反应也有发生，特别是酯类局麻药的代谢产物对氨甲苯甲酸以及一些上市局麻药剂型中所含防腐剂都是致敏的可能原因。不含防腐剂的酰胺类局麻药如利多卡因引起真正的过敏反应非常少见，一些疑似病例也认为是含有肾上腺素的局麻药误入血管内以后引起的。

表 29-1　局麻药浸润麻醉时推荐的最大剂量

药物	最大剂量 mg（70kg 成人）	
	不含肾上腺素	加入肾上腺素剂量（1：200 000）
普鲁卡因	600 ~ 800	1000
利多卡因	300	500
甲哌卡因	300	500
布比卡因	175	225
罗哌卡因	200	250

五、镇痛辅助药

1. α_2 肾上腺素能受体激动剂　可乐定是这类药物的经典代表，现在最常用右美托咪定。这两种药物都是通过激动脊髓胶状质区的 α_2 肾上腺素能受体发挥镇痛作用的，也可以通过作用于交感神经末梢上的外周 α_2 肾上腺素能受体，减少突触前膜去甲肾上腺素的释放来调节疼痛。这些药物与阿片类药物联合使用可达到明显的协同作用。

2. 对乙酰氨基酚　尽管对乙酰氨基酚不是一种非常强效的镇痛药，但在术后早期口服或直肠给药可作为其他镇痛方式的辅助手段，尤其适用于那些对 NSAIDs 药物有禁忌的患者。

3. 氯胺酮　与众多受体都存在复杂的相互作用，不过一般认为它主要的作用机制是抑制兴奋性神经递质（谷氨酸）与中枢神经系统的 NMDA 受体结合。口服或胃肠外给药便能达到强有力的镇静、镇痛以及"分离麻醉"的效果。氯胺酮的主要优势在于它的拟交感特性并且不会产生通气抑制；但需要警惕氯胺酮会导致分泌物增多以及谵妄的发生。

☆ ☆ ☆ ☆

六、疼痛的非药物治疗

1. 冷冻消融术 在肋间隙使用冷刀探头刺激可以使得肋间神经分布区产生短暂的麻木感,持续 1 ~ 4d。冷刀探头可以使冷冻气流达到 − 80℃。若给予患者 2 ~ 3 次的冷冻治疗,每次 2min,可以暂时地干扰神经功能从而达到镇痛的效果。在侧开胸的心脏手术患者,已经证明冷冻消融术具有减轻疼痛,以及减少患者全身镇痛药物使用量的作用。

2. 护理 围术期精心的护理和必备的护理放松技巧是提高患者舒适度的重要组成部分,不应该被忽视。

第三节   疼痛治疗策略

一、口服

常规心胸手术后很少发生胃肠道梗阻的并发症,而且胃肠道给药是镇痛治疗非常有效的途径,因此,术后应尽快启动口服镇痛药的方式。口服给药非常重要,尤其患者出院后口服给药是最简单、经济、可行的镇痛模式,应作为任何"快通道"镇痛最优先考虑的方式。

二、皮下注射或肌内注射

皮下注射或肌内注射镇痛药物相比于静脉注射是一个有效经济的选择,可以应用于阿片类药物如吗啡、氢吗啡酮、哌替啶等。皮下注射或肌内注射比静脉注射起效更缓和,因此更适用于按时给药的治疗方案,如间隔 3 ~ 6h 给药,而不是按需给药。但是肌内注射一个明显的劣势就是与注射相关的不适感,可通过皮下应用蝴蝶针管、缓慢注射来最大减轻这种不适。

三、胃肠外途径

如果患者没有实施神经阻滞镇痛,静脉注射阿片类药物通常是术后早期有效地减轻疼痛的主要方式。静脉注射的优势在于起效迅速、滴定时较舒适;此外,患者自控镇痛(PCA)等技术的应用,使得清醒患者根据自身疼痛程度自控静脉注射阿片类药物,从而得到广泛使用。PCA 镇痛泵既可以持续背景输注,也可以单次追加阿片类药物，同时有锁定时间限定给药间隔保证患者安全。患者使用 PCA 镇痛泵的满意效果已经可以与神经阻滞持平。

传统的一些镇痛药，原来仅有口服方式，现在也开始具备了非肠道的剂型。例如，由于没有呼吸抑制作用，静脉注射酮咯酸已经在胸科手术患者中获得广泛的接受，成为可选择的镇痛模式之一。COX-2 抑制剂经肠外途径给药若被证明安全有效，将具有潜在的巨大优势。

四、胸膜间阻滞

胸膜间镇痛需要在脏层胸膜和壁层胸膜之间置入导管，以方便在胸膜腔内持续输注局麻药；该方式被认为是通过阻滞肋间神经以及直接作用于胸膜而起效，这种技术的缺点包括局麻药用量过大、镇痛效果差以及有可能导致同侧膈肌功能损伤。由于以上原因，心胸手术患者使用胸膜腔内镇痛的比例已经非常少。

五、肋间阻滞（ICB）

心胸手术后给予序贯肋间神经阻滞（例如，连续阻滞 T_4 到 T_{10} 的肋间神经）可以达到单侧胸壁镇痛的良好效果。肋间神经阻滞是从相应肋骨下缘进针，在接近肋间神经近端的地方注入局麻药，如每节神经给予 4ml　0.5% 的布比卡因。肋间神经阻滞通常在术前经皮进行操作，或者由外科医师术中打开胸腔直视下进行操作。其效果可持续 12h，但一般不能阻滞肋间神经的背侧和内脏分支，因此，肋间神经阻滞常联合使用 NSAIDs 药物或其他静脉镇痛药达到有效的镇痛效果。

六、椎旁阻滞（PVB）

椎旁间隙是外周神经从脊髓腔离开的地方，上下受到肋骨的限制，前侧有壁层胸膜，后侧有肋横突韧带。椎旁阻滞能提供开胸术后单侧胸壁的镇痛。连续的椎旁神经阻滞，如在 $T_4 \sim T_{10}$ 的每个节段各注入 4ml 0.5% 罗哌卡因，可以为开胸手术提供类似"浅"全麻以及术后 18 ~ 24h 的镇痛效果。胸壁引流管置管位置所对应的神经水平通常是进行椎旁阻滞所需最低节段。尽管椎旁阻滞可以显著降低开胸手术术中阿片类药物的需要量，但为了获得更好的舒适性，一般术后仍需要用 NSAIDs 药物或静脉注射小剂量阿片类来完善镇痛效果。一般术后椎旁阻滞效果消失后会引发快速激烈的疼痛，而这个时间段往往患者刚

☆☆☆☆☆

从监护病房转出，因此，在此期间应该有可行的其他镇痛方式以替代椎旁阻滞的作用。与其他神经阻滞相比，椎旁阻滞的潜在优势在于可以避免阿片类药物的副作用，不会引发脊髓血肿的风险，以及避免双侧交感神经阻滞导致低血压的发生等。椎旁阻滞和肋间神经阻滞具有类似的优点，但是这两种阻滞技术都有可能导致局麻药向硬膜外腔扩散的并发症。不过相比椎旁阻滞，肋间神经阻滞不能阻滞肋间神经支配的背侧和内脏神经分支，而且肋间神经阻滞作用消失更快，通常为 6 ~ 12h。

七、蛛网膜下腔阻滞

蛛网膜下腔注入阿片类药物镇痛是正中胸骨切开术和开胸手术后切口疼痛的合适的镇痛模式，实施蛛网膜下腔阻滞之前首先应对患者可能的获益和风险加以权衡，尤其是对于凝血功能异常的患者，有可能导致脊髓血肿的风险。通常选择非斜面的细针如 27G Whitacre 腰穿针，进行腰段蛛网膜下腔穿刺注入吗啡。成人椎管内吗啡的用量与年龄相关，而不是与体重相关；大部分成人心胸手术腰麻给予 0.7 ~ 1.0mg 吗啡就足够，通常在麻醉诱导前给药。75 岁以上的患者给予 0.3 ~ 0.5mg 小剂量的吗啡，可以减轻可能发生的呼吸抑制作用；85 岁以上的老年患者应该尽量避免椎管内注入吗啡。因为有过少数患者发生严重的延迟性呼吸抑制，因此给药 18 ~ 24h 之内必须定时监测患者的呼吸频率和意识状态。复合全麻时应该减少镇静药和麻醉药的剂量，以防止术后过度嗜睡的发生。椎管内给药 1h 便可出现胸部镇痛的效果，通常可持续到 24h；吗啡椎管内镇痛的同时，术后可以复合 NSAIDs 从而避免患者出现镇静过度。吗啡药效消退期间会迅速出现严重的疼痛，因此椎管内吗啡给药 24h 之后必须做好其他镇痛方式的选择替代。有报道心胸术后蛛网膜下腔应用其他药物来进行镇痛治疗，如局麻药，或短效阿片类药物如舒芬太尼等，但其主要都是作用于术中阶段。

八、硬膜外阻滞

硬膜外镇痛是开胸手术理想的镇痛方式之一，也是区域阻滞镇痛中被研究和应用最多的镇痛方法。胸科手术患者行胸段硬膜外置管时，选择 T_4 到 T_{10} 的椎间隙比腰段硬膜外镇痛效果更为合适。支持者认为，胸段硬膜外置管可以减少局麻药需要量，更接近于相对应的胸段脊髓背角节段，以及减少术后硬膜外导管脱出的发生率。而另外一些人则担心，相对腰段硬膜外置管，胸段硬膜外置管有可能导致脊髓损伤的几率增加。胸段硬膜外间隙的选择应该根据手术切口的位置来决定，置管深度为进入硬膜外腔 5 ~ 6cm，并需要切实固定。

开胸手术中应用硬膜外置管进行区域阻滞可以增加患者获益，因为可以提供浅全麻的效果而同时减少呼吸抑制。切皮前先给予试验剂量的含肾上腺素局麻药，可以排除导管置入血管内或蛛网膜下腔的可能性，同时也启动局麻药的硬膜外阻滞作用。切皮前硬膜外注入阿片类药物可达到超前镇痛的效果，但如果不能确保给药 24h 后具有监护患者的条件，不应该采取这种治疗策略。为了减少术后嗜睡和呼吸抑制的风险，术中应避免静脉输注强效的镇静药物和阿片类药物，并且尽量采用可控性好的全麻药物如挥发性麻醉药等。监测吸入麻醉药浓度或使用 BIS 监护可以用来评估患者的意识状态，避免镇静药物的过量使用。术后硬膜外镇痛的常用配比是用中度溶解性的阿片类药物（如 50μg/ml 的氢吗啡酮）与低浓度局麻药（如 0.125% 布比卡因）相混合，持续输注速率为 3 ~ 5ml/h，最好在手术结束 15min 前开始输注。硬膜外药物一般应提前输注，而且患者在苏醒过程中并不能非常准确的记录其疼痛状况，因此在患者离室前应给予一定的初始镇痛剂量，如 3ml 2% 不含防腐剂的利多卡因。必要的时候，可以同时静脉注射酮咯酸。硬膜外镇痛的作用差不多在麻醉恢复室结束，此时急性疼痛护理的相关人员可以接手患者进行下一步的镇痛治疗。

第四节　神经阻滞与抗凝治疗

围术期患者抗凝治疗的方式有许多种，特别是心胸手术的病人。是否给予患者实施椎管内或硬膜外神经阻滞主要取决于患者的具体情况。对于凝血功能受损患者如何选择合适的神经阻滞，根据现在的建议已经形成了相应的指南。这些指南相关要点如下（表 29-2）。

表 29-2　应用抗凝药物患者接受神经阻滞的建议

药物	抗凝药最后一次给药时间 & 椎管穿刺或置管的最短时间间隔 *慢性肾功能不全 / 急性肾损伤患者所需时间更长	留置神经阻滞导管期间抗凝药的应用	椎管穿刺或拔除导管以后进行抗凝治疗的最短时间间隔
传统抗凝药			
华法林	INR < 1.5	禁忌证	INR < 1.5
静脉全量肝素	aPTT < 40 停药 2h 之后检测		
小剂量肝素（5000U/m², bid）	没有禁忌证	可以留置导管	2 ~ 4 h
小剂量肝素（5000U/m², tid）	aPTT < 40 或停药 6h 之后		
全量肝素（> 5000U）bid 或 tid	aPTT < 40 或停药 6h 之后		

☆ ☆ ☆ ☆

续表

磺达肝素（Arixtra）＜ 2.5mg/ m² qd（预防用药）	36 ～ 42 h		6 ～ 12 h
磺达肝素（Arixtra）5 ～ 10mg/ m² qd（全量）	禁忌	禁忌证	
依诺肝素（Lovenox）1mg/（kg•m²）bid；1.5mg/（kg • m²）qd（足量）	24h		24 h
依诺肝素（Lovenox）40mg/m² qd（预防剂量）	12h		6 ～ 8 h
直接凝血酶原抑制剂			
阿加曲班	不推荐		
比伐卢定			
重组水蛭素			
Desrudin			
口服抗血小板药			
阿司匹林 /NSAIDs	可以使用，没有时间限制		
氯吡格雷（Plavix）普拉格雷（Effient）	7 d	置管期间不应使用	2 h
噻氯匹定（Ticlid）	14 d		
GP Ⅱ B/ Ⅲ A 抑制剂			
阿昔单抗（Reopro）	48 h	置管期间不应使用	不确定
依替巴肽（Integrilin）	8h		
替罗非班（Aggrastat）	8 h		
溶栓药			
阿替普酶（TPA）全量治疗中风，心肌梗死等	不推荐	置管期间不应使用	不确定
阿替普酶（TPA）2mg 导管冲洗	可以使用，没有时间限制（最大剂量为 4mg/24h）		

一、普通肝素（UFH）

对于皮下注射普通肝素的患者，如果一日 2 次且总剂量小于 10 000U，这些患者实施神经阻滞并不是禁忌；因为这种剂量对患者的凝血参数，如 APTT 数值，通常是不会检测出差异的。如果预期神经阻滞有操作上的困难时，应在完成神经阻滞后延迟使用肝素的时间。但是如果患者每天输注的肝素大于

10 000U 或一天多于两次，在这些患者上进行神经阻滞的安全性尚未被证实。

对于使用静脉普通肝素的患者，至少应在神经阻滞操作 1h 之后才可以静脉输注肝素。尽管一些研究者建议神经阻滞过程中如果出现出血或组织损伤，就应该停止外科操作，但是目前没有临床数据支持这一建议。对于此类病人，需要与外科医师直接进行沟通，探讨进一步手术对患者的风险效益比，以确保患者安全。接受系统肝素化治疗的患者需要在肝素代谢 2 ~ 4h 之后才能拔除神经阻滞导管，而且实施操作之前需要对患者凝血功能进行评估，同时移除导管12h 之内需要对患者评估下肢感觉和运动功能。在移除导管 1h 之后，方可重新进行肝素治疗。

对于需要全量肝素化（如 CPB）的患者，如果神经阻滞引起了创伤，这些患者的外科手术应在创伤性神经操作 24h 后进行。硬膜外导管应该在患者凝血功能恢复以后才能移除，并且术后必须严密监测，观察任何有关血肿形成的可能性。

肝素化期间有可能发生肝素诱导血小板减少症，因此，建议对于肝素治疗超过 4d 的患者，神经阻滞和导管移除之前必须对患者的血小板数量进行测定。

二、低分子肝素（LMWH）

低分子肝素自 1993 年在美国进入临床应用以来，在此类患者施行神经阻滞似乎带来了脊髓血肿的风险。从 1993 年 5 月到 1998 年 2 月，美国食品药品监督管理局（FDA）共收到 43 例脊髓血肿的报告，其中 16 例患者发生永久性截瘫。低分子肝素的血浆半衰期是普通肝素的 2 ~ 4 倍。另外，LMWH 对 Xa 因子活性的影响缺乏常规凝血监测技术，而且 LMWH 的推荐剂量并没有根据患者体重而调整，每天常规两次给药等，以上方面都有可能是使用低分子肝素治疗的患者进行神经阻滞后脊髓出血可能性增高的原因。因此，需要注意以下几点：①应用低分子肝素同时服用其他抗血小板药物或抗凝药物的患者应避免接受神经阻滞操作。②在进行穿刺和置管的过程中出现出血不必要手术延期；但是建议在这种情况下，低分子肝素治疗应该被延迟到术后 24h 才开始，并且需要与外科医师进行沟通。

其他的建议如下：

1. 术前使用低分子肝素

（1）术前使用低分子肝素预防血栓的患者，其凝血功能已经发生改变，这些患者进行神经阻滞穿刺或置管应在肝素化 10 ~ 12h 之后。

（2）接受较大剂量低分子肝素的患者，如 1mg/kg 每 12h，或 1.5mg/kg 每天的依诺肝素，或 120U/kg 每 12h、200U/kg 每天的达替肝素，或 175U/kg 每

☆☆☆☆

天的亭扎肝素，必须在给药 24h 以后才能进行穿刺，以保证凝血功能恢复正常。

2. 术后使用低分子肝素　术后给予低分子肝素治疗的患者，一般可以安全进行单次神经阻滞或持续神经阻滞置管操作，不过这种情况需要根据每日总剂量、术后首次给药时间以及剂量方案等来决定。

（1）每日两次剂量：低分子肝素化可能引起脊髓血肿的风险，因此，如果不考虑麻醉方式，术后首次低分子肝素应该在手术充分止血的基础上，而且在术后 24h 才能给予。留置的神经阻滞导管应该在低分子肝素化治疗之前移除。如果是持续阻滞，且置管时间可能超过一个晚上，则必须在使用首剂低分子肝素之前移除导管，并且在移除导管 2h 之后才能给予低分子肝素。

（2）单次剂量：术后首剂低分子肝素应该在术后 6 ~ 8h 之后给予，第二次剂量不要早于首剂的 24h，神经阻滞导管是可以安全留置的。不过，必须在低分子肝素给药至少 10 ~ 12h 之后才能拔除阻滞导管。后续的肝素需要在导管拔除至少 2h 之后才能继续进行。由于叠加效应，在此期间不应该给予其他可能改变凝血功能的药物。

（3）非甾体抗炎药物：尽管很多临床医师建议在服用 NSAIDs 的患者进行神经阻滞等操作应谨慎，但是却没有明显证据表明服用阿司匹林或其他 NSAIDs 药物的患者进行硬膜外麻醉或腰麻会增加脊髓血肿的风险。

（4）华法林：对于长期服用华法林抗凝的患者，如果近期刚停药，进行神经阻滞应十分谨慎；因为停药 1 ~ 3d 内患者的 INR 虽然降低（Ⅶ因子的活性恢复），但是Ⅱ和Ⅹ因子起主导作用的凝血功能恢复并不充分。只有等到 INR 恢复到参考范围之内，凝血因子Ⅱ，Ⅶ，Ⅸ和Ⅹ的水平才能恢复正常。因此建议最好在神经阻滞之前 4 ~ 5d 停止华法林抗凝，且进行操作之前必须保证 INR 值恢复正常。

对于术前给予初始剂量华法林的患者，如果首剂是术前 24h 给予的，而且已经给了第二剂口服抗凝药的，建议进行神经阻滞的操作之前都应该再次检查一下 INR 的情况。

使用低剂量华法林治疗的患者在接受硬膜外镇痛期间，建议每日进行 INR 值的检测。

华法林的患者使用硬膜外镇痛期间，应常规检查患者的感觉和运动神经功能状况。

对于使用华法林预防血栓的患者，建议在 INR < 1.5 时移除神经阻滞的导管；如果 INR 值大于 1.5 但小于 3，建议必须在非常谨慎的情况下拔除留置的导管，同时查阅患者的病史，看看是否使用了其他的不影响 INR 的抗凝药物，如 NSAIDs、ASA、氯吡格雷、噻氯匹定、普通肝素、低分子肝素等。我们也建议导管移除前以及拔除后，均需要对患者进行神经系统功能的评估，直到 INR 值

稳定在预期抗凝水平。对于 INR 超过 3 且留置神经阻滞导管的患者，建议停药或减低华法林剂量。如果是神经阻滞持续输注，对于接受治疗水平抗凝药的患者，目前没有任何定性的建议来决定如何进行导管的拔除。

（5）抗血小板药物：建议在噻氯匹定停药 14d、氯吡格雷停药 7d 以后才能进行神经阻滞的操作。如果氯吡格雷停药 5 ~ 7d 内需要进行神经阻滞，必须进行血小板功能的检查。血小板 GP Ⅱ b/ Ⅲ a 抑制剂对血小板凝集功能有很大的影响，阿昔单抗给药 24 ~ 48h 后，依替巴肽和替罗非班后给药 4 ~ 8h 之后，血小板凝集功能才能恢复正常。因此在血小板功能恢复正常之前都应该避免进行神经阻滞的操作。尽管手术后 4 周之内不应该使用 GP Ⅱ b/ Ⅲ a 抑制剂，但假如神经阻滞术后期间患者使用了这类药物，建议必须严密监测患者的神经功能状况。

（6）溶栓药物：对于接受纤溶以及溶栓药物的患者，除非非常特殊的情况下，否则是不建议进行腰麻或硬膜外穿刺的。没有足够的证据说明停药后多久可以进行神经阻滞的穿刺。对于正在使用或近期拟应用纤溶或溶栓药物的患者，如果进行了神经阻滞，建议必须定期持续监测患者的神经功能；而且这个间隔不能超过 2h。对于持续神经阻滞期间发生意外应用纤溶或溶栓药物的患者，不能给出确切的建议何时拔除神经阻滞导管。建议应测定纤维蛋白原水平（凝血因子中功能最晚恢复的一种）来评估可能存在的残余溶栓作用以及决定合适的导管移除时间。

（许继军）

主要参考文献

[1] Kehlet H. Manipulation of the metabolic response in clinical practice. World J Surg, 2000, 24:690-695.

[2] Liu S, Carpenter RL, Neal JM. Epidural anesthesia and analgesia: their role in postoperative outcome.Anesthesiology, 1995, 82:1474-1506.

[3] Bovill JG. Update on opioid and analgesic pharmacology. Anesth Analg, 2001, 92:S1-S5.

[4] Manion S, Brennan T. Thoracic epidural analgesia and acute pain management. Anesthesiology, 2011, 115:181-188

[5] Perazella M, Eras J. Are selective COX-2 inhibitors nephrotoxic? Am J Kidney Dis, 2000, 35:937-940.

[6] Bucerius J, Metz S, Walther T, et al. Pain is significantly reduced by cryoablation therapy in patients with lateral minithoracotomy. Ann Thorac Surg, 2000, 70:1100-1104.

[7] Oates H. Non-pharmacologic pain control for the CABG patient. Dimen Crit Care Nursing, 1993, 12:296-304.

[8] Kotzel A, et al. Efficacy and safety of different techniques of paravertebral block for analgesia after thoracotomy: a systematic review and meta regression. Br. J. Anaesth, 2009,

103:626-636.

[9] Karmakar M. Thoracic Paravertebral block. Anesthesiology, 2001, 95: 771-780.

[10] Swenson JD, Hullander RM, Wingler K, et al. Early extubation after cardiac surgery using combined intrathecal sufentanil and morphine. J Cardiothorac Vasc Anesth, 1994, 8:509-514.

[11] Ng A. Pain relief after thoracotomy: is epidural analgesia the optimal technique. Br. J. Anaesth, 2007, 98: 159-162.

[12] Horlocker T, Wedel D, et al. Regional anesthesia in the patient receiving antithrombotic or thrombotic therapy: American Society of Regional Anesthesia and Pain Medicine Evidence-based Guidelines (Third Edition).Region Anesth Pain Med, 2010, 35:61-101.

[13] Wysowski D, Talarico L, Bacsanyi J, et al. Spinal and epidural hematoma and low-molecular weight heparin.N Engl J Med, 1998, 338:1774-1775.

[14] Horlocker T, Wedel D. Spinal and epidural blockade and perioperative low molecular weight heparin: smooth sailing on the Titanic. Anesth Analg, 1998, 86:1153-1156.

第 30 章
肺移植术后并发症的防治与调控

科学技术的进步推动了医疗新模式的出现，多学科协作治疗模式（multiple disciplinary team，MDT）使肺移植治疗围术期重大科学问题的解决有了很大的突破，终末期肺衰竭患者在接受成功的肺移植手术后生活质量和生存率明显改善。然而，肺移植术后并发症的防治依然令人困惑。

众所周知，肺作为与外界直接相通的器官，易受各种病原微生物的侵袭。围术期肺组织结构经受机械因素等导致的损伤，供体的肺组织多伴有肺挫伤、肺水肿，加之术后移植肺去神经支配而缺乏咳嗽反射等神经保护机制，再灌注、感染、误吸等因素导致机体炎症免疫功能紊乱，同时触发排异反应等病理生理变化。上述特点造成肺移植术后并发症的防治与调控较其他器官移植更复杂。文献报道，肺移植术后感染发生率为 30% ~ 40%；肺栓塞的发生率为 20% ~ 40%；原发性移植肺功能障碍的发生率为 10% ~ 60%；术后 1 年约80% 的患者发生急性排异反应；术后 2.5 年约 50% 的患者发生闭塞性细支气管炎综合征。各种并发症的发生限制了肺移植技术的临床应用和发展。

近年来，肺移植术后并发症的防治引起医学界高度重视，并取得一些标志性的成果，如国际心肺移植协会成立原发性移植肺功能障碍专家工作组，统一原发性移植肺功能障碍的定义，对其进行严重程度分级；如闭塞性细支气管炎综合征定义和临床分类标准的制定；如急性肺栓塞诊治指南的更新和推广等。上述科学难题的攻克，有助于肺移植术后并发症的预警、早诊、个体化精准防治。本章将围绕肺移植治疗术后常见的几大并发症进行逐一详述。

第一节　原发性移植肺功能障碍

原发性移植肺功能障碍（primary lung graft dysfunction，PGD）是指肺移植术后 72h 内，排除外科手术技术、肺部感染等诱发因素，移植肺出现弥漫性肺泡不透明改变、术后 PaO_2/FiO_2 低于 200mmHg 超过 48h 等原发性急性损伤性肺功能障碍。PGD 既往曾被称为缺血 - 再灌注损伤、原发性移植物衰竭、移

☆☆☆☆

植反应、移植后水肿、再灌注水肿和移植后急性肺损伤等。由于过去对 PGD 的认识不统一，对于 PGD 的定义也有不同的标准，使不同机构的研究缺乏可比性，严重影响对这一重要并发症的深入认识。为此，2003 年国际心肺移植协会（international society of heart and lung transplantation，ISHLT）成立了 PGD 工作组(the ISHLT working group on primary lung graft dysfunction)，通过多年努力，在总结既往研究成果和临床经验后，最终统一并拟定了 PGD 定义。同时，工作组对 PGD 设置了多个评估时间点 (T0-T72)，T0 指移植肺再灌注建立后的 6h 内，再灌注开始 6h 后到 72h 内的时间点包括：T24，T48，T72。

一、PGD 的流行病学概况

在 ISHLT 统一诊断标准之前，由于 PGD 诊断标准的不统一，文献报道的 PGD 发生率差异较大，为 11% ~ 57%。ISHLT 提出统一诊断标准之后，Christie JD 等对 1994—2000 年的 5262 例肺移植进行分析，发现 PGD 的总体发生率为 10.2%，存在 PGD 的患者 30d 病死率较无 PGD 的患者明显升高（42.1% 比 6.1%），肺移植后 30d 内死亡病人中 43.6% 患有 PGD，存活超过 1 年者中有 PGD 病史的患者 1 年后生存率显著降低。此外，有研究者对 1992—2004 年的 402 例 PGD 进行分析，将 PGD 患者严重程度进行分级（详见本节诊断部分），发现 3 级 PGD 发生率在 T0 时间点为 25%，在 T48 时间点为 15%，并且在 T48 时间点，不同严重程度的 PGD 患者 90d 死亡率存在显著性差异，其中 1、2 和 3 级病人的死亡率分别为 7%、12% 和 33%。

目前，多数研究认为 PGD 能显著延长患者机械通气时间、住 ICU 时间、住院时间以及增加费用和近期病死率等。肺移植术后 48h 内出现过 3 级 PGD 的患者住 ICU 时间、住院时间、远期生存率显著较 1、2 级 PGD 的患者差。然而，有学者认为 PGD 患者的远期生存率低是由于近期病死率高造成的。将 30d 内死亡病例去除后，有无弥漫性肺泡损伤（PGD）并不影响肺移植病人远期生存率。

研究发现，PGD 能增加移植肺内 II 型主要组织相容性复合体（major histocompatibility complex，MHC）的表达，从而增强免疫原性；而且，PGD 中所显示的中性粒细胞化学因子、IL-8 表达增强与闭塞性细支气管炎综合征（bronchiolitis obliterans syndrome，BOS）的形成有关。因此，大多数学者认为 PGD 是肺移植病人术后 BOS 形成的危险因素，失控的移植肺损伤从 PGD 开始，进展到急性排异反应和淋巴细胞性支气管炎，最后组织修复、重塑形成 BOS。然而，Fiser SM 等于 2002 年报道存活大于 3 个月的肺移植病人 115 例，形成 BOS 者 41 例，其中进行性加重者 23 例；单、多变量分析研究发现，缺血 - 再灌注损伤是 BOS 形成和进展的独立影响因素。同年，Fisher AJ 等发现根据组织病理学检查确定的急性非免疫性移植肺损伤（PGD）与 BOS 的形成无关。但是，活检具有一定的采样误差，且重症 PGD 患者可能无法进行活检，这些因素可能在一定程度上影响了该研究的可信度。此外，最新研究显示，PGD 可能是 BOS 的危险因素，其机制可能与 TGF-β 密切相关。综上所述，PGD 与 BOS 之间的关联仍存在很大争议，有待进一步研究。

二、PGD 的危险因素

在整个肺移植过程中，多种因素在 PGD 的发生发展中起重要作用，这些因素主要包括：

1. 人口学特征　包括供者的年龄、性别、吸烟史、种族等，这些因素可能会影响供肺的质量，进而影响肺移植病人术后 PGD 的发生。Christie JD 等对 255 例肺移植病人进行研究，发现女性、非洲裔人种、年龄 > 45 岁和 < 21 岁供体是 PGD 的独立影响因素，术后 PGD 发生率明显升高。其他多项研究也提示了这些因素对术后早期生存率的影响。但是，多数学者研究发现，供者的年龄、性别等因素并非是肺移植后 PGD 发生的独立危险因素，而往往是在其他因素同时存在的情况下，协调作用影响肺移植病人 PGD 的发生。

2. 合并症及其他系统疾病

（1）肥胖：有研究表明肥胖可以增加术后早期死亡率和住 ICU 时长，但目前并无证据表明体重是 PGD 发生的危险因素。

（2）肝功能障碍：研究发现，在具有肺动脉高压的心肺联合移植患者中，肝功能异常者术后早期死亡率明显升高。肝脏异常的严重程度和病因可能是预后不良的重要因素。

（3）肾功能障碍：目前缺乏肾功能障碍是 PGD 发生的危险因素的报道。PGD 工作组的资料显示，移植前血清肌酐浓度与移植术后 1 年病死率相关。与高血容量相关的肾功能损害可能会加重 PGD 患者的肺水肿程度。

（4）心室功能障碍：既往研究认为左心室功能障碍与肺移植术后呼吸衰竭无相关性。然而，Porteous MK 等的最新研究发现左心室舒张功能较差的肺移植病人更易发生 PGD。这可能与左心室功能障碍将增加肺毛细血管静水压，加重肺水肿有关。有趣的是，另一项最新研究发现，右心室功能与肺移植受者 PGD 发生的易感性呈现相反关系。

（5）糖尿病：ISHLT 的资料提示肺移植病人糖尿病与早期病死率无关。然而，最新研究发现，在患有慢性阻塞性肺疾病或者间质性肺病的肺移植病人中，糖尿病是其发生 PGD 的高危因素。

（6）免疫学因素：超急性排异反应和 PGD 很难区分。而且学者认为免疫学因素对 PGD 具有促进作用。文献报道，病人接受低滴度供者特异性 HLA 抗体的肺移植手术，早期移植肺功能障碍的发生率显著提高；然而，目前无证据表明供、受者 ABO 血型相容或相同与 PGD 的发生存在相关性。

3.肺部基础疾病

(1) 慢性阻塞性肺病 (chronic obstructive pulmonary disease，COPD)：患者在肺部原发性疾病中 PGD 发生率最低，为 3% ～ 13%。有报道认为 α_1- 抗胰蛋白酶缺陷病与其他肺气肿相比是 PGD 的高危因素，然而由于 α_1- 抗胰蛋白酶缺陷病的患者双肺移植比例较高，这可能使统计变量混淆。α_1- 抗胰蛋白酶缺陷病是否为 PGD 发生率较高的亚群目前还有争议。

(2) 原发性肺动脉高压 (pulmonary arterial hypertension，PPH)：最新研究发现，在肺移植病人中，重度 PGD 患者的肺动脉收缩压显著升高。此外，文献报道，PPH 病人发生 PGD 的风险明显升高，PPH 疾病可能是影响 PGD 发生的重要因素。

(3) 继发性肺动脉高压 (secondary pulmonary hypertension)：继发性肺动脉高压虽然是 PGD 发生的潜在危险因素，但并不像 PPH 那样一定会导致 PGD 风险增高和（或）近期预后差。肺囊性纤维化患者不同程度的继发性肺动脉高压 (12 ～ 49mmHg) 并不显著影响其移植后的近期和远期结果。文献报道，肺囊性纤维化受者 PGD 的发生率为 10% ～ 33%。

(4) 限制性肺病：PGD 发生率介于 COPD 和 PPH 之间，为 10% ～ 40%。

4.既往胸部手术史、胸膜粘连及机械通气史 接受肺再移植手术的病人，尤其是重度 PGD 患者接受再移植，近期病死率明显升高。有胸外科手术史与无此手术史的受者相比，术后机械通气时间及死亡率并无显著性差异。当然，不能排除胸膜粘连增加手术创伤和出血，从而促进 PGD 发生的可能。肺减容术失败后不久即接受肺移植的患者近期病死率明显高于两者间隔时间较长者，目前尚无明确的证据表明远期肺减容术增加 PGD 发生的风险。移植前的机械通气并不增加 PGD 发生的风险。

5.移植手术类型 有研究发现移植手术类型与 PGD 发生风险有关，但 PGD 工作组经过分析后认为，这些研究的变量分析可能受到肺移植指征和使用体外循环的影响，因此工作组认为移植手术类型并不是 PGD 的一个重要决定因素。然而，2006 年 Oto T 等报道，单、双肺移植病人在移植后 24h 的重度 PGD 发生率存在显著差异。2013 年，Diamond JM 等进行了包括 1255 例肺移植患者的多中心研究，结果表明术中相关的单肺移植是 PGD 发生的危险因素。目前，单、双肺移植是否为 PGD 的危险因素仍存在争议。

6.体外循环 (cardiopulmonary bypass，CPB) 是否为 PGD 的独立危险因素仍存在较大争议。PGD 工作组认为，尽管存在对 CPB 影响移植后早期肺功能的担忧，但其安全性已为临床所广泛接受，在有明确指征的情况下仍应被采用。

7.出血与输血　也会引起 PGD，这可能与自由基的产生、细胞因子激活中性粒细胞，造成组织损伤有关。但是目前尚无出血和输血对 PGD 影响的前瞻性研究报道。

8.其他　包括供肺取前脑死亡、支气管内吸痰、误吸、肺炎、血流动力学不稳、肺保存方式、灌注方法和缺血再灌注等都有可能损伤供肺，导致 PGD。缺血时间与术后发生 PGD 的风险直接相关。Somers J 等对 431 例肺移植患者进行研究，发现肺移植术后 PGD 的严重程度分级与 IL-17 受体基因多态性相关。

三、PGD 的临床表现与诊断

PGD 的主要临床特征为进行性低氧血症、高碳酸血症、肺动脉压增高、肺顺应性降低、间质和（或）肺泡水肿，重者可引起右心衰竭，有些可迅速进展为急性呼吸窘迫综合征（acute respiratory distress syndrome，ARDS），甚至死亡。X 线胸片表现为弥漫性肺泡和间质浸润影，以肺门周围最明显。

目前对 PGD 知之甚少，对于 PGD 的诊断也缺乏一个"金标准"。PGD 的典型病理表现是弥漫性肺泡损坏，但病变严重程度分布不均，严格地讲每个肺移植病人都会有一定程度的 PGD，这一综合征包含了从轻微肺损伤到严重移植肺功能衰竭的病变范围。ISHLT PGD 工作组回顾之前的文献资料后，于 2005 年提出了 PGD 诊断标准：在不同的时间点、参考胸部影像学与氧合指数（PaO_2/FiO_2）进行 PGD 严重程度分级（表 30-1）。工作组建议评分时注意以下几点：

①完整的诊断应包括检测时间点和 PGD 分级，例如"T24 3 级 PGD"。

②理想的 T0 评估以 ICU 中的第一次血气分析为最佳，最好是在病人仍在机械通气的情况下检测，且 FiO_2 =1.0、PEEP=5 cmH_2O。

③后续的时间点为 24 h 的倍数，从 24 ～ 72 h。

④ 72 h 之后 PGD 受其他继发性因素影响，不建议再进行分级评估。

⑤该分级可以用于各种类型的移植，然而氧合指数易受移植类型如单、双肺移植的影响。

⑥即使氧合指数大于 300 mmHg，若无 X 线浸润表现，仍应评为 0 级。

⑦若患者经鼻导管吸氧且 FiO_2 < 0.3，则分级根据 X 线表现评为 0 级或 1 级。

⑧任何经体外氧合的患者都应评为 3 级。

⑨所有移植术后持续超过 48 h 机械通气且 FiO_2 > 0.5 的患者分级都为 3 级。

⑩若某时间点有多个血气分析值，取氧合指数最差值。

☆☆☆☆

表 30-1 PGD 严重程度分级

分级	PaO₂/FiO₂	X 线浸润表现与肺水肿一致
0	> 300	无
1	> 300	有
2	200 ~ 300	有
3	< 200	有

在诊断 PGD 时还应注意与急性排异反应、静脉吻合口移植、心源性肺水肿、术后肺炎（包括细菌性和病毒性）、输血相关肺损伤等进行鉴别诊断。

四、PGD 的防治

PGD 治疗原则是在保证重要脏器和支气管吻合口灌注的前提下限制液体过量输注，积极开展支持治疗，避免加重肺损伤。同时，对于可能出现的肾功能障碍，可采取的短期超滤或透析支持治疗。

1. 液体治疗　对于液体缺失的纠正应谨慎进行，限制液体总量与联用低剂量血管活性药物相结合，同时注意调整血红蛋白和凝血功能。维持血细胞比容在 25% ~ 30%，根据需要补充新鲜冷冻血浆或特定的凝血因子。

2. 通气支持　目前尚无文献报道各种通气模式在治疗 PGD 患者的价值。由于 PGD 的肺损伤病理表现与 ARDS 相似，PGD 工作组主张借鉴 ARDS 的通气治疗原则。因此，对于 PGD 病人应采用肺保护性通气策略（lung protective ventilation strategy，LPVS），使用较低的平台压（≤ 30 cmH₂O）、小潮气量（6 ~ 8 ml/kg）限制肺泡过度膨胀，同时给予适当的呼气末正压保证小气道开放。此外，对于 ARDS 的其他辅助性通气治疗方法包括：俯卧位呼吸、允许性高碳酸血症、反比呼吸、高频通气等，对部分特殊患者有一定益处。此外，肺气肿患者接受单肺移植后发生的 PGD 需根据病人情况开展个体化的肺通气模式治疗。因为移植肺与自体肺的顺应性不同，需防止自体气肿肺过度膨胀、血液向移植肺分流。因此，可应用双腔气管插管，双侧肺采用不同通气模式进行通气支持治疗。

3. 特殊药物治疗

（1）一氧化氮（nitric oxide，NO）：诱导产生的 cGMP 可使肺血管扩张、维持肺毛细血管完整性、防止白细胞的黏附及血小板聚集。尽管实验研究提示 NO 对 PGD 有防治作用，但缺乏临床研究证实。因此，PGD 工作组建议对于严重低氧血症和（或）肺动脉压增高的患者给予 NO，以暂时稳定病情、减少体外膜肺氧合（extracorporeal membrane oxygenation，ECMO）的使用或再移植。

（2）前列腺素：前列腺素 E1（PGE1）能下调促炎细胞因子并上调抑炎细

胞因子，促进 Th1 型细胞因子向 Th2 型细胞因子转换，并且具有防止中性粒细胞黏附、抗血小板聚集和毛细血管渗出等作用。多项肺移植动物实验证实，前列腺素 E1（PGE1）作为肺保存液的添加剂，能保护移植肺功能。由于 PGE1 可以改善动脉血氧分压和肺泡 - 动脉氧分压差，许多中心还应用 PGE1 减轻缺血 - 再灌注损伤。

（3）表面活性物质（pulmonary surfactant，PS）：肺移植后缺血 - 再灌注损伤可使 PS 的构成和功能发生变化，从而引起肺顺应性下降、肺泡萎陷、通气 - 血流比值失衡、肺水肿和氧合下降等后果。动物实验和初期临床研究表明，给予外源性表面活性物质对于供肺保护和术后减轻缺血 - 再灌注损伤具有一定的作用。然而，PS 的给药剂量、给药时间和给药间隔等都有待于进一步研究。

（4）其他：如补体抑制剂、血小板活化因子拮抗剂、氧自由基清除剂、抗凝血酶Ⅲ、血管紧张素转化酶抑制剂、基质金属蛋白酶和低温治疗等也在 PGD 的防治方面具有一定的作用，这些治疗方法还有待进一步评价。

4. 重症 PGD 的治疗

（1）体外膜肺氧合（extracorporeal membrane oxygenation，ECMO）：在肺移植中，ECMO 可作为挽救重症 PGD 病人生命的救治措施。ECMO 能在血流动力学不稳定、心功能受损的情况下，为病人提供充分的氧合和气体交换，并避免持续低氧血症和有创通气对病人造成损害。

目前 ECMO 可预防性应用于术后 PGD 风险高的患者（如原发性肺动脉高压），可降低病人术后 PGD 的发生率，改善患者预后；同时，对于术后发生重症 PGD 的病人应早期应用 ECMO 治疗，研究表明移植后早期（＜ 24 h）使用 ECMO 能够显著降低重症 PGD 病人死亡率，而超过 7d 才使用 ECMO 治疗的病人死亡率高达 100%。

（2）肺再移植（Re-transplantation）：约占肺移植的 2%，肺再移植 1 年和 3 年生存率分别为 57.3% 和 41.6%。严重的多器官衰竭患者肺再移植的围术期病死率超过 90%，PGD 患者肺再移植的预后也很差，1 年生存率为 22%。目前对于将肺再移植作为 PGD 治疗方法的认识仍有限，因此 PGD 工作组建议需严格选择考虑肺再移植的 PGD 病例。

第二节　排　异　反　应

一、急性排异反应

急性移植肺排异反应（acute lung transplant rejection）是一个由受者免疫细

☆☆☆☆

胞识别供者细胞表面的组织相容性抗原引发的复杂免疫反应。主要组织相容性抗原（major histocompatibility complex，MHC）在人类即指人白细胞抗原（human leukocyte antigen，HLA）。

1. 急性排异反应的流行病学概况　急性排异反应常发生在肺移植术后早期，多在 3 个月内，3 个月后逐渐减少，1 年以后很少有急性排异反应发生。研究发现，成年肺移植病人在术后第一年有 35%～50% 需接受抗急性排异治疗。Stewart KC 等对肺移植病人活检证实，术后 1 年急性排异反应发生率超过 80%。研究表明，急性排异反应的发生率在单肺移植和双肺移植之间无显著差异，活体供者肺移植的急性排异反应发生率比尸体供者肺移植低，未成年人肺移植急性排异反应发生率比成人肺移植急性排异反应低。

2. 急性排异反应的危险因素　导致患者急性排异反应的原因尚未明确，供者和受者 HLA 抗原不匹配可能是导致急性排异反应的主要原因。有研究报道，HLA-DR 和 HLA-B 位点不匹配是 ≥ A2 级急性排异反应的重要危险因素。Quantz MA 等对 3549 例成人肺移植进行分析，发现 HLA-A 和 HLA-DR 位点不匹配的抗原数与 1 年死亡率相关，所有 HLA 抗原不匹配数与 3 年和 5 年死亡率相关。国际心肺移植协会（International Society for Heart and Lung Transplantation，ISHLT）资料显示，群体反应性抗体（提示存在针对 I 类和 II 类 HLA 的预存抗体）是移植后 1 年死亡的危险因素。最新研究发现，肺移植术前循环 CD8$^+$ 记忆型 T 细胞数量增多也会增加肺移植受者术后发生急性排异反应的风险。此外，肺移植术后急性排异反应也可能与供肺保存不良、移植肺缺血时间、呼吸道病毒感染、胃食管反流性疾病以及基因多态性相关。

3. 急性排异反应的发病机制　器官移植中产生的同种异体免疫反应是由固有免疫和获得性免疫共同作用的结果。急性排异反应约 90% 由细胞免疫反应介导。近年来研究发现，急性排异反应中 5%～10% 的病例是由体液免疫介导的，可出现特征性的急性血管性排斥，其机制可能为受者体内产生针对血管内皮细胞同种抗原的 IgG 类抗体，通过补体依赖的细胞毒作用，导致移植物内血管坏死。

（1）T 细胞介导的细胞免疫应答：抗原递呈细胞（antigen presenting cell，APC）主要包括树突状细胞（dentritic cell，DC）、巨噬细胞和 B 细胞，其在获得性免疫应答过程中起关键作用。APC 可通过直接识别和间接识别两种途径起作用。直接识别是指受者的 T 细胞通过 TCR 直接识别供者细胞表面的 MHC 分子，后者无须 APC 加工处理。间接识别是指受者的 T 细胞通过 TCR 识别自身 MHC 阳性供者肽段，这一过程需要受者 APC 加工处理供者抗原。

抗原递呈过程主要包括两种类型，一是内源性抗原在胞质内由蛋白酶体酶解成 8～12 短肽，再由抗原加工相关转运蛋白转运到内质网腔内与 MHC I 类分子结合，并转运至细胞表面形成 MHC Ⅰ类分子 - 多肽复合物，供 CD8$^+$T 细胞识别；二是外源性抗原被 APC 内吞形成内体，并被酶解成大小为 13 ～ 18 的肽段，在内质网中与 MHC Ⅱ类分子结合，在 APC 表面形成 MHC Ⅱ类分子 - 多肽复合物，供 CD4$^+$T 细胞识别。

有学者提出协同刺激模式，即 T 细胞的活化必须依赖提呈抗原（第一信号）和协同刺激信号（第二信号）共同作用：①第一信号为 MHC 分子 - 移植抗原 -TCR 复合物的形成。TCR 与 CD3 分子形成 TCR-CD3 复合物。TCR-CD3 复合物以及 CD4、CD8 分子与相应的抗原结合后，激活一系列蛋白酪氨酸激酶，从而使多种底物磷酸化，参与活化信号传递至细胞核内，活化相关基因并使之表达。②第二信号为 APC 与 T 细胞表面的协同刺激分子，是 T 细胞活化的必要条件。已发现的协同刺激分子包括 B1/CD28、CD28/CTLA4、CD40L（CD154）/CD40、CD2/CD58 和 CE18（LFA-1）/CD54（ICAM-1）等。

（2）T 细胞介导的排异反应的效应机制：T 细胞介导的排异反应主要包括两种。

①细胞毒性 T 淋巴细胞和迟发型超敏反应。当外来移植物的抗原进入受者后，APC 通过直接或间接递呈的方式将外来器官的抗原提呈给受者的 T 细胞。受者 T 细胞与 APC 上的 MHC- 多肽复合物相互作用形成第一信号；此外通过协同刺激分子产生第二信号，激活一系列蛋白酪氨酸激酶，使 NF-κB 等活化，激活 IL-2 等一系列基因，最终导致 T 细胞活化分泌 IL-2 等急性排异反应的重要介质。细胞毒性 T 淋巴细胞（cytolytic T lymphocytes，CTL）即 CD8$^+$T 细胞在排异反应的效应阶段起重要作用，其可以通过穿孔素 / 粒酶导致细胞溶解，释放细胞内容物，加重局部炎症反应，也可以通过 Fas/FasL 途径诱导细胞凋亡。

②迟发型超敏反应（delayed type hypersensitivity，DTH）是由 T 细胞介导的巨噬细胞活化所引起的局部超敏反应，其通常在再次接触抗原后 24 ～ 48h 发生。引起 DTH 的抗原可以是病原微生物、组织蛋白和化学物质等。DTH 可分为致敏和效应两个阶段。初次进入人体的外来抗原经 APC 递呈后被 T 细胞识别，刺激 T 细胞活化成为致敏淋巴细胞。当相同抗原再次进入人体时即可直接刺激致敏淋巴细胞活化，释放 IL-2 等一系列细胞因子，活化巨噬细胞、趋化聚集白细胞，引起局部炎症、靶细胞溶解和组织坏死，最终清除外来抗原。

（3）B 细胞介导的体液免疫应答：机体的体液免疫主要由 B 细胞介导。B 细胞的活化也需要双信号。首先，B 细胞抗原受体（B cell antigen receptor，BCR）特异性识别抗原，启动第一信号；该信号传入细胞内后，在协同刺激分子产生的第二信号的作用下诱导细胞激活、增殖、分化。

BCR 与抗原特异结合，并内化该抗原，使抗原降解产生的抗原肽与 MHC Ⅱ类分子结合并递呈给 T 细胞。T 细胞被激活后，表面表达 CD40 配体

☆☆☆☆

(CD40L)；Th 细胞表面表达的 CD40L 与 B 细胞表面表达的 CD40 结合，产生第二信号；同时，Th 细胞分泌细胞因子如 IL-4、IL-5 等。

静息的 B 细胞在抗原诱导下分化为分泌抗体的浆细胞，参与体液免疫。体液免疫分为初次免疫应答和再次免疫应答两类：①抗原初次进入人体所引发的应答即为初次免疫应答，其潜伏期长、抗体效价低、维持时间短；②当相同的抗原再次进入人体时，可引起记忆性淋巴细胞迅速应答，其潜伏期明显缩短、抗体效价高、维持时间长。

（4）B 细胞介导的排异反应的效应机制：如果受者在移植术前曾输血、妊娠、移植或供受者血型错配等，肺移植受者体内可存在 HLA 或 ABO 血型的预存抗体；当移植肺恢复血供后，这些抗体即可迅速沉积于移植肺血管内皮细胞表面，产生超急性或急性排异反应，通过激活补体和抗体依赖性细胞介导的细胞毒作用引起损伤。

4. 急性排异反应的临床表现与诊断

（1）临床表现：急性移植肺排异反应常表现为发热、咳嗽和呼吸困难。咳痰多为白色泡沫样黏痰或白色稀痰，呼吸困难加重，并伴有全身乏力、食欲缺乏、不适、精神萎靡或焦虑、烦躁等症状。体格检查可发现胸腔积液和肺部啰音，偶可闻及哮鸣音，可出现患侧呼吸音减弱。由于其进展较快，症状与体征不符较常见。

（2）辅助检查

①肺功能检查：肺总量（TLC）、用力肺活量（FVC）、第 1 秒用力呼气容积（FEV_1）、弥散功能等多呈进行性下降，血氧饱和度显著下降，氧合指数下降等。PaO_2 下降 > 10mmHg，FEV_1 下降 > 10%，提示肺功能恶化和低氧血症，但敏感性和特异性都不高。部分患者可出现急性肺衰竭。

② X 线胸片：患者肺移植术后 1 个月内发生急性排异反应可出血胸片改变，常表现为肺门周围或下叶浸润性阴影，并伴有少量胸腔积液，但肺移植术后 1 个月后仅有 1/4 的患者胸片表现异常。

③支气管肺泡灌洗：可见灌洗液中 T 细胞增多，CD4/CD8 比值增高，IL-6、IL-8、IL-10 增高等。经纤维支气管镜活检和支气管肺泡灌洗也是鉴别排异反应和感染的重要手段。急性排异反应气道分泌物和支气管镜肺泡灌洗液涂片及细菌培养多为阴性。

④组织学活检：急性移植肺排异反应的主要表现为血管外周单核细胞浸润、淋巴性支气管炎和细支气管炎，其中血管周围单核细胞浸润的特异性可达 96.5%，敏感性可达 67.7%。

⑤血常规检查：多数病人会出现白细胞增高，其中淋巴细胞比例升高明显，部分患者若合并感染可表现为相应的中性粒细胞、淋巴细胞和（或）单核细胞

比例改变等。

这些临床表现都缺乏特异性，且影像学表现常滞后 1 ~ 2 周，故 X 线胸片或 CT 检查对于急性排异反应的诊断意义不大。

（3）诊断：病理诊断是急性移植肺排异反应诊断的金标准，其病理学特点是毛细血管及细支气管淋巴细胞浸润，延伸至肺泡间隔，最终血管内血栓形成，小动静脉及细支气管坏死，终末细支气管管腔完全闭塞。

国际心肺移植协会（ISHLT）将急性排异反应分为 5 级，见表 30-2。

表 30-2　LSHLT 急性排异反应组织学分级

分级	排异反应	病理表现
A0	无	没有明显异常
A1	最轻度	血管周围少量单核细胞浸润，低倍镜下浸润不明显，主要围绕小静脉，2 ~ 3 个细胞的厚度
A2	轻度	低倍镜下容易辨认，小静脉和小动脉周围较多单核细胞浸润
A3	中度	小静脉和小动脉周围丰富的单核细胞浸润，从血管周围间隙延伸至肺泡间隔和泡腔，通常可见血管内膜炎，肺泡巨噬细胞和肺泡上皮细胞增生
A4	重度	血管周围，肺间质和肺泡腔内单核细胞浸润，肺泡细胞被破坏；伴有肺泡间坏死细胞、巨噬细胞、透明膜、出血和中性粒细胞，肺泡破坏和坏死性血管炎

5. 急性排异反应的治疗

（1）抗排异治疗：一旦确诊为急性排异反应，应立即予大剂量激素冲击治疗。根据严重程度分级 ≥ A2 的患者需采用静脉甲泼尼龙 10 mg/kg，一般每次 500 ~ 1000 mg，每天 1 次，冲击 3 ~ 5 d，然后口服泼尼松 0.5 ~ 1.0mg/（kg·d），2 ~ 3 周后逐渐减量。甲泼尼龙起效很快，急性排异反应症状常在 24h 后明显好转，胸片肺部阴影明显吸收，24 ~ 36h 后纤维支气管镜检查可证实排异反应消退，治疗 1 周后移植肺功能显著改善。

其他治疗方法有抗胸腺细胞球蛋白（ATG）、单克隆抗体 CD3 抗体（OKT3）溶细胞治疗、甲氨蝶呤（MTX）治疗、CsA 气溶胶吸入治疗、激素吸入治疗、全淋巴照射或光分离置换法，以及 Campath 1H 治疗。

（2）对症支持

①保证充足的营养。

②改善肺功能：可适当给予表面活性调节剂或予以吸入性 β_2 肾上腺素能受体激动剂（沙丁胺醇）等。

☆☆☆☆

③通气支持：根据受者情况选择不同类型的辅助呼吸方法。病人出现不能纠正的低氧血症时应及时行气管插管呼吸机辅助呼吸，必要时可采用体外膜肺支持。

6. 急性排异反应的预防　HLA 抗原不匹配的数量越多，移植物的预后越差。移植患者体内供者特异性抗 HLA 抗体可以增加术后早期急性排异反应危险性。因此，HLA 抗原匹配、诱导移植耐受可以降低排异风险。同时，应用合理有效的免疫抑制治疗方案，尤其在急性排异反应高发的移植后前 3 个月，应根据 HLA 配型、供受体其他方面的匹配情况、受者有无致敏及个体素质等方面的差异综合考虑，选择足量合理的免疫抑制药物，同时注意监测药物毒副作用。此外，减轻缺血 - 再灌注损伤也可以减少排异风险。

二、慢性排异反应

慢性排异反应是一种表现为慢性闭塞性细支气管炎的临床病理综合征，是肺移植术后最常见的慢性并发症。慢性排异反应常发生在肺移植术后 1 年，以淋巴细胞性气管炎、表皮细胞受损、闭塞性细支气管炎（bronchiolitis obliterans，BO）为特征。1993 年国际心肺移植协会（International Society of Heart and Lung Transplantation，ISHLT）专家组将慢性排异定义为闭塞性细支气管炎综合征（bronchiolitis obliterans syndrome，BOS），即为肺移植术后不能用急性排异、感染以及吻合口并发症来解释的肺功能下降。文献报道，肺移植术后 2.5 年时病人 BOS 发生率为 51%，发生 BOS 者的存活率为 30% ～ 40%。肺移植术后 BOS 发生影响患者的预后，伴 BOS 的肺移植病人术后存活率明显低于不伴有 BOS 的病人。

1. 慢性排异反应的危险因素

（1）同种异体抗原依赖性因素

①急性排异：急性排异被认为是 BOS 的主要危险因素，可直接导致上皮细胞的损伤。移植术后 3 ～ 6 个月发生 3 次以上急性排异者，BOS 发生概率是普通患者的 3 ～ 4 倍。有过中到重度急性排异的患者更易发生 BOS。术后远期出现的急性排异也仍然是 BOS 的高危因素之一。

②供受者 HLA 不匹配：文献报道，BOS 患者的支气管肺泡灌洗液或者血液中可找到直接针对供者 I 类 HLA 的 T 淋巴细胞。供肺气道上皮的 I 类和 II 类 HLA 以及黏附因子的表达会上调。因此，目前认为，HLA 的不匹配参与了 BOS 的形成。

（2）非同种异体抗原依赖性因素

①病毒感染：在其他实质性器官中，巨细胞病毒（cytomegalovirus，CMV）

感染已明确与慢性血管排异有密切的关联。研究报道，采用对 CMV 效果更好的更昔洛韦抗病毒治疗，肺移植患者术后 1 年 BOS 发生率明显降低。最新研究表明，更昔洛韦预防治疗只能减少急性排异反应的发生次数，而于 BOS 的发生发展没有相关性。此外，呼吸道病毒（community respiratory virus，CRV）包括呼吸道合胞病毒、流感病毒、副流感病毒、腺病毒等，也与 BOS 的发生有关。文献报道，肺移植患者术后 CRV 感染率为 15.1%，且术后 6 个月内感染 CRV 与 BOS 的发生密切相关，但机制仍不清楚。

②气道缺血：支气管动脉离断是早期气道缺血的原因，后期缺血可能主要是由于小气道的损伤，如血管内皮受到免疫性损伤之后引起闭塞性血管炎，加重血管内皮的缺血状态。

③胃食管反流：肺移植术中损伤迷走神经以及术后的药物副作用，更易引起胃食管反流。胃内容物误吸入气道可引起气道上皮细胞的损伤。文献报道，肺移植术后 BOS 发生的时间随着支气管肺泡灌洗液中胆汁酸浓度的升高而相应提早。

（3）PGD：近期研究也发现 PGD 可能是 BOS 的危险因素，其机制与 TGF-β 有关。

2. 慢性排异反应的发病机制　慢性排异反应主要由同种异体抗原依赖性因素和非同种异体抗原依赖性因素共同作用所致。目前认为，急性排异反应、缺血 - 再灌注损伤、感染、误吸等损伤气道上皮细胞，通过破损的基底膜募集和激活了大量的炎性细胞包括 T 淋巴细胞和巨噬细胞等，并分泌大量的炎症因子（IL-2、IL-6、TNF-α）和化学趋化因子（IL-8、MCP-1），从而导致活化的中性粒细胞聚集，这些细胞又促进了炎症因子和化学趋化因子的进一步产生和释放，从而导致气道损伤，形成恶性循环。气道上皮进行性受损和炎症的反复发生，最终引起瘢痕产生，小气道部分或完全闭塞。

3. 慢性排异反应的临床表现与诊断　移植肺慢性排异反应可发病于移植术后数月至数年，最常出现在移植后 8 ～ 12 个月，主要表现为慢性闭塞性细支气管炎。约 25% 的患者起病隐匿，无特殊症状，仅表现为 FEV_1 下降；75% 的患者表现为活动后呼吸困难及进行性加重，部分患者可有咳嗽、咳痰、胸闷、发热等。体检肺部可闻及胸膜摩擦音，偶可闻及哮鸣音，若合并胸腔积液，可出现患侧呼吸音减弱。多数患者 X 线胸片出现移植肺新的浸润影，显像模糊，肺野透亮度减低，部分患者可合并胸腔积液。肺功能检查示 TLC、FVC、FEV_1、DLCD 等多呈进行性下降，低氧血症，肺功能减退明显，部分病人甚至可能出现肺衰竭。

BO 诊断需要根据肺活检标本的病理学结果，然而，经纤维支气管镜活检阳性率较低，反复的胸腔镜或开胸活检并不现实。为此，1993 年，ISHLT 提出了 BOS 这一名称，并根据 FEV_1 的变化制定了临床分类标准。肺移植后每 3～6 周检测肺功能，取两次最佳平均值为基线值。根据 FEV_1 下降程度确诊 BOS 并分级。肺功能测定之前应避免使用支气管扩张剂，并排除急性排异反应、感染和衰老等其他混杂因素。单肺移植病人还需要考虑对侧自体肺功能减退带来的影响。随后的研究发现，用力呼气中段流量（$FEV_{25\sim75}$）较 FEV_1 反映 BOS 更敏感。因此，2002 年，这一分级标准被进一步改进，在最初的分级标准中加入了新的概念 BOS0-p（BOS0-p 表示 BOS 前期改变）；同时，诊断需在分级旁标注 a、b，a 表示未取得病理学确诊，b 表示已取得病理学确诊（表 30-3）。

表 30-3　BOS 的分级

BOS 级别	1993 年版 FEV_1 占术后基线值的比例（%）	BOS 级别	2002 年版 FEV_1 及 $FEV_{25\sim75}$ 所占基线值的比例(%)
BOS0	≥ 80	BOS0	$FEV_1 > 90$　$FEV_{25\sim75} > 75$
		BOS0-p	$81 < FEV_1 < 90$ 或 $FEV_{25\sim75} \leqslant 75$
BOS1	66～80	BOS1	$66 < FEV_1 < 80$
BOS2	51～65	BOS2	$51 < FEV_1 < 65$
BOS3	≤ 50	BOS3	$FEV_1 \leqslant 50$

BOS 的诊断需要反复的肺功能检测。在 BOS 诊断前，还应注意：① BO 是病理诊断，而 BOS 是以肺功能减退为主的临床诊断，诊断 BOS 的患者不一定有病理证实的 BO；②在急性排异反应或感染时出现气道阻塞性病变并不能完全排除 BOS，一般在积极纠正了急性排异反应或感染之后仍然有不能完全纠正肺功能的下降才可以诊断 BOS；③移植术后的吻合口并发症如狭窄、软化及开裂等都可以造成移植术后肺功能的减退；④单肺移植患者的自体肺病变进展往往也会影响肺功能；⑤术后慢性疼痛和胸腔积液等都可能引起 FEV_1 下降，但是 FEV_1/VC 的比例不变。

4. 慢性排异反应的治疗

（1）药物治疗

①免疫治疗：环孢素 A（ciclosporin，CsA）和他克莫司（tacrolimus，Tac）是钙调神经磷酸酶抑制剂。环孢素 A 能在转录水平阻断 IL-2、IL-3、IL-4、IL-5、TNF-α、IFN-γ 等细胞因子，常被用于肺移植患者术后免疫抑制治疗。环孢素的免疫抑制效应呈剂量依赖性，且因其毒性反应，口服用药剂量受到限制，雾化吸入可提高肺部药物浓度而减小系统毒性。在常规免疫抑制剂治疗的基础上添加环孢素 A，可改善、减少慢性排异反应。他克莫司通过与环孢素 A 相似的机制抑制免疫系统。研究发现，在肺移植术后 36 个月时将环孢素 A 改为他

克莫司将会降低 BOS 的发病率，减缓 BOS 患者肺功能下降的速度。硫唑嘌呤（azathioprine，AZP）和吗替麦考酚酯（mycophenolate mofetil，MMF）是抗代谢药物，不仅能干扰 T 淋巴细胞的核苷酸代谢，还能干扰 B 淋巴细胞的增殖。此外，皮质类固醇如甲泼尼龙（methylprednisolone）、泼尼松（prednisone）和地塞米松（dexamethasone）等也可以应用于肺移植后免疫抑制治疗。

②非免疫治疗：研究证实阿奇霉素可以改善肺纤维化患者的肺功能。对于肺移植受者，口服阿奇霉素可以明显改善肺功能，增加 FEV_1，降低 IL-17 依赖的 IL-8 产生，减少支气管肺泡灌洗液中的中性白细胞百分比。BO 的特征为上皮的炎症反应、气道中性白细胞浸润和 IL-8 升高，提示阿奇霉素改善 FEV_1 的功能可能是由于其大环内酯类药物的抗炎作用。他汀类药物除了有降低胆固醇和甘油三酯的功能外，还有免疫调节作用。文献报道，他汀类药物可以改善心脏移植受者的预后。在肺移植受者，他汀类药物可以显著降低急性排异反应的发生率和严重程度，改善生存率。在肺移植术后第一年即应用他汀类药物的受者，均未发生 BOS。其他如全淋巴照射、多克隆抗体等免疫抑制方法，效果尚未明确。

（2）肺再移植：BOS 是肺再移植的最主要原因，对于合适的病例可以考虑再移植，但目前再移植的结果仍不理想。肺再移植患者 30d、1 年和 5 年的生存率分别为 92%、62% 和 49%，和首次肺移植的生存率相比，无显著性差异。再移植术后免疫抑制治疗的方案可以参考初次移植后的免疫抑制治疗方案。

5. 慢性排异反应的预防 针对危险因素进行早期干预是防止慢性排异的重要方面，包括维持适度的免疫抑制、感染防治等。早期对胃食管反流疾病的患者进行胃底反折术，可能对提高生存率有益。有效防治急性排异反应尤其是反复发作的急性排异，同时有效防治感染，对防止移植肺慢性排异反应也具有一定作用。

第三节 感 染

感染是肺移植术后受者死亡的主要原因之一。国际心肺移植协会对 31 个国家总共 5942 例心脏移植和肺移植的患者进行研究，发现感染发生率为 33%，移植术后总体死亡率为 17.6%，其中有 6.33% 因感染所致。肺移植病人术后长期服用免疫抑制剂，导致常见的急性感染的发病率增高，病情发展迅速，且临床表现常不典型，给临床诊断和治疗带来了一定的挑战。

一、感染的危险因素

导致肺移植术后感染发病率高的原因大致分为以下几个方面：

1. 供受者因素 肺移植受者原发病的严重程度与移植后感染的发病率相

关。肺移植受者有从供者获得潜在病原体的危险，如巨细胞病毒、EB 病毒（epstein-barr virus，EBV）、弓形虫、乙型肝炎病毒和丙型肝炎病毒等。此外，供者肺部呼吸道存在的病原体和受者呼吸道的定植菌也会引起术后感染。受者年龄也会影响其对不同病原体的易感性。

2. 手术因素　手术使手术部位暴露于污染源。在手术中的麻醉气管插管以及在肺移植术后，由于疼痛限制呼吸、不能用力咳嗽而导致的呼吸道分泌物潴留、术后肺不张以及吻合口狭窄、术后移植肺去神经支配以及淋巴回流障碍、移植过程中的肺实质损伤、移植术中的局部缺血损伤、移植后气道纤毛功能减退等都将增加细菌感染的机会。

3. 免疫抑制剂　是影响移植受者发生感染的重要因素。所有的免疫抑制剂都会削弱肺移植病人对病原体的抵抗能力。环孢素 A、他克莫司都可抑制 T 细胞活性和增殖，硫唑嘌呤可抑制 B 细胞和巨噬细胞，使宿主体液免疫和细胞免疫均被抑制。皮质激素可以非特异性地降低中性粒细胞趋化性以及抗原递呈作用，抑制 T 细胞的活化和增殖以及巨噬细胞的功能。

二、感染的时间

肺移植术后发生肺部感染的时间大致可分为三个阶段：

1. 肺移植术后初期（术后 1 ~ 4 周）　肺移植术后初期的感染大部分为院内感染，约占所有感染的 95%。其次，供体和受体来源的病原体也可引起肺移植术后感染。在术后的第一个月，机会性感染并不多见。

2. 肺移植术后中期（术后 1 ~ 6 个月）　感染多由机会性病原体引起，如病毒、真菌。病毒感染常发生于肺移植后的第 2 ~ 3 个月。卡氏肺孢子菌引起的肺部感染常发生于肺移植术后第 2 ~ 6 个月。

3. 肺移植术后后期（术后 6 个月之后）　感染多由社区获得性病原体引起，机会性病原体虽然较少引起感染，但也可发生。此阶段感染的类型主要取决于移植物的功能和免疫抑制方案。

三、临床诊断

肺移植后的感染常表现为发热、咳嗽、咳痰、呼吸困难，听诊有呼吸音增粗，部分患者有啰音，X 线胸片可表现为肺纹理增粗、散在的斑片状影、纤维条索状影和局部的实变。

肺组织活检是诊断肺部感染的最准确的方法。支气管肺泡灌洗液中找到致病菌也对诊断有着重要意义。

四、治疗

1. 一般治疗　监测生命体征，给予适当的呼吸支持，如吸氧，必要时使用呼吸机治疗。纠正水、电解质、酸碱平衡紊乱，加强营养支持，维持肠屏障功能等。

2. 抗生素治疗

（1）目标性治疗：目标性应用抗生素是指根据感染的病原体特点选择针对性强的抗生素。此时所选的抗生素的抗菌谱要窄，针对性要强。目前并无移植病人术后严格的抗生素治疗指导方案，但应特别关注抗生素治疗疗程以预防复发。

（2）预防性治疗：是指对于病人可能发生的感染使用抗生素预防。目前常用的预防方案是使用小剂量的复方新诺明（SMZ-TMP）预防肺囊虫、弓形虫、诺卡菌属和李斯特菌属感染。术后预防性地给予口服去甲万古霉素，能有效减少耐甲氧西林的金黄色葡萄球菌的发生率和肠道球杆菌比例失调。

（3）经验性治疗：经验性应用抗生素是指在病区内病原菌流行病学资料的基础上，据临床情况及早应用有效抗生素。对于危重病人，盲目等待病原学检查结果再行治疗往往贻误最佳治疗时机。为此，目前对于危重病人提出了降阶梯治疗方案。该方案一开始运用强效广谱抗菌药物，覆盖可能导致感染的所有病菌，几天后再根据病原学检查和药敏结果调整抗菌药物。这种治疗方案最大可能地保障了抗感染治疗的临床效果。

3. 外科引流　对感染灶进行积极充分的外科引流是抗感染治疗方案中的重要部分。它可以消除机体的炎性介质，改变感染部位的生物环境，减轻机体的炎症反应，抑制局部细菌繁殖。

4. 调整免疫抑制方案和应用免疫调节剂　免疫疗法包括免疫抑制和免疫调节，常用的免疫抑制剂有泼尼松、地塞米松等；免疫调节剂有左旋咪唑、丙种球蛋白和干扰素等。免疫调节剂能激活免疫活性细胞，对机体的免疫功能具有调节作用。

5. 持续血液净化　可以体外清除细胞因子和其他炎症介质，改善病人系统性炎症反应。目前应用较多的方法是连续性静脉 - 静脉血液滤过（continuous venn-venous hemofiltration，CVVH）和连续性静脉 - 静脉血液透析（continuous veno-venous hemofiltration dialysis，CVVHD）。

五、细菌感染

细菌是肺移植术后感染最主要的病原体，占所有感染性并发症的 43% ～63%。肺部、纵隔以及胸膜腔的感染占所有肺移植术后感染的 80%，其中肺部感染占 35% ~ 66%。肺移植术后患者发生的细菌性肺部感染中，有近 3/4 是由铜绿假单胞菌、肠杆菌、流感嗜血杆菌和不动杆菌属等革兰阴性菌引起，而金黄色葡萄球菌、肠球菌等革兰阳性菌以及另一些需氧菌的混合感染也十分常见。肺移植术后细菌感染的高发时期是术后 4 ~ 8 周，并且多为院内感染，术后 4 个月后感染发生率开始下降。随着慢性排异反应的出现，细菌感染将再次出现。

1. 肺炎克雷伯杆菌 革兰阴性杆菌是引起医院感染的主要病原菌，移植术后 1 个月内是细菌感染的高发期。广谱头孢菌素的广泛应用对革兰阴性菌产生的选择性压力使 β 内酰胺酶发生基因点突变，以适应抗生素的选择性压力，导致了超广谱 β 内酰胺酶（ESBLs）的发生和发展，该酶是肠杆菌科对多重抗生素耐药的主要原因。肺炎克雷伯杆菌会产生 ESBLs，对多种头孢菌素耐药，但对碳青霉烯类敏感。目前治疗表达 ESBLs 肠杆菌科细菌感染的首选药物为碳青霉烯类，但已有亚胺培南治疗多重 β 内酰胺酶菌株失败的报告；次选的药物包括喹诺酮类、氨基糖苷类和添加 β 内酰胺酶抑制剂的头孢类抗生素。

2. 铜绿假单胞菌 会产生 ESBLs、头孢菌素酶（AmpC 酶）等，水解或灭活 β 内酰胺类抗生素，造成对抗生素耐药。产 AmpC 酶菌株对抗生素的耐药性极强，它们除了对碳青霉烯敏感外，几乎对所有 β 内酰胺酶类药物耐药。文献报道，有铜绿假单胞菌属感染的病人及时预防性应用抗生素，其移植肺内仍会出现晚期感染。治疗铜绿假单胞菌的感染常联合应用抗细胞壁合成的药物（青霉素或头孢菌素）和氨基糖苷类。

3. 嗜麦芽窄食单胞菌 近年来，嗜麦芽窄食单胞菌感染呈上升趋势。嗜麦芽窄食单胞菌感染常合并铜绿假单胞菌、金黄色葡萄球菌、肺炎克雷伯杆菌或真菌等病原体，当出现这些菌感染时，要警惕预防嗜麦芽窄食单胞菌感染。嗜麦芽窄食单胞菌具有多重耐药性：①能改变外膜通透性；②产生金属 β 内酰胺酶和头孢菌素酶，金属 β 内酰胺酶可水解几乎所有的内酰胺类抗菌药以及超广谱抗生素亚胺培南，头孢菌素酶可水解头孢菌素和单环类抗生素；③主动外排泵可将进入的抗菌药物排出，使药物不易达到有效杀菌浓度，从而对氟喹诺酮类迅速发生耐药；④产生天然修饰酶，可将氨基糖苷类的游离氨基乙酰化，对氨基糖苷类抗菌药耐药。

4. 耐甲氧西林金黄色葡萄球菌（MRSA） 移植受者耐甲氧西林金黄色葡萄球菌感染的主要来源是血管内导管、伤口和肺。MRSA 的主要耐药机制包括：①染色体介导产生青霉素结合蛋白性质的改变，使 MRS 对 β 内酰胺类抗生素亲和力很低，几乎对所有 β- 内酰胺类抗生素耐药；② MRSA 可以从某些肠球菌获得耐药质粒，扩大和增强了其耐药性。对 MRSA 的治疗药物首选万古霉素，但长期应用可能导致耐甲氧西林金黄色葡萄球菌的产生和流行。

注意不应选用 β 内酰胺酶类抗生素，包括青霉素类、头孢菌素类、碳青霉烯类和其他 β 内酰胺酶类抗生素如阿莫西林 / 克拉维酸、氨苄西林 / 舒巴坦、亚胺培南等。

5. 结核　肺移植术后结核发病率为 2.5% ～ 9.0%，结核感染最常见于肺部。活动性结核可严重影响移植受者和移植物存活率。因此，供肺需经过严格的结核感染筛选，且尽量不选择结核感染可疑病人作为移植候选者，既往曾患结核现已治愈的病人则不在此列。移植受者因免疫抑制剂的使用而对结核杆菌的易感性增高，并且体内原有潜伏的结核病灶也容易复发。肺移植术后诊断结核感染较困难，X 线胸片提示结核或在受者的痰、尿、血或骨髓中找到抗酸杆菌时应立即给予联合抗结核治疗。一般情况下，采用异烟肼、利福平和乙胺丁醇或吡嗪酰胺联合用药，结核均能治愈。异烟肼、利福平和吡嗪酰胺具有肝毒性等副作用，用药期间应严密监测肝功能等。利福平会增加环孢素 A 和他克莫司的代谢，因此必须增加剂量以维持血药浓度。

6. 军团菌　在免疫低下的患者中，器官移植的患者更易感染军团菌属。在器官移植的早期，有数例医院获得性军团菌暴发。目前，军团杆菌的感染率在移植受者中＜ 1%，在肺移植受者中，军团菌的感染也不多见。移植受者发生军团菌感染时，最常见的是肺炎，伴有发热、咳嗽、寒战、腹泻、胸痛、呼吸困难以及 X 线胸片显示有肺部感染的征象。这很难与其他细菌引起的肺部感染相区别，明确诊断仍需根据细菌学检查结果。目前特殊检查方法还包括荧光抗体检测、支气管肺泡灌洗液细菌培养、酶联免疫吸附试验测定尿液中的抗原等。军团菌肺炎最主要的传播模式为吸入感染；传播途径包括饮用水，被污染的呼吸机、喷雾器、热水器、空调器和房间增湿器等，故应注意防止医院供水系统污染。在诊断期间就需要对军团菌进行经验性的治疗。红霉素是首选用药，重症患者也可联用利福平。

7. 李斯特杆菌　免疫功能缺陷者是李斯特菌的易感人群。肝移植和肾移植术后李斯特菌感染较多见，肺移植术后感染李斯特菌者较少。尽管由于李斯特菌感染较少见，但是由于其危害较大，早期的快速诊断对治疗具有重要意义。李斯特杆菌主要通过污染的食物传播，尤其是奶制品、肉类以及未煮熟的蔬菜类，多发生在 7 ～ 10 月。李斯特杆菌从消化道侵入人体，最开始的症状是痉挛性腹痛和腹泻。约 2/3 的感染者会有中枢神经系统感染，表现为头痛、发热、脑膜刺激征、意识丧失、癫痫或局部神经功能损伤等症状和体征。李斯特菌对氨苄西林、磺胺甲噁唑 / 甲氧苄啶（复方磺胺甲噁唑）、青霉素等敏感。一旦明确诊断，则立即需要大剂量的氨苄西林进行针对性治疗。重症患者常联用两种抗生素。注意治疗成人脑膜炎常用的头孢菌素对李斯特菌无效，可选用青霉素治疗。

☆☆☆☆

六、病毒感染

肺移植术后常发生病毒感染，其中以巨细胞病毒最常见，其他还包括 EB 病毒、乙型肝炎病毒、人 6 型疱疹病毒、水痘 - 带状疱疹病毒和单纯疱疹病毒等。

1.巨细胞病毒（cytomegalovirus，CMV）　CMV 感染是移植术后常见的严重并发症。研究表明，肺移植和心肺联合移植术后患者，如不接受预防性抗病毒治疗，CMV 致病率高达 38%～75%。如未进行预防性抗病毒治疗，CMV 感染通常出现在移植术后 1～3 个月。

器官移植术后发生 CMV 感染与下列因素有关：① CMV 阴性受者接受 CMV 阳性供者的器官，也称为原发感染；②受者术前 CMV 阳性，内源性的潜伏病毒再燃；③受者输入血清 CMV 阳性的血液制品；④因急性排异反应而使用激素冲击治疗或采用单克隆或多克隆抗淋巴细胞抗体治疗的受者；⑤免疫抑制方案与 CMV 感染的发生率也有关。

CMV 感染的主要临床表现为发热，可伴食欲下降、乏力、关节痛、肌痛、腹痛、脾大、肝功能异常、淋巴细胞增多和粒细胞下降等。CMV 肺炎是最常见的临床表现之一，为间质性肺炎，表现为发热、干咳、胸闷气促、呼吸困难、低氧血症；X 线胸片缺乏特异性，最常见的征象是双肺间质弥漫性浸润、毛玻璃样改变，空洞较少见。消化系统可出现黄疸，血丙氨酸转氨酶、碱性磷酸酶升高等肝功能损害的表现，可表现为恶心、呕吐、腹痛、腹泻、腹胀、消化道出血等。

器官移植术后，不明原因发热超过 38.5℃，白细胞计数低于 4×10^9/L 或血小板计数低于 150×10^9/L，应高度怀疑 CMV 感染。目前 CMV 感染的诊断标准是任何体液或组织标本中分离出 CMV 或检出病毒蛋白或核酸。传统的病毒细胞培养病理鉴定是将标本（血液、尿液、唾液、气管灌洗液等）接种在人胚胎肺成纤维细胞上，检测到核内出现典型的大型嗜酸性包涵体。但是检测时间需 7～21d，因此不能提供及时的诊断。目前广泛应用的血清抗体检测技术，仅仅是 CMV 感染的间接证据，敏感性差，不能用于早期诊断，并且由于肺移植患者接受免疫抑制剂治疗，机体可能无法产生抗体或抗体产生延迟而导致无法检测到抗体，因而血清学检测意义不大。近年来有许多新的检测方法，包括病毒壳离心试验，抗原荧光试验，酶联免疫吸附法（ELISA）测定体液标本中的 IgM 和 IgG 抗体滴度，基质磷蛋白（pp65）抗原检测和 CMV DNA 杂交试验等。后两种方法使用血液标本进行检测，是快速的检测方法，且具有相当的敏感性和特异性。pp65 抗原检测能直接反映外周血中有无活动性 CMV 感染，是目前唯一能够早期提示 CMV 病毒存在活动性复制的指标，对于 CMV 感染的诊断和治疗具有重要的指导意义。

目前常用于治疗 CMV 感染的抗病毒药物如下：

①更昔洛韦：是移植术后 CMV 感染的一线药物。更昔洛韦口服时生物利用度差，故需静脉给药。标准方案是 5 mg/kg，每 12 小时 1 次，一个疗程为 2 ~ 4 周。更昔洛韦较常见的副作用是中性粒细胞和血小板减少。

②缬更昔洛韦：新型抗 CMV 药物，为更昔洛韦前体药物，生物利用度比更昔洛韦高 10 倍，口服片剂，患者顺应性好。

③膦甲酸钠：由于不需要 UL97 胸腺嘧啶激酶参与磷酸化过程，因此适用于因 *UL97* 基因突变而产生更昔洛韦耐药的 CMV 感染者。常用剂量为 60mg/kg，每 8 小时 1 次，使用 2 ~ 4 周。膦甲酸钠具有肾毒性，使其在临床的应用受到限制。

CMV 感染重在预防，消除 CMV 感染的高危因素，尽可能避免将 CMV 阳性供者器官给 CMV 阴性受者。对于实验室指标证实有 CMV 激活的患者使用抗病毒预防治疗，不仅减少了 CMV 病的发生率，减轻了 CMV 病的严重程度，还能降低机会感染率，减少排异反应。

2. **EB 病毒**（Epstein-Barr virus，EBV）　是疱疹病毒的一种。与巨细胞病毒类似，EBV 也是通过暴露于病毒环境或通过接受阳性移植物而感染。EBV 主要通过唾液传播，也可经输血传染。EBV 阴性患者接受 EBV 阳性供体器官可导致原发性 EBV 感染。约 95% 的成人肺移植受者在术前有 EBV 感染，因此成人肺移植受者中原发性感染较少见。人体感染 EBV 后诱导产生抗体，能阻止外源性病毒感染，然而病毒仍可长期潜伏在人体淋巴组织中。当机体免疫功能低下时，潜伏的 EBV 活化形成得以复发感染。感染 EBV 后，临床上表现多不典型，常表现为发热、鼻炎、咽炎、咳嗽、全身不适、淋巴结肿大、脾大、血液中淋巴细胞增多，出现异常淋巴细胞。

EBV 可引起移植后淋巴组织增殖症（posttransplant lymphoproliferative disorders，PTLD）。发生 PTLD 的危险因素包括原发性 EBV 感染、CMV 感染以及应用 CD3 单克隆抗体（OKT3）。PTLD 通常发生于移植术 6 个月之后，常常累及移植器官，并可涉及脑、骨髓、胃肠道、肺和肝脏，病死率可高达到 69% ~ 81%。老年、移植术后远期发生、单克隆淋巴瘤常提示预后不良，组织活检并进行组织学分类是目前 PTLD 的主要诊断方法。目前尚无公认的标准 PTLD 治疗方案。常用的治疗方法是减少免疫抑制剂的用量。阿昔洛韦和更昔洛韦等抗病毒药常被一起联用。其他治疗方法有化学治疗、干扰素 α、抗 B 细胞抗体和静脉输注免疫球蛋白等。

3. **乙型肝炎病毒**（hepatitis B virus，HBV）　我国人群乙肝感染率高达 57.6%，然而对于肺移植后 HBV 感染鲜有报道。对于移植后 HBV 感染的预防，

☆☆☆☆

目前常用乙型肝炎免疫球蛋白（HBIG），移植时使用 10 000U，术后每天 1 次，连用 6d，以后剂量为每个月 1 次或根据 HBsAb 滴度减量。此外，有文献报道，在 HBV 感染的肺移植术后使用拉米夫定进行预防治疗，取得满意的效果。目前认为 HBIG 与拉米夫定联用，可产生协同作用，使 HBV 再发率降至 10%以内。

4. 人 6 型疱疹病毒（human herpes virus type 6，HHV-6） 是从淋巴增殖异常患者及艾滋病患者外周血单细胞中首先分离到的一种具有疱疹病毒形态和嗜淋巴细胞的新病毒。人类感染 HHV-6 十分普遍，但多为隐性感染。在 60%～80% 儿童及成人血清中可查到 HHV-6 抗体。HHV-6 已被证实与淋巴增殖性疾病、自身免疫病和免疫缺陷病患者感染等有关。肾移植术后 HHV-6 感染可达 38%～55%，肝移植后达 31%，而肺移植受者 HHV-6 感染率尚无统计资料。HHV-6 感染既有可能是原发感染，也有可能是潜伏感染的再激活。一般情况下，此病毒感染多发生于移植术后 2～4 周，表现为高热、骨髓抑制、间质性肺炎和脑病。细胞培养是诊断 HHV-6 的金标准，病毒检测也是可靠、快速的诊断方法。在治疗方面，常用药物是磷乙酸和磷甲酸，两者均可抑制病毒聚合酶的活性，阻断 DNA 复制。该病毒与巨细胞病毒类似，对阿昔洛韦耐药而对更昔洛韦和膦甲酸十分敏感。

5. 水痘 - 带状疱疹病毒（varicella-zoster virus，VZV） 感染多发生于儿童。对本病毒无免疫力的患者感染后，经呼吸道黏膜进入体内，经过血行传播，发生水痘。约 30% 的患者感染为隐性感染，由于该病毒的亲神经性，可长期潜伏于脊髓神经后根或脑神经节的神经元内。一般人群感染 VZV 终身免疫，而移植受者若为病毒宿主，由于免疫抑制剂的应用，有 3%～7% 的受者神经节内的病毒被激发再活化。复发感染该病毒，表现为单侧皮肤节段的带状疱疹，并可出现血疱、大疱甚至坏死，同时可伴有发热等全身症状。少数患者可以发生胃肠道或泌尿道带状疱疹。对于那些从未感染过该病毒或移植前感染过但未行疫苗预防的移植受者，VZV 可以表现为原发性水痘并全身播散，死亡率较高。VZV 的临床表现都较典型，因此较少借助于微生物学检查，必要时可刮取病损皮肤基底部细胞涂片，检查嗜酸性核内包涵体和多核细胞，也可用单克隆抗体免疫荧光染色法检查 VZV 抗原。注射带状疱疹免疫球蛋白（VZIg）可预防免疫抑制患者水痘的感染。于接触 72h 内注射 VZIg 可降低水痘的显性感染率及并发症发生率。对于感染患者，治疗首选静脉应用阿昔洛韦，带状疱疹迅速消失，但较多患者可遗留神经痛并持续较长时间，需对症处理。

6. 单纯疱疹病毒（herpes simplex virus，HSV） 普通人群 HSV 感染率高达 80%～90%，10% 可无症状。HSV 分为 HSV Ⅰ 型和 HSV Ⅱ 型。Ⅰ 型疱疹病毒主要是通过呼吸道、皮肤和黏膜密切接触传播，引起口唇黏膜、鼻前庭、眼结膜、咽喉部的炎症及疱疹。Ⅱ型疱疹病毒主要存在于女性宫颈、阴道、外阴皮肤及男性的阴茎、尿道等处，可引起生殖器发炎和疱疹。该病毒可能转入神经节长期潜伏。肺移植术后患者免疫功能低下，感染后症状加重，可出现疱疹性湿疹、复发性角膜溃疡，甚至全身播散性疱疹而致命。对于带病毒者，体内潜伏的 HSV 可能被激活而发病。病毒分离培养是诊断 HSV 的可靠方法，采取患者唾液、脑脊液及口腔、宫颈、阴道分泌液或角膜结膜刮取物等标本，接种易感细胞中培养 1 ～ 2 d，细胞出现肿胀、变圆、相互融合等病变，可作初步诊断。然后用免疫荧光法、酶联免疫吸附试验进行鉴定，确诊 HSV。

常用治疗药物：

①阿昔洛韦，主要用于治疗生殖器疱疹、唇疱疹、疱疹性脑炎和疱疹性角膜炎等。

②阿糖腺苷，可用于耐阿昔洛韦毒株感染的治疗，能防止疱疹性角膜炎病变严重恶化，减低疱疹性脑炎和 HSV 全身感染的病死率。

七、真菌感染

真菌是一种机会致病菌，当患者免疫功能缺陷或抑制时，侵入机体引起感染。肺真菌病是最常见的深部真菌病，以曲霉和念珠菌最常见，其次为新生隐球菌、毛霉菌。免疫抑制是肺真菌病的主要原因。曲霉是我国肺部真菌感染的主要病原。移植后第 2 个月及其后几个月内由于持续的细胞免疫治疗将导致肺部机会性感染发生的概率增加。

1. 念珠菌　最常见的主要致病菌，包括白色念珠菌、热带念珠菌等，其中白念珠菌占 50% ～ 70%。正常人群口腔和胃肠道念珠菌带菌率为 30% ～ 50%，长期应用广谱抗生素、糖尿病、免疫抑制剂、移植术后长期留置导尿管及静脉置管是诱发念珠菌感染的重要因素。念珠菌感染通常发生在术后 2 个月内，其感染途径通常是通过胃肠道或泌尿道及静脉留置管。念珠菌感染的常见器官为肾、脑、心、肺、眼和皮肤等，其临床表现缺乏特异性。肺移植后念珠菌感染常表现为低热、咳嗽、痰少而黏稠或黏液胶质样不易咳出，有时带血丝，甚至咯血。常可以在痰中发现由酵母样菌及组织碎片混合而成的灰色小薄片。症状加重时可出现高热、胸痛、胸膜炎，甚至胸腔积液，呼吸困难。血源播散常出现迅速进展的念珠菌败血症和休克，最终导致呼吸衰竭。确诊念珠菌感染必须同时有细菌学和组织学证据。念珠菌是口咽部的正常菌落，仅从咳痰标本中分离到念珠菌，或涂片中见到孢子和菌丝，不足以诊断支气管肺念珠菌病。经纤维支气管镜活检或支气管肺泡灌洗液标本分离到念珠菌是支气管肺念珠菌感染的有力支持。口咽部念珠菌病最常见，预防性应用制霉菌素或两性霉素 B 有效，在治

☆☆☆☆

疗局部（如口咽部、食管、泌尿道）念珠菌感染方面可选用氟康唑。严重病例或合并败血症者应联合 5- 氟胞嘧啶，可降低病死率。

2. 曲霉菌　是引起肺移植术后真菌感染最常见的病原体。移植术后长期（＞3 周）应用广谱抗生素和大量应用免疫抑制剂导致的中性粒细胞及巨噬细胞功能低下是引起曲霉菌感染的主要原因。肺移植术后曲霉感染的高峰是在术后的 10d ~ 2 个月，肺移植术后 3 个月发生的感染为晚期曲霉菌感染，病死率较高。肺移植术后的曲霉菌感染的临床表现特异性差，可无症状、无发热，有的表现为持续性发热（＞38℃）、胸部疼痛、咳嗽、咳痰、喘鸣、胸闷气急和咯血，进一步发展时 X 线胸片提示严重浸润、播散，有时形成空洞。支气管镜检查在曲霉菌感染的诊断中具有重要作用，可获取气道深部的分泌物标本，还可以直接观察气道狭窄程度和进行活检等。气道黏膜的损伤一般发生在支气管吻合的周围，特点为溃疡、假膜形成、黑色素沉着等。治疗曲霉菌感染的常用药物包括两性霉素、伊曲康唑和伏立康唑。预防曲霉菌感染的临床应用价值已经得到公认。应用两性霉素可以明显减少肺移植后侵袭性曲霉病的发生率。

3. 隐球菌　入侵机体的途径是呼吸道吸入，最初感染病灶多为肺部，其危害主要在于酵母细胞的增加占据空间、压迫组织。肺隐球菌病的患者可有发热、咳嗽（以干咳为主或有少量痰液）、胸痛、气急、咯血、盗汗、乏力和体重减轻。多数患者无症状，因 X 线检查而被发现，重症患者有明显气急和低氧血症，X 线显示弥散性间质性病变，伴较多发结节状阴影，常位于胸膜下，大小不一，可伴有肺门淋巴结肿大，组织学可见大量病原菌。确诊需要经支气管肺活检、支气管肺泡灌洗或胸腔积液。

治疗方面，宿主免疫机制健全、无播散证据的肺隐球菌病有自愈倾向，不必立即治疗。若在随访中病变扩大，有明显临床症状或为播散性肺隐球菌病，应予治疗。药物常用两性霉素 B 联合 5- 氟胞嘧啶。其他如氟康亦具有抗隐球菌活性。

4. 卡氏肺孢子菌　过去一直认为是原虫的一种，但近期研究表明，其应属真菌属。卡氏肺孢子菌广泛存在于自然界，是条件致病菌。感染后主要累及肺部，引起卡氏肺孢子菌肺炎（pnuemocystis carinii pneumonia，PCP），其传播途径可能与咳痰或飞沫有关。肺移植术后的最初 2 ~ 6 个月，是卡氏肺孢子菌肺炎感染的高发期，但在肺移植术后晚期接受大剂量类固醇治疗且停用预防药物的患者也可患病。卡氏肺孢子菌肺炎的临床表现无特异性。多数患者以咳嗽为首发症状，干咳而痰量很少为重要临床特征，体温可正常或低热，少数患者可达 39℃ 以上。随后出现胸痛、呼吸急促、呼吸困难及轻度发绀，部分迅速发展成呼吸衰竭。未经治疗的患者，病情严重者多在 4 ~ 8 d 内死亡。PCP 影像学表现依病变发展而呈动态变化。早期两肺野呈磨砂玻璃状透亮度减低，或双肺门可见浅淡片状模糊影；随着病变进一步发展，两肺野出现广泛性肺小叶范围内融合，肺野外带呈网格状模糊不清。

病原学检测是诊断 PCP 最常用的方法，也是确诊的方法。所检标本有痰液、支气管肺泡灌洗液、支气管刷检物及肺组织活检物等。痰液检查简便、安全，但检出率很低。支气管肺泡灌洗液和肺组织活检检出率可达 97%～100%。

常用的治疗药物为甲氧苄啶-磺胺甲噁唑（Trimethoprim-Sulfamethoxazotle，TMP-SMZ）又称复方新诺明、复方磺胺甲噁唑（SMZco），是临床治疗 PCP 的一线药物。研究证明 TMP-SMZ 疗效明显优于其他药物。对不能耐受者采用 TMP-SMZ 口服脱敏疗法。该药主要副作用有胃肠道反应、发热、皮疹、血细胞减少、肝肾损害、渗出性多形红斑、剥脱性皮炎、Steven-Johnson 综合征等。保持血浆 SMZ 浓度低于 100～150μg/ml，则副反应发生率较低。轻度副反应可用抗组胺药和解热镇痛药对症处理，而无须停药。但肺移植患者若长期预防性口服 TMP-SMZ，则无症状性 PC 肺部感染易复发。其他治疗药物有戊烷脒、氨苯砜、阿托喹酮、克林霉素和伯氨喹联合用药、三甲曲沙和青蒿素及其衍生物等。

第四节　肺　栓　塞

肺栓塞（pulmonary embolism，PE）是以各种栓子阻塞肺动脉系统引起肺循环和呼吸功能障碍的一组疾病或临床综合征，包括肺血栓栓塞（pulmonary thromboembolism，PTE）、脂肪栓塞、羊水栓塞和空气栓塞等。肺血栓栓塞是肺栓塞最常见的类型，占肺栓塞的绝大部分，因此肺栓塞一般指肺血栓栓塞。深静脉血栓（deep venous thrombosis，DVT）是肺血栓栓塞栓子的主要来源，故 PTE 常与 DVT 伴发，两者都属于静脉血栓栓塞（venous thromboembolism，VTE），PE 是 VTE 最严重的临床表现。现有研究包括流行病学、危险因素等多将 PE 与 DVT 一同纳入研究。PE 是围术期死亡率最高的并发症之一。肺移植患者由于手术因素或既往疾病的影响，发生 PE 的危险性增加，这已被麻醉医师和外科医师广泛关注。

一、肺栓塞的流行病学概况

VTE 是心血管疾病死亡的第三大原因，全球每年发生率高达 100～200/10 万。文献报道，普胸外科术后 PE 发病率约为 5%，死亡率为 25%～91%；2004 年，一项针对欧洲六个国家（以 4.544 亿总人口计算）的流行病学调查研究发现，

☆☆☆☆☆

每年超过 31.7 万人死于 VTE，其中 34% 的患者表现为突发致死性 PE，59% 的 PE 死亡患者生前未诊断出 PE，而早期死亡的患者中仅 7% 在死前明确诊断 PE，并得到正规的治疗。

由于肺移植手术过程的独特性，肺移植术后的 PE 有以下几个特点：

1. 肺移植术后 PE 发病率高于一般普通胸外科手术。文献报道，87 例肺移植和 29 例心肺移植病例，在术后 10d ~ 36 个月期间共发生 DVT 9 例（7.8%），PE 7 例（6.0%），PE 死亡率为 42.9%。Burns KE 等分析了 126 例肺移植与心肺移植受者的尸检报道，共发现 PE 34 例（27.0%），在术后早期（第 1 ~ 30 天）、中期（第 31 ~ 365 天）、后期（> 365d）的尸检病例中 PE 分别占到 36.4%、20.0% 和 23.8%。

2. PE 表现复杂，常常被忽视。Burns KE 等对 41 例需机械通气支持的肺移植受者进行的肺组织活检结果显示，8 例（19.5%）存在临床未觉察到的 PE，其中绝大多数（75%）发生在移植后的 14 周内。

3. 发生排异反应、特发性肺纤维化等患者更易发生 PE。Ware LB 等检查了 17 例发生移植排斥的供肺标本，PE 和（或）肺梗死发生率高达 35%。Nathan SD 等发现 23 例特发性肺纤维化受者 PE 发生率达 27%。

4. 肺静脉吻合口处常形成血栓。Schulman LL 等用经食管超声心动图检查了 87 例移植后 48 h 的患者，发现共 13 例（15%）患者存在肺静脉血栓，90d 病死率高达 38%。

二、肺栓塞的危险因素

静脉血液淤滞、静脉系统内皮损伤和血液高凝状态是静脉血栓形成的三个主要因素。任何可以导致上述状态的因素都是 PE 的危险因素。

VTE 具有广泛的环境和基因易感因素，是患者自身因素（多为长期危险因素）及环境因素（多为临时危险因素）相互作用的结果。临时危险因素包括 VTE 发病前 6 周 ~ 3 个月内出现的临时或者可逆性危险因素（如手术、创伤、制动、妊娠、感染、口服避孕药或激素替代治疗等）。PE 可以发生于无任何危险因素的患者。长期危险因素则影响长期抗凝治疗方案的选择。常见的 VTE 危险因素见表 30-4。感染被认为是住院患者发生 VTE 的常见诱因。此外，心血管疾病及其危险因素如高脂血症、高血压、糖尿病等也被认为是 PE 的间接相关因素。心肌梗死、心力衰竭、输血及促红细胞生成素受体激动剂也是 VTE 高发的危险因素。

表 30-4　VTE 的危险因素

(1) 原发性	
抗凝血酶缺乏	蛋白 C 缺乏
先天性异常纤维蛋白原血症	V 因子 Leiden 突变
血栓调节蛋白（thrombomodulin）异常	纤溶酶原缺乏
高同型半胱氨酸血症	异常纤溶酶原血症
抗心磷脂抗体	蛋白 S 缺乏
纤溶酶原激活物抑制因子过量	XII因子缺乏
凝血酶原 20210A 基因突变	
(2) 继发性	
创伤/骨折	血小板异常
脑卒中	外科术后
高龄	制动/长期卧床
中心静脉导管	恶性肿瘤 ± 化疗
慢性静脉功能不全	肥胖
吸烟	心力衰竭
妊娠/产褥期	长途旅行
克罗恩病	口服避孕药
肾病综合征	狼疮抗凝剂
特发性巨球蛋白血症	假体表面

三、肺栓塞的病理生理

1. **肺栓塞的栓子来源**　引起 PE 的血栓可来源于下腔静脉径路、上腔静脉径路或右心腔。其中大部分血栓来源于下肢深静脉，上腔静脉和右心腔也是少数急性肺损伤血栓来源，尤其是颈内静脉或锁骨下静脉置管的患者，来源于上腔静脉径路的血栓增多，而右心腔来源的血栓所占比例较小。

2. **肺栓塞的病理生理**　急性 PE 的病理生理学改变主要包括呼吸和循环两个方面。

压力负荷过高引起的右心衰竭被认为是肺栓塞导致死亡的首要原因。栓子阻塞肺动脉后，通过肺血管床的机械阻塞及神经体液因素和低氧引起肺血管收缩，肺循环阻力增加，肺动脉压力代偿性升高，右心室后负荷升高，右心室扩大，从而通过 Frank-Starling 机制调节心肌收缩力，右心室做功及耗氧量增加；右心室平均压力增加使右心室冠脉灌注压下降及心肌血流量减少；右心室衰竭导致右心室输出量下降、左心室前负荷降低，右心室舒张末期压力升高使室间隔左移，

☆ ☆ ☆ ☆

左心室舒张末期容积减少,心排血量下降,心脏指数下降、体循环低血压或休克,进一步减少冠状动脉灌注,加重心肌缺血,最终导致左心室衰竭、心源性休克和死亡。

综上所述,肺栓塞时过度神经体液活化可引起右心室壁异常紧张和循环休克。研究表明,肺栓塞后48h内死亡的患者体内检测到高水平的肾上腺素,这种现象可以用肺栓塞引起的"心肌炎"来解释。这种炎症反应或许可以解释,肺栓塞后迟发性血流动力学不稳定常发生于栓塞后24～48h。

肺栓塞时呼吸衰竭常继发于血流动力学不稳定。栓塞部位的肺血流减少,通气/血流比值失调,可引起低氧血症;约1/3的患者右心房内压力升高引起继发性卵圆孔开放,产生右向左分流;神经体液因素可引起支气管痉挛,气道阻力明显升高,通气受限;肺毛细血管血流终止可引起栓塞部位肺泡表面活性物质减少,间质和肺泡内液体增多或出血。

四、肺栓塞的临床表现

肺栓塞的临床表现复杂多样,可以从无症状与体征到休克甚至猝死等多种表现,但敏感性和特异性都较低。肺移植术后的患者,由于移植肺缺少神经支配,经常出现因再灌注损伤导致的原发性移植肺衰竭、急性排异反应等情况,临床表现更加不典型,易被忽视。

1. 症状

(1) 不明原因的呼吸困难和气促,为肺栓塞最多见的症状,可伴发绀。呼吸困难的程度和持续时间与栓子的大小及栓塞部位相关。

(2) 胸痛,栓塞部位附近的胸膜炎症可引起胸膜炎性胸痛,若冠状动脉供血不足也可发生心肌梗死样疼痛。

(3) 咳嗽。

(4) 晕厥,可为肺栓塞的唯一或首发症状,往往提示高危肺栓塞。

(5) 咯血,当有肺梗死或充血性肺不张时可有咯血,一般为小量咯血,大咯血少见。

(6) 休克。

(7) 其他:烦躁不安、濒死感。

2. 体征

(1) 呼吸系统体征:呼吸急促,发绀,肺部啰音、哮鸣音和(或)细湿啰音。

(2) 循环系统体征:心动过速往往是肺栓塞的唯一而持续的体征;血压变化,严重时可出现血压下降甚至休克;肺动脉瓣区第二心音(P2)亢进或分裂;三尖瓣关闭不全杂音。

（3）其他：发热。

五、肺栓塞的诊断

1. 肺栓塞的实验室检查　PE 的临床表现多样，对于高危人群、有疑似肺栓塞表现者，应及时做相关检查。

（1）动脉血气分析：往往表现为低氧血症、低二氧化碳血症、肺泡 - 动脉血氧分压差 [$P_{(A-a)}O_2$] 增大、呼吸性碱中毒。值得注意的是，血气分析不具有特异性，PaO_2 正常者不能排除肺栓塞。但当 $P_{(A-a)}O_2$ 和 $PaCO_2$ 正常时，可作为排除肺栓塞的依据之一。

（2）心电图：心电图常提示右心室损伤表现，如 $V_1 \sim V_4$ 导联 T 波倒置，V_1 导联 QR 波，$S_1Q_{III}T_{III}$ 征、完全或不完全性右束支传导阻滞等，有时会表现为窦性心动过速或房颤。注意大多数患者心电图正常，或仅有非特异性表现。

（3）D- 二聚体：2014 年欧洲心脏病学会急性肺损伤指南中强调了 D- 二聚体在肺损伤中的诊断价值。D- 二聚体阴性预测价值高，提示 PE 和 DVT 可能性较小；而 D- 二聚体阳性不能直接诊断肺栓塞。定量酶联免疫吸附法（ELISA）或 ELISA 相关检测方法敏感性超过 95%，ELISA 法定量测定 D- 二聚体小于 500 μg/L，可基本排除急性 PE；而定量乳胶凝集法和全血凝集法仅适用于排除低度可能患者。但手术、感染、肿瘤等也可使 D- 二聚体升高，因此 D- 二聚体检测对于术后 PE 的诊断价值不大。

2. 胸部 X 线　肺损伤胸部 X 线表现多样，可表现如下。

（1）肺动脉阻塞征：当较大肺叶或肺动脉栓塞时，胸部 X 线表现为阻塞区域肺纹理减少或消失，及局限性肺野透亮度增加。

（2）肺动脉高压：右下肺动脉增粗，直径＞ 15mm 则诊断意义更大，或外围肺纹理突然变细或终止（截断征）。

（3）右心室扩大：只有出现急性肺源性心脏病时，才会出现右侧心影增大。

（4）肺野局部片状阴影：由肺出血、水肿造成。

（5）出现肺梗死时可表现为楔形阴影。

（6）肺不张或膨胀不全，患侧膈肌抬高，可伴胸腔积液。

（7）特异性 X 线表现：驼峰征（Hampton's hump），即肺梗死时肺内以胸膜为基底的楔形实变，其尖端圆隆朝向肺门。Westermark 征，即较大的肺动脉分支被栓塞时，被栓塞的肺叶较两肺其余部分透亮度更高，栓塞近侧肺血管扩张，远侧血管影减少或缺如。胸部 X 线有助于排除其他肺部疾病。

3. CT 肺动脉造影（Computed tomographic pulmonary angiography，CTPA）是肺栓塞重要的诊断手段。由于肺栓塞的临床表现和常规检查均缺乏敏感性和

☆☆☆☆

特异性，2014 年欧洲心脏病学会肺栓塞指南建议采用 Wells 评分（表 30-5）和修正 Geneva 评分（表 30-6）评估肺栓塞的临床可能性。若肺栓塞临床可能性低而 CTPA 阴性，则可排除肺栓塞；若肺栓塞临床可能性高而 CTPA 为阴性，则并不能排除外单发的亚段肺栓塞，需进一步检查。若肺栓塞可能性中度或高度且 CTPA 在段或段以上肺动脉发现栓子，则可确诊肺栓塞；肺栓塞可能性低且 CTPA 阳性的预测价值不大。

表 30-5　Wells 肺栓塞评分

项目	评分	简化版
既往有 PE 或 DVT 病史	1.5	1
HR > 100 次 / 分	1.5	1
近 4 周内有手术史或制动史	1.5	1
咯血	1	1
活动性恶性肿瘤	1	1
DVT 临床症状和体征	3	1
肺栓塞的可能性大于其他疾病	3	1
肺栓塞临床可能		
三分类法		
低度可能	0 ~ 1	
中度可能	2 ~ 6	
高度可能	≥ 7	
两分类法		
可能性小	0 ~ 4	0 ~ 1
可能性大	≥ 5	≥ 2

表 30-6　修正 Geneva 肺栓塞评分

项目	评分	简化版
既往有 PE 或 DVT 病史	3	1
HR		
75 ~ 94 次 / 分	3	1
≥ 95 次 / 分	5	2
近 4 周内有手术史或制动史	2	1
咯血	2	1

续表

项目	评分	简化版
活动性恶性肿瘤	2	1
单侧下肢疼痛	3	1
下肢深静脉触痛及单侧水肿	4	1
年龄 > 65 岁	1	1
肺栓塞临床可能		
三分类法		
低度可能	0 ~ 3	0 ~ 1
中度可能	4 ~ 10	2 ~ 4
高度可能	≥ 11	≥ 5
两分类法		
可能性小	0 ~ 5	0 ~ 2
可能性大	≥ 6	≥ 3

肺栓塞的直接CTPA征象为：①部分性肺栓塞，肺动脉内的低密度充盈缺损，部分包围在不透光的血流之间（轨道征）；②完全性血栓栓塞，其远端血管不显影，管腔被栓子完全阻塞；③环状附壁血栓，表现为附壁性充盈缺损，好发于血管分叉处。

肺栓塞的间接 CTPA 征象为：①肺梗死，表现为楔形高密度影，尖端与相应阻塞的肺动脉相连，基底靠近胸膜；②肺动脉高压，中心肺动脉扩张；③肺动脉栓塞部位明显扩张，周围分支纤细，构成"残根征"。

4. 超声心动图　超声心动图可提供肺栓塞的直接征象，能看到肺动脉近端或右心腔血栓，但阳性率低。间接征象多为急性肺栓塞导致右心室后负荷增加和右心室功能衰竭的表现，如右心室射血分数改变；右心室壁局部运动幅度降低；右心室和（或）右心房扩大；室间隔左移和运动异常；肺动脉干增宽；三尖瓣环收缩期移位等。此外超声心动图还有助于排除其他心血管疾病如心脏压塞、急性瓣膜功能紊乱、严重左心室功能衰竭、主动脉夹层或低血容量等。

5. 肺通气/灌注（V/Q）显像　是诊断 PE 的重要方法。典型征象表现为呈肺段分布的肺灌注缺损，并与通气显像不匹配。显像结果可分为正常、低度可能、中度可能和高度可能性。高度可能征象为至少 2 个或更多肺段的局部灌注缺损，而该部位通气良好或胸部 X 线表现无异常。高度可能具有诊断意义，正常和低度可能性者基本可排除肺栓塞。肺通气/灌注显像具有安全性高和过敏反应发生率低的优点，辐射剂量远远低于 CTPA，因此肺通气/灌注显像更适合育龄女性、造影剂过敏、严重肾功能衰竭、骨髓瘤和免疫球蛋白病等患者。

6. 肺动脉造影（conventional pulmonary angiography，CPA）　为诊断 PE 最正确、可靠的方法。PE 时肺动脉造影征象：直接征象为血管腔内充盈缺损，伴或不伴轨道征的血流阻断；间接征象为肺动脉造影动脉期延长，局部血流减少等。肺动脉造影是一种有创检查技术，有发生严重并发症的可能，故应严格掌握其适应证。

六、肺栓塞的治疗

1. 一般处理

（1）一般监护和对症治疗：对于高度疑诊或确诊 PE 的患者，应进行严密监护，检测呼吸、心率、血压、心电图及血气变化；对于疑诊或确诊下肢 DVT 的患者，为防止栓子再次脱落，应绝对卧床，保持大便通畅，避免用力；可适当进行镇静、镇痛等对症治疗。

（2）呼吸、循环支持治疗：对于低氧血症的患者，采用经鼻导管或面罩吸氧，严重者可考虑机械通气，但应尽量避免机械通气对血流动力学产生影响。急性右心力衰竭是高危 PE 患者死亡的主要原因，对于出现右心功能不全的患者，适量输液（500ml）可能增加血压，但过量输液无益甚至有害。血管活性药物方面，若血压正常但心排血量下降，可考虑使用多巴酚丁胺和（或）多巴胺；若出现血压下降，可增大剂量或使用其他血管加压药物，如去甲肾上腺素等，肾上腺素也适用于合并休克的肺栓塞患者。左西孟旦具有扩张肺血管和增加右心室收缩功能的作用，可考虑使用。

2. 抗凝治疗　对于急性 PE 患者，抗凝治疗目的是预防早期死亡、新的血栓形成、血栓扩大和栓塞复发，但不能直接溶解已存在的血栓。标准疗程至少应包括 3 个月。在此期间，前 5～10d 建议应用胃肠外药物抗凝（普通肝素、低分子量肝素、磺达肝癸钠）。如选择维生素 K 拮抗剂（VKA），应与肝素（或低分子肝素）重叠数天；也可应用新型口服抗凝药物。

（1）胃肠外抗凝

①普通肝素（Unfractionated heparin，UFH）：起效快，能迅速有效肝素化，作用较强，首剂负荷量 80U/kg（或 3000～5000U）静脉推注，后以 18U/（kg·h）微泵泵入。肝素治疗窗窄，在初始治疗的 24h 内每 4～6h 测定活化部分凝血活酶时间（APTT），根据 APTT 调整剂量，使 APTT 尽快达到并维持在正常值的 1.5～2.5 倍。肝素一般连续使用 7～10d，注意主要并发症是出血，出血部位常见于皮肤、插管处、胃肠道等。肝素半衰期为 1～6h，平均 1.5h，出血后及时停药，凝血功能很快恢复。若出血明显，需紧急终止其抗凝作用时，可用硫

酸鱼精蛋白。

②低分子肝素（Low molecular weight heparin，LMWH）：与肝素相比，低分子肝素具有吸收完全、生物利用度高、半衰期长、大出血发生率低的特点。根据体重皮下注射低分子肝素，每天一次或两次。常用的低分子肝素使用方法如下：

依诺肝素 1.0mg/kg 每天 2 次或 1.5mg/kg，每天 1 次。

亭扎肝素 175U/kg，每天 1 次。

达肝素 100U/kg，每天 2 次或 200U/kg，每天 1 次。

那屈肝素 86U/kg，每天 2 次或 171U/kg，每天 1 次。

磺达肝癸钠 5mg（体重 < 50kg）或 7.5 mg（体重 50 ~ 100kg）或 10 mg（体重 > 100kg），每天 1 次。

低分子肝素须至少使用 5d。因低分子肝素对 Xa 因子比凝血酶具有更高的亲和力，不影响 APTT，故根据上述治疗方案使用低分子肝素治疗急性 PE 时不需要常规监测 APTT，但妊娠期间应定期测量抗 Xa 因子水平。每次注射低分子肝素 4h 后监测峰浓度，下一次给药前监测谷浓度，每天两次给药的目标范围为 0.6 ~ 1.0U/ml，每天一次给药的目标范围为 1.0 ~ 2.0U/ml。

（2）维生素 K 拮抗剂（Vitamin K antagonists，VKA）：口服抗凝血剂应尽早使用，并推荐与胃肠抗凝剂同一天开始使用。常用的 VKA 有华法林、新抗凝和双香豆素等。常用的 VKA 使用方案：

①华法林：起始剂量 5mg 口服，维持量 2.5 ~ 5.0mg/d。

②新抗凝：第 1 天 2 ~ 4mg，维持量 1 ~ 2mg/d。

③双香豆素：第 1 天 200mg，第 2 天 100mg，维持量 25 ~ 75mg/d。

VKA 与普通肝素或低分子肝素重叠使用至少 5d，直到国际标准化比值（INR）连续两天维持在 2.0 ~ 3.0 后停用肝素。VKA 的疗程根据 VTE 危险因素决定：首次发病的 DVT 患者抗凝 3 个月；VTE 合并恶性肿瘤患者需抗凝治疗 3 ~ 6 个月；初次发病且找不到明显危险因素的患者需抗凝 6 ~ 12 个月；对于复发或具有 2 个以上危险因素的患者应终身抗凝。

（3）新型口服抗凝药（New oral anticoagulants，NOAC）：有达比加群、利伐沙班、阿哌沙班和依度沙班。如选择利伐沙班或阿哌沙班可直接口服，或于普通肝素、低分子量肝素或磺达肝癸钠治疗 1 ~ 2d 后应用，应注意如选择利伐沙班应在初始 3 周内增加剂量，如选择阿哌沙班应在初始 7d 内增加剂量。部分患者在 3 个月的抗凝治疗结束后仍需重新评估，必要时延长抗凝治疗时间。目前的证据表明新型口服抗凝药物的疗效不劣于肝素 /VKA 的标准治疗方案，而安全性（尤其是大出血事件）则更优。

3.溶栓治疗　主要适用于大面积 PE、血流动力学有改变、休克、循环衰竭或呼吸窘迫的患者。溶栓治疗比单纯肝素抗凝能更快地恢复肺血流灌注，更快地降低肺动脉压力和肺血管阻力，改善右心室功能。目前常用的溶栓药物有：链激酶（SK）、尿激酶（UK）、重组组织型纤溶酶原激活剂（rt-PA）和瑞替普酶。溶栓治疗最佳时间窗为发病 48h 内，但发病 6 ～ 14d 溶栓仍然有效。超过 90% 患者在溶栓治疗 36h 内可获益。

　　①链激酶：负荷量 250 000U，静脉注射 30min，随后以 100 000U/h 持续滴注 24h，链激酶具有抗原性，为防止过敏反应，在用药前半小时需用地塞米松，且 6 个月以内不宜再使用。

　　②尿激酶：负荷量 4400U/kg，静脉注射 10min，随后以 2200U/（kg·h）持续静脉滴注 12h；或者 20 000U/kg 持续静脉滴注 2h。

　　③重组组织型纤溶酶原激活剂 50 ～ 100mg 持续静脉滴注 2h。

　　④瑞替普酶 10U 负荷量静脉注射，30min 后重复注射 10U。

　　溶栓治疗可降低血流动力学不稳定肺栓塞患者的死亡率和复发率。对致命性高危肺栓塞而言，绝大多数溶栓禁忌证均是相对的。溶栓治疗对于血流动力学稳定的急性肺栓塞仍存在争议，应根据患者具体的临床状况、医师的临床经验和急救水平综合考虑。应注意，应用链激酶或尿激酶溶栓时应停用普通肝素，应用 rt-PA 时可继续使用普通肝素。当溶栓治疗结束后应每 2 ～ 4h 测定凝血酶原时间（PT）或活化部分凝血活酶时间（APTT），当其水平降至正常值的 2 倍时，应开始规范的肝素治疗。

　　4. 外科取栓术　风险大，死亡率高，仅适用于高危肺栓塞、高至中危肺栓塞，尤其是合并溶栓禁忌或溶栓治疗失败的患者。

　　5. 经皮导管介入治疗　对于危及生命的巨大肺栓塞，有溶栓治疗绝对禁忌证时可选择介入治疗。介入治疗目的是尽快清除阻塞肺动脉的血栓，恢复右室功能，改善症状和生存率。

　　6. 腔静脉滤器　有抗凝绝对禁忌证及接受足够强度抗凝仍复发的肺栓塞患者可选择静脉滤器植入术。静脉滤器植入可降低急性肺栓塞的死亡率和复发率，但也有增加深静脉血栓形成的风险。

七、肺栓塞的预防

　　预防术后 PE 的关键在于预防 DVT 的形成。普通肝素、低分子肝素、间歇气动加压装置以及弹力袜都可有效预防 PE。低分子肝素具有安全、方便、血小板减少风险小等优点，但低分子肝素或者 VKA 对于预防癌症患者长期中心静脉置管相关血栓效果不佳。此外，处理肺血管时残端留得尽可能短、尽量避免贯穿缝扎血管，在肺移植中利用逆向灌洗冲净肺内的小血栓，避免可增加血栓风险的用药配伍等，可能对预防 PE 有一定作用。

第五节　急性呼吸窘迫综合征

肺移植术后，常因手术、感染等原因引起急性呼吸窘迫综合征（acute respiratory distress syndrome，ARDS）。ARDS 于 1967 年由 Ashbaugh 首次报道。随后经过几十年的发展，1994 年欧美联席会议（American-European consensus conference，AECC）定义了急性肺损伤（acute lung injury，ALI）和 ARDS，即 ALI 和 ARDS 是指由各种非心源性因素导致的急性缺氧性呼吸障碍，ALI 和 ARDS 是同一个疾病的不同阶段，重度 ALI 即为 ARDS，这一定义在一段时间内被广泛应用。但近年来的研究也提示 AECC 的 ARDS 诊断标准的可靠性和有效性存在不足。2011 年在德国柏林，欧洲重症医学学会、美国胸科学会和重症医学学会共同参与的专家组，在 AECC 的基础上，结合既往研究结果和专家讨论意见共同达成了 ARDS 柏林诊断标准共识，共识中取消了 ALI 的概念，并将 ARDS 进行了严重程度分级。随着医学的不断发展，ARDS 的死亡率虽有所下降，但对于其认识和诊治状况仍不容乐观，应予以重视。

一、ARDS 的流行病学概况

ARDS 常发生在移植术后 1 个月以内。病因不同，ARDS 患病率也明显不同。近年来研究报道，严重感染、大量输血、多发性创伤时 ARDS 发病率分别高达 25% ～ 50%、40% 和 11% ～ 25%，而严重误吸时 ARDS 发病率可达 9% ～ 26%，而同时存在多个危险因素以及危险因素的持续作用将引起 ARDS 发病率进一步升高。根据新的柏林诊断标准，ARDS 的发病率为每年 10.1 ～ 86.2/10 万，在住院患者中 ARDS 的发病率为 4.0%，感染是 ARDS 的主要发病原因，占所有引起 ARDS 病因的 44.1%。但是，ARDS 在肺移植病人中的发生率尚无报道，肾移植病人术后 ARDS 的发生率为 0.2%。

不同研究对 ARDS 病死率的报道差异较大，总体来说，目前 ARDS 的病死率仍较高。对 1967—1994 年正式发表的 ARDS 临床研究进行荟萃分析，3264 例 ARDS 患者的病死率为 50% 左右。2001 年 3 月至 2002 年 3 月上海市 15 家成人 ICU 中 ARDS 病死率也高达 68.5%。最新研究发现，在低收入国家，ARDS 死亡率为 50.5%。肾移植患者 ARDS 死亡率为 52.1%。多中心研究表明，ARDS 的死亡率与病情严重程度相关，轻度、中度、重度 ARDS 的死亡率分别为 27%、32% 和 45%。国际心肺移植协会最新研究发现，31 个国家总共 5942 例心脏移植和肺移植的患者移植术后死亡率为 17.6%，其中有 25.31%

由 ARDS 所致。

二、ARDS 的高危因素

引起 ARDS 的原发疾病多达上百种，肺移植病人早期的 ARDS 发病机制主要与手术的时间、术中出血情况、输血量、移植器官的功能及体外循环相关。

与肺移植相关的常见病因可根据损伤机制的不同分为以下两类：

1. 直接引起肺损伤的因素

（1）肺部感染 如细菌、病毒、真菌感染等，在严重免疫抑制的移植受者，感染是引起 ARDS 的重要原因。

（2）误吸 如胃内容物误吸。

（3）创伤 如肺挫伤。

（4）吸入损伤性气体 如氧中毒。

（5）肺栓塞。

2. 间接引起肺损伤的因素

（1）脓毒症。

（2）休克。

（3）大量输入库存血。

（4）体外循环。

（5）弥散性血管内凝血（disseminated intravascular coagulation，DIC）。

三、ARDS 的病理生理与发病机制

目前研究认为，ARDS 的基本病理生理改变是肺毛细血管内皮和肺泡上皮通透性增加导致的非心源性肺水肿。由于肺泡水肿、肺泡萎陷引起严重通气 / 血流比值失调，特别是肺内分流明显增加，从而产生严重的低氧血症。肺血管痉挛和肺微小血栓形成引发肺动脉高压。但其具体发生机制还未完全阐明。炎症反应可能是引起肺泡毛细血管膜损伤的重要机制。

急性肺损伤的发病机制可能包括以下几个方面：

1. 各种刺激引起肺部炎症反应 当机体遭受严重损伤时，大量细菌或毒素（包括肠内菌群、毒素移位）侵入机体，机体免疫系统被激活，单核 - 巨噬细胞系统释放多种炎症因子，进一步激活中性粒细胞和巨噬细胞等炎症细胞释放炎性介质，如白介素 -1β（IL-1β）和肿瘤坏死因子 -α（TNF-α）。上述炎症因子是炎症网络的启动因子。TNF-α 与 IL-1β 相互诱导，通过单核细胞和巨噬细胞产生趋化物质（如 C5a、FDP、花生四烯酸代谢产物、TXA2、IL-8 等），使外周

血的炎性细胞在肺内聚集。

2. 炎症反应损伤肺泡毛细血管膜和气道上皮　此阶段，中性粒细胞以及循环或局部产生的炎症介质和细胞因子是导致肺血管内皮和肺泡上皮损伤的主要机制。

而前炎因子与中性粒细胞表面配体结合，使静脉循环的中性粒细胞减速，沿着血管内皮细胞移动，并黏附于内皮表面。随后，中性粒细胞进一步向肺间质和肺泡腔移行，释放大量促炎介质，参与中性粒细胞介导的肺损伤。已有研究表明，中性粒细胞主要通过释放的氧自由基、蛋白酶、前列腺素、花生四烯酸代谢产物（如白三烯、TXA_2、PGF_2）等引起肺泡毛细血管膜损伤。

与 ARDS 有关的细胞因子主要为早期产生的 TNF-α、IL-1β 和后期产生的 IL-6、IL-8。TNF-α 和 IL-1β 通过刺激肺细胞产生一系列细胞因子（如 IL-6 和 IL-8），始动细胞因子瀑布。除始动炎症反应外，TNF-α 能够直接损伤内皮细胞、抑制肺表面活性物质形成，引起肺水肿，造成 ARDS。IL-8 对中性粒细胞具有较强的趋化作用，并能激活中性粒细胞导致呼吸爆发、释放溶酶体酶等。IL-6 能下调巨噬细胞激活产生 TNF-α、IL-1β，并调节成纤维细胞增生和胶原产生。因此，IL-6 在 ARDS 中可能与关闭最初炎症信号，调节蛋白代谢，肺损伤修复和纤维增生等相关。

3. 肺毛细血管膜通透性增加　肺部炎症使肺血管内皮和肺泡上皮损伤，肺毛细血管膜通透性增加，大量液体和蛋白进入肺间质和肺泡腔。肺泡 I 型细胞覆盖在肺泡腔内表面，构成肺内最大的气体交换面积，也构成肺泡的屏障。肺泡 II 型细胞能调节表面活性物质，稳定内环境。在 ARDS 中，两种细胞均受到了损伤。I 型细胞受损主要影响屏障功能和气体交换，II 型细胞受损后还伴有表面活性物质功能减退。

4. 肺水肿及透明膜形成严重影响气体交换　ARDS 时，肺水肿及透明膜的形成，使肺泡呼吸面积减少，阻碍了肺泡和血液之间的气体交换，导致血液氧合不足，功能性分流增加。此外，肺泡上皮损伤，肺泡表面活性物质减少，导致肺萎陷。上述因素均可造成通气 / 血流比值失调，进而发生缺氧。

5. 肺损伤和缺氧诱发呼吸困难甚至呼吸衰竭　低氧血症可刺激颈动脉窦和主动脉体化学感受器而反射刺激呼吸中枢，产生过度通气；肺水肿刺激肺毛细血管旁感受器，引起反射性呼吸增快。在 ARDS 早期，常由于过度通气而出现呼吸性碱中毒，此时可不出现明显的呼吸窘迫；但随着病情的进展，可发生通气不足，缺氧更为严重，伴 CO_2 潴留，最终导致呼吸衰竭。

6. 其他器官受损　研究发现，肺部释放的炎症介质、细胞因子和氧化代谢产物能够随循环到达其他器官，导致多个器官功能障碍。而其他器官的损伤又能进一步释放炎症介质和细胞因子，进而造成局部或全身损伤。因而，ARDS 时，

☆☆☆☆

很多患者死于 MODS，而不是单一的呼吸衰竭。

四、ARDS 的临床表现

1. 症状和体征 ARDS 发病迅速，通常在创伤、休克、大手术等打击后 1 ~ 3d 发病。呼吸窘迫是 ARDS 最常见的症状，主要表现为气短和呼吸频率增加，呼吸频率可达 25 ~ 50 次 / 分，呼吸频率和患者疾病严重程度相关，重症患者呼吸频率可达 60 次 / 分以上。随着呼吸频率的增加以及呼吸困难的加重，缺氧愈来愈明显，甚至吸气时出现"三凹征"。咳嗽、咳痰也被认为是 ARDS 典型症状之一，部分患者可伴有烦躁不安和神志改变。值得注意的是，大手术等引发的 ARDS，由于麻醉剂和镇静剂的大量应用，呼吸可不增快。此外，妇女、小儿和年老体弱者呼吸窘迫可不明显。

2. 影像学与实验室检查

(1) X 线胸片：ARDS 患者的 X 线胸片表现常滞后于临床表现 4 ~ 24h。早期 X 线胸片可无异常，或仅有轻度间质性改变，表现为模糊和肺纹理呈网状。当肺毛细血管膜通透性增加以及肺间质和肺泡渗出加重，X 线胸片可出现大小不等、边缘模糊的浸润性斑片状影。随着病情进展，斑片状影常融合成大片，并可见支气管充气征，称为"白肺"。ARDS 后期，肺内渗出开始吸收，肺纤维细胞增生，可出现肺间质纤维化的改变。

(2) 动脉血气分析：ARDS 早期，呼吸中枢兴奋，常表现为 $PaCO_2$ 下降、pH 升高和不同程度的低氧血症，PaO_2 呈进行性下降。随着疾病进展，出现呼吸肌疲劳，肺泡通气量减少，出现 $PaCO_2$ 升高和 pH 降低。氧合指数（PaO_2/FiO_2）是诊断和判断 ARDS 预后的重要指标。

(3) 肺呼吸功能监测：主要改变包括顺应性下降、气道阻力增加和死腔通气量增加等。

(4) 其他如胸部 CT 较 X 线胸片具有更高的灵敏性，病原学检查、肺泡支气管灌洗液检查、炎症因子及基因标记物测定等对 ARDS 的诊断和治疗也具有一定的指导意义。

五、ARDS 的诊断

1994 年欧美 ARDS 共识会议首次提出了 ALI/ARDS 的定义和诊断标准。2011 年在德国柏林，欧洲危重病医学会针对首版 ALI/ARDS 的定义中存在的一些问题，组织专家讨论，对 ARDS 定义和诊断进行了修订，被称为柏林标准。新版 ARDS 柏林标准明确了 ARDS 急性起病的时间范围（损伤发生 7d 内），并取消了 ALI 概念，对 ARDS 进行了严重程度分级：轻度（200 mm Hg < PaO$_2$/FiO$_2$ ≤ 300 mmHg），中度（100 mmHg < PaO$_2$/FiO$_2$ ≤ 200 mmHg），重度（PaO$_2$/FiO$_2$ ≤ 100 mmHg），同时废除了旧版中"肺动脉楔压（Pulmonary Artery Occlusion Pressure，PAOP）≤ 18 mmHg"的诊断指标，强调了与心力衰竭和液体过度负荷的综合鉴别诊断。柏林标准目前已被广泛采用，具体诊断标准见表 30-7。

表 30-7　ARDS 柏林诊断标准

项目	诊断标准
起病时间	具有已知危险因素后 1 周内起病；现新的呼吸系统症状，或原有呼吸系统症状加重后 1 周内起病
胸部影像学	双肺浸润影，无法完全用胸腔积液、肺叶／肺萎陷或结节解释
水肿原因	呼吸衰竭无法完全用心力衰竭或容量负荷过多解释，若无危险因素，需通过客观检查（如超声心动图）排除静水压性肺水肿
氧合指数	
轻度	200mmHg < PaO$_2$/FiO$_2$ ≤ 300mmHg，且 PEEP 或 CPAP ≥ 5cmH$_2$O
中度	100mmHg < PaO$_2$/FiO$_2$ ≤ 200mmHg，且 PEEP ≥ 5cmH$_2$O
重度	PaO$_2$/FiO$_2$ ≤ 100mmHg，且 PEEP ≥ 5cmH$_2$O

六、肺损伤的防治

对于 ARDS 目前尚无特效的治疗方法，其治疗原则是积极治疗原发病、控制感染、支持呼吸和循环功能、防治并发症。

1.原发病的治疗　应首先重视 ARDS 原发病或诱因的治疗，如控制感染、纠正休克等。感染是导致 ARDS 的高危因素，也是 ARDS 患者最常见的死亡原因，应及时选用有效抗生素控制感染，若有感染病灶需及时进行清创和引流。

2.呼吸支持治疗　机械通气是目前治疗 ARDS 最重要的措施之一，其目的是维持气体交换，纠正低氧血症，减少通气做功。

（1）无创通气（noninvasive ventilation，NIV）：可以避免气管插管或气管切开引起的并发症。对于神志清楚、血流动力学稳定、气道分泌物不多的早期、预计能够短期缓解的轻度 ARDS 患者，可应用 NIV。应用 NIV 治疗 ARDS 时应密切监测患者的生命体征和治疗反应。

（2）肺保护性通气策略（lung protective ventilation strategy，LPVS）：由于 ARDS 患者大量肺泡萎陷，肺容积明显缩小，常规潮气量通气易导致气道平台压过高、有通气的肺区肺泡过度膨胀而导致气压伤和容积伤，引起呼吸机相

☆☆☆☆

关性肺损伤（ventilator associated lung injury，VALI）。为了防止这种医源性肺损伤，提出了"肺保护性通气策略"的概念。该策略使用较低的平台压（≤30 cmH_2O），较低的潮气量（6 ～ 8 ml/kg）以及较高的呼气末正压的机械通气方法，限制肺泡过度膨胀，保证小气道开放，并能提高 ARDS 患者的生存率。

①小潮气量和容许性高碳酸血症（permissive hypercapnia，PHC）：由于 ARDS 患者肺容积明显减少，为避免高气道压的危害，采取小潮气量通气（4 ～ 7 ml/kg），并允许一定的二氧化碳潴留，随后 pH 降低，肾保留碳酸氢盐代偿，即 PHC。值得注意的是，PHC 是 LPVS 的结果，并非 ARDS 的治疗目标。二氧化碳潴留导致的高碳酸血症可引起脑和外周血管扩张、心率加快、心律失常、血压升高、心排血量增加，甚至神志改变。研究证明，一定程度的慢性高碳酸血症是安全的，$PaCO_2$ 范围在 50 ～ 80mmHg，最好在 70mmHg 以内，pH ＞ 7.20。

②呼吸末正压（positive end-expiratory pressure，PEEP）的选择：PEEP 能使萎陷的肺泡扩张并保持开放，纠正通气 / 血流比例失调，增加功能残气量和肺顺应性。目前认为，ARDS 患者机械通气时应加用 PEEP，但最佳 PEEP 的选择仍存在争议。一般从低水平（3 ～ 5cmH₂O）开始，根据情况逐渐增加，常用 PEEP 水平为 5 ～ 15cmH₂O。也有学者提出根据肺压力 - 容量曲线最低拐点 +2cmH₂O 作为 PEEP，可以明显增加 ARDS 存活率。

3. 肺复张　小潮气量通气往往不利于 ARDS 患者萎陷肺泡的膨胀，为了避免小潮气量通气进行性加重肺不张和复张后重新萎陷，应同时实施肺复张策略。目前临床常用的肺复张手法都是应用较高的平均气道压和呼吸末正压使萎陷的肺组织开放。临床研究证实，大多数肺复张手法能有效促进萎陷肺泡复张，改善氧合，降低肺内分流。

（1）ARDS 的通气模式：应遵循肺保护性通气策略的原则。常用的通气模式包括压力预置型通气和容量预置型通气。压力预置型通气时，呼吸机易与患者的自主呼吸同步，可减少或避免应用镇静药和肌松剂，并可以保证气道压力不超过预定吸气压值，从而避免 VALI。因此，压力预置型通气较容量预置型通气更适合 ARDS 患者的治疗。压力预置型通气常用模式有压力控制通气（pressure controlled ventilation，PCV）、压力支持通气（pressure support ventilation，PSV）和压力控制 - 同步间歇指令通气（pressure controlled-synchronized intermittent mandatory ventilation，PC-SIMV）等。在 ARDS 的早期阶段，推荐使用 PCV 减少患者自主呼吸功和氧耗；在撤机阶段，可选用 PC-SIMV 或 PSV，以锻炼患者的呼吸肌。若选用容量预置型通气，必须注意使用小潮气量，预设压力报警线，密切监护气道平台压。此外，双相气道正压（biphasic positive airway pressure，BIPAP）等自主呼吸支持模式也越来越多地应用于 ARDS 患者的治疗。

（2）体外气体交换：包括体外膜肺氧合（extracorporeal membrane oxygenation，

ECMO）和体外二氧化碳清除（extracorporeal CO_2 removal，$ECCO_2R$）。这些体外气体交换措施能支持气体交换，不再增加呼吸肌所致肺损伤，使肺得到充分休息，有利于肺功能恢复。但该技术创伤大、操作复杂、价格昂贵，其应用前景值得今后进一步研究。

（3）俯卧位通气：能降低胸腔内压力梯度、促进气道内分泌物引流，改善氧合。值得注意的是，研究发现，这种通气方法并未降低 ARDS 患者的病死率，但能降低严重低氧血症患者的病死率。此外，仰卧位转为俯卧位时，少部分患者可发生低血压、心律失常等，一般为一过性。因此，常规机械通气治疗无效的重度 ARDS 患者若无禁忌证，可考虑采用俯卧位通气。

（4）高频通气（high frequency ventilaiton，HFV）：应用非常小的潮气量和很高的通气频率来完成气体交换，有利于防止 ARDS 患者机械通气时发生VALI。虽然大样本的随机对照多中心研究并未证实 HFV 较常规通气更利于患者生存率的提高，但研究也证实 HFV 是 ARDS 患者一种安全有效的机械通气方式，仍值得进一步研究。

（5）部分液体通气（partial liquid ventilation，PLV）：是在常规机械通气基础上将全氟化碳液注入肺内，部分代替气体进行呼吸。全氟化碳液对氧和二氧化碳就有高度可溶性，并能降低肺泡表面张力和促进萎陷肺泡复张。研究显示，PLV 能减慢 ARDS 的发展速度，但不能缩短机械通气时间，也不能降低 ARDS 患者死亡率。在年龄 < 55 岁的患者中，PLV 可以缩短机械通气的时间。对于严重呼吸衰竭常规通气失败的患者，应用PLV 可以增加肺顺应性，提高患者存活率。因此，PLV 可作为严重 ARDS 患者常规机械通气无效时的一种选择。

4.药物治疗

（1）糖皮质激素：炎症反应是 ARDS 发生和发展的重要机制。长期以来，大量研究试图应用糖皮质激素控制炎症反应，然而结果显示糖皮质激素既不能预防 ARDS，也不能降低 ARDS 患者的死亡率，但对脂肪栓塞、误吸、脓毒症休克等患者主张应用糖皮质激素。以往观点认为 ARDS 晚期病情恶化常因过度炎症反应和肺纤维化所致，糖皮质激素能抑制过度的炎症反应，并防止过多的胶原沉积，从而可能对晚期 ARDS 具有保护作用。然而，近期研究发现，糖皮质激素并不能降低 ARDS 患者 60d 死亡率，且 ARDS 发病大于 14d 应用糖皮质激素会明显增加死亡率。因此，不推荐常规应用糖皮质激素预防和治疗 ARDS。糖皮质激素在治疗 ARDS 中的作用，还有待进一步研究。

（2）一氧化氮（nitric oxide，NO）：吸入 NO 可选择性扩张通气良好区域的肺血管，增加组织灌注，改善通气 / 血流比值，改善组织氧合。但研究发现，NO 改善氧合仅限于开始 NO 吸入治疗的 24h 内，24 ～ 48h 后不能再检出此效果，且吸入 NO 并不能降低 ARDS 患者的病死率。因此，吸入外源性 NO 并不作为

☆☆☆☆

ARDS 的常规治疗手段。

（3）肺表面活性物质（pulmonary surfactant，PS）：能降低肺表面张力，稳定肺泡，减轻肺炎症反应。PS 可经气管注入或雾化吸入，并能均匀分布于肺泡表面，提示补充 PS 可能成为治疗 ARDS 的手段。然而，PS 的应用存在很多问题，如给药剂量、给药时间和给药间隔等，不同的研究对于 PS 改善 ARDS 患者动脉氧合、机械通气时间、ICU 住院时间、病死率的结论并不一致。因此，有必要对 PS 作进一步研究，明确其对 ARDS 预后的影响。

其他药物有 β 受体激动剂、前列腺素 E1、酮康唑、丙半胱氨酸和利索茶碱等，目前研究并无明确结论表明上述药物对于治疗 ARDS 有效，还有待进一步评价。

5. 其他治疗

（1）液体管理：ARDS 发生时，肺毛细血管通透性增加，导致肺水含量增加，故应注意维持适当的有效循环血量，避免补液过多而加重肺水肿，也应严格防止脱水而导致有效循环血量不足。

（2）加强营养：ARDS 患者处于高代谢状态，通常不能进食，常导致营养不良，使机体免疫和防御功能下降，易致感染和影响组织修复，故应尽早开始营养支持，并根据患者胃肠道功能决定营养途径。胃肠道功能障碍的患者采用肠外营养。胃肠道功能正常或部分恢复的患者，应尽早开始肠内营养，此法更接近生理状态，有助于保护胃黏膜，防止菌群移位。

（3）合并症的治疗和对各重要脏器功能的监测和保护：ARDS 患者易并发 MODS，因此治疗中应维持其他脏器的功能，对于严重继发感染、休克、DIC、消化道出血、肝肾功能损害等应早发现早治疗，必要时可使用血管活性药物。

第六节　术后认知功能障碍

术后认知功能障碍（postoperative cognitive dysfunction，POCD）于 1955 年被首次提出，其具体的定义目前国际尚无统一标准，通常是指麻醉、手术后患者的认知能力、精神活动、人格、社交活动等方面出现的可逆的、具有波动性的改变的统称，是一个多因素的病理生理现象。POCD 可于术后数日、数周、乃至术后 3 个月及其之后发生，其症状多数可逆，持续时间达数周、数月甚至更长。POCD 常常导致患者康复延迟、生活质量下降、医疗费用的增加，最终影响患者生存率，故应加强对 POCD 的认识和研究。

一、POCD 的流行病学概况

POCD 可以发生在任何年龄段，但不同年龄段的发生率各异：年龄 > 65

岁的患者 POCD 发生率是年轻病人的 2 ~ 10 倍，年龄超过 75 岁的老年病人 POCD 的发生率比年龄在 65 ~ 75 岁的病人高 3 倍。研究报道，对于出院后的人群，18 ~ 39 岁患者术后 POCD 发生率为 36.6%；40 ~ 59 岁患者术后 POCD 发生率为 30.4%；≥ 60 岁的患者其发生率为 41.4%。对心脏手术的研究显示，术后数周 POCD 的发生率为 30% ~ 80%，术后 3 ~ 6 个月的发生率为 10% ~ 60%。非心脏大手术术后 1 周 POCD 的发生率为 25.8%，术后 3 个月 POCD 的发生率为 9.9%，多数病人需 6 个月才能恢复，而 75 岁以上的老年 POCD 病人有 14% 发展为永久性认知功能障碍。认知和精神功能损伤在晚期肺疾病的病人中普遍存在，其发生率高于正常人水平。研究表明，36% 的慢性阻塞性肺疾病的患者有轻度认知功能损伤，高于正常人（12%）的发生率。有报道指出，心脏移植和肺移植病人占了抑郁症总人数的 23% ~ 29%。50% 的肺移植等待病人有精神疾病史，25% 的病人符合焦虑症的诊断，10% 的病人符合抑郁症的诊断。一部分病人的认知功能在肺移植术后可能会进一步降低，而移植术后认知功能损伤的发生率和决定因素至今尚不完全明确。一项回顾性队列研究显示 70% 左右的肺移植患者在术后出现了轻度到重度的认知功能损伤，其中大部分为长期的轻度的认知功能损伤。

二、POCD 的危险因素

1. 术前易患因素

（1）病史：术前合并糖尿病、高血压、肥胖症、心肌梗死、脑血管疾病的病人 POCD 发生率显著增高。术前存在严重的肝、肾、肺部疾病的患者，术前即具有人格障碍、精神疾病、认知功能障碍，发生应激性生活事件的患者术后 POCD 发生风险增加。术前长期服用抗胆碱药和皮质类固醇药物，长期酗酒的病人 POCD 发生风险增加。术前精神紧张、焦虑、失眠等使得机体应激反应增强，POCD 发生风险增加。住院期间发生谵妄的病人，术后认知功能降低的可能性增加。

（2）年龄：高龄患者更容易发生 POCD。年龄 > 65 岁的患者 POCD 发生率是年轻病人的 2 ~ 10 倍，年龄超过 75 岁的老年病人 POCD 的发生率比年龄在 65 ~ 75 岁的病人高 3 倍。

（3）性别：研究表明男性比女性患者更容易在移植术后短期内发生抑郁症状。

（4）受教育程度：受教育程度越高，术后 POCD 发生率越低。

（5）遗传因素：研究表明遗传基因的多态性与 POCD 发生存在相关性。

（6）术前麻醉用药

①抗胆碱能药物，如抗胆碱能药物可导致剂量相关性的记忆功能损害。文

☆☆☆☆

献报道术前使用东莨菪碱、阿托品等抗胆碱能药物与术后 POCD 的发生密切相关，其可能的机制为这类药物使中枢神经系统多巴胺、乙酰胆碱、儿茶酚胺水平变化，降低中枢胆碱能系统功能，对认知功能造成不利影响。

②镇静药，如苯二氮䓬类药物可造成术后短暂的认知功能降低，而巴比妥类镇静药对海马区突触可塑性有长期抑制作用，导致学习记忆能力下降。

③其他药物，长期服用三环类抗抑郁药、抗癫痫药物使 POCD 发生的危险性增加。

2. 术中危险因素

(1) 手术类型：创伤大、刺激性强的手术，术后患者出现认知功能障碍的风险高；小手术和非心脏手术后则发生较少，提示 POCD 的发生可能与手术创伤、手术的应激性、炎症反应、术后疼痛及其管理的质量有关。POCD 多发生于心肺转流术、髋关节置换等较大的手术，其机制可能与术中术后凝血功能改变、微血栓形成密切相关。

(2) 麻醉管理

①麻醉方式：个别小样本量、单盲的研究报道全身麻醉术后 POCD 发生率显著增加。大样本量研究报道术后 1 周全麻组 PCOD 发生率为 19.7%，区域神经组织组发生率为 12.5%，术后 3 个月时全麻组 PCOD 发生率为 14.3%，区域神经组织组发生率为 13.9%，但两组 POCD 发生率无统计学差异。

②麻醉药物：动物实验报道异氟醚、咪达唑仑等药物可引起实验动物脑组织学改变；丙泊酚、氯胺酮、硫喷妥钠等可引起神经细胞凋亡。

③麻醉深度：研究表明在脑电双频指数监测下适当降低麻醉深度可以减少术后认知功能障碍的发生。

(3) 术中脑灌注不足：研究数据表明，围术期长时间、间断的低血压是脑功能障碍的一个危险因素。

(4) 移植缺血时间：研究表明，同种异体移植缺血时间与移植后功能和生存率密切相关。延长移植缺血时间可加重缺血再灌注损伤、引起神经炎症、破坏气体交换，是肺移植患者术后认知功能降低的一个危险因素。

3. 术后危险因素 术后并发感染、二次麻醉手术、睡眠质量下降、术后患者家属和照料者的支持不足等因素均增加患者术后认知功能障碍的发生风险。

三、POCD 的发病机制

POCD 的发病机制十分复杂，到目前为止尚未完全阐明，综合目前的研究报道，POCD 的发病机制与胆碱能系统功能降低、神经系统炎症反应、β- 淀粉样蛋白、遗传基因突变等有关。

☆ ☆ ☆ ☆

1. 中枢胆碱能系统功能降低　中枢胆碱能系统包括中枢胆碱能神经元及其纤维投射。从前脑基底部发出的胆碱能纤维，支配全部大脑皮质，控制着感觉、学习、认知、感情、判断等脑功能。从脑干发出的胆碱能纤维支配丘脑，与唤醒、注意力等有关。据报道，随着年龄的增长，前脑基底部胆碱能神经元逐渐出现萎缩、数量减少等退行性病变，与此同时，与学习、记忆相关的脑功能逐渐减退，而麻醉、手术可能加重这种退行性改变所致的认知功能障碍，并且研究证明，胆碱受体激动剂可显著增加实验动物的学习记忆能力，相反，胆碱受体拮抗剂会使学习、记忆能力受损。

乙酰胆碱是中枢胆碱能系统的重要神经递质，与学习、记忆关系密切。机体在学习、空间记忆、探究行为等认知活动中，基底前脑胆碱能神经元被激活，脑内乙酰胆碱递质释放增加。生理情况下，老年人脑内乙酰胆碱含量比青年人少 30%，而老年痴呆患者脑内乙酰胆碱含量比正常老年患者更低。

中枢胆碱能系统功能降低包括：①老龄化导致的中枢胆碱能系统功能退变：胆碱能神经元萎缩、突触前胆碱受体数目减少、脑内乙酰胆碱介质减少；②围术期用药阻断乙酰胆碱受体、抑制乙酰胆碱递质的释放。

2. 炎症应激反应　外科手术能引起外周炎性细胞因子级联瀑布式释放，外周炎性细胞因子可通过多种途径作用于中枢神经系统，刺激小胶质细胞，引起中枢神经系统 IL-1、IL-6 等炎性细胞因子的释放。炎性细胞因子可干扰神经电活动，影响突触连接。高浓度的炎性细胞因子能产生神经毒性并引起神经变性，从而造成认知功能受损。研究发现，骨科手术可以导致海马依赖性记忆功能受损，并且海马小胶质细胞明显激活、IL-1β 的转录表达水平显著增高，而 IL-1β 基因敲除小鼠术后认知能力没有明显的变化。健康男性年轻人注射 IL-6 后，出现注意力和认知能力明显降低。

应激反应是机体在外来刺激的作用下产生的肾上腺皮质激素、儿茶酚胺水平变化等内环境的改变以及由此导致的代谢变化。肾上腺皮质激素、儿茶酚胺可激活海马及其他部位的相应受体，进而通过改变突触的可塑性及谷氨酸能活性导致海马神经元损害，致认知功能障碍。研究表明，随着年龄的增长，神经细胞对氧自由基清除能力降低，并且细胞膜上不饱和脂肪酸易被氧化而产生大量氧自由基，损伤细胞。同时，细胞内钙离子超载引发线粒体功能受损，进一步导致神经细胞凋亡，也是应激反应致认知功能障碍的发病机制之一。

3. β-淀粉样蛋白（amyloid β-protein，Aβ）　由 β-淀粉样前提蛋白（β-amyloid precursor protein，APP）水解而来。低氧能促进脑组织的 β-淀粉样蛋白表达。长时间暴露于低碳酸环境中可以激活细胞凋亡、增加 β-淀粉样蛋白产生。海马、皮质神经元 β-淀粉样蛋白沉积可引起认知功能障碍。研究发现轻度认知障碍及疾病早期的患者的脑脊液中 β-淀粉样蛋白即显著增高。吸入麻醉药

☆☆☆☆

能够促进 β- 淀粉样蛋白的聚集，增加 β- 淀粉样蛋白对培养的细胞的神经毒性。β- 淀粉样蛋白不仅可通过形成可溶性聚合物破坏离子通道、损伤葡萄糖转运体，并且通过氧化应激、钙离子稳态失衡、神经毒性导致神经元凋亡、影响突触的可塑性、抑制长时程增强，从而引发术后认知功能障碍。

4. 基因异常　19 号染色体上的载脂蛋白 E（ApoE）基因能调节机体脂质代谢、参与神经系统的生长和修复，与海马突触可塑性、ChAT 活性等有密切关系。ApoE 有 3 个等位基因 ε2、ε3、ε4，分别编码 ApoE2、ApoE3 和 ApoE4 蛋白。ApoE 等位基因的异常可影响毒性蛋白 β- 淀粉样蛋白的代谢与清除。ApoE 基因型及等位基因频率的分布有种族和性别差异，研究表明 ApoE ε4 等位基因是术后认知功能障碍发生的独立危险因素。

14 号染色体上的早老蛋白 -1 基因以及 1 号染色体上的早老蛋白 -2 基因也与认知功能障碍的发生密切相关。早老蛋白 1 和早老蛋白 2 在细胞中与 β- 淀粉样前提蛋白形成复合物，参与 APP 的转运及合成后加工；其基因发生突变时，可影响 APP 的转运和酶切加工，促进神经元中 β- 淀粉样蛋白的产生。

21 号染色体长臂上的 β- 淀粉样前提蛋白基因发生突变时，可促进 β- 淀粉样蛋白的产生，增加神经元毒性。

5. 其他　研究表明在肺移植等待病人中，认知功能损伤与无效的肺泡气体交换和降低的运动耐受能力有关。

四、POCD 的临床表现

术后认知功能障碍主要表现为记忆力减退、定向力障碍、焦虑、注意力下降、视觉空间能力障碍、语言理解能力和社交能力减退等。根据病情程度，可分为：

轻度：记忆力轻度损害，对指令反应能力障碍，轻度认知异常。

中度：记忆力较严重缺失，健忘综合征。

重度：出现记忆力严重损害、痴呆、丧失判断和语言概括能力及人格的改变。

五、POCD 的诊断

目前 POCD 的诊断方法有神经心理学测试、神经电生理、影像学和生化标志物检测，以神经心理学测试为主，后三者为辅。

1. 神经心理学测试　是通过手术前后分别对脑功能进行评估，用其结果的差异来判断患者认知功能的变化。据统计用于 POCD 相关研究的神经心理学测试多达 70 种，但目前还没有专门用于 POCD 的神经心理学测试。研究者往往采用综合认知功能测试或将多个测试组合来评估病人认知功能的改变。国际

POCD 研究小组同时应用 4 个测试从多个领域评估病人的认知功能变化，具有较好的代表性，被广泛借鉴，这一套神经心理学测试包括：

①概念转变测试，主要用于测试执行功能和概念转变。

② Stroop 字色干扰测试，通过颜色和字意干扰判断受试者的注意力水平和抗干扰能力。

③视觉语言学习测试，是一种语言学习测试工具。

④字母数字编码测试，用来测量一般信息的处理速度。

其他应用得较多的综合认知功能测试有简易精神状态量表（modified mini-mental status examination，MMSE）、修订版韦氏成人智力量表（wechsler adult intelligence scale，WAIS）、韦氏记忆量表（wechsler memory scale，WMS）等。

这些测试量表均是主观的检测手段，受测试项目难易程度、受试者受教育程度、认知储备量、测试时间的选择、受试者焦虑程度、麻醉药物影响的不同以及测试人员不同，会导致测试结果存在差异。

2. 神经电生理检查　是诊断 POCD 的重要辅助手段。事件相关电位（event-related potentials，ERP）是指当受试者受到特定刺激后，通过头颅表面固定的电极等装置检测到的与刺激相关的生物反应，它是认知过程中大脑神经电生理改变的一种反应。P3 是 ERP 的内源性成分，其潜伏期及波幅变化已作为评估患者大脑认知功能变化的客观指标，并且与其他神经心理检测指标相比，P3 波幅和潜伏期的改变发生早、敏感性强，但是其空间分辨率很低，故临床上不能单独使用 P3 对脑认知功能进行全面的检测。

3. 影像学检查

（1）功能性磁共振成像（functional magnetic resonance imaging，FMRI）：原理是利用磁共振造影来测量神经元活动所引发的血流动力学的改变，主要包括 3 种成像技术：灌注成像技术（perfusion weighted image，PWI）、弥散加权成像技术（diffusion weighted image，DWI）和血氧水平依赖性测量成像（blood oxygenation level dependent，BOLD）。当受试者在执行特定的认知任务时，相应的脑部区域的血流量和血红蛋白含量随之发生改变，干扰磁场信号，从而实现相应脑区的准确定位。目前功能性磁共振成像已被成功应用于轻度认知功能障碍的检测和诊断中，并且研究表明，血氧水平依赖性测量成像可以在脑结构发生明显变化之前，就可以检测到脑功能的变化，是一种认知功能障碍早期检测的有效方法。

（2）正电子发射断层扫描（positron emission tomography，PET）：利用标记葡萄糖，通过外部探测器观察脑对葡萄糖的消耗，根据葡萄糖的代谢速度了解脑的代谢情况。目前，此技术已广泛用于帕金森病、癫痫、痴呆等疾病中，而用于 POCD 的研究相对较少，尚需更多的研究。

☆☆☆☆

4. 生化标志物 中枢神经系统儿茶酚胺水平及中枢胆碱能神经系统的改变与认知功能障碍的发生密切相关,是术后认知功能障碍诊断的有效辅助方法之一。目前研究较多的有 S100 蛋白、神经元特异性烯醇化酶、β- 淀粉样蛋白等。

六、POCD 的防治

目前 POCD 的发病机制尚未完全阐明。POCD 是患者术后生活质量下降、生理并发症产生、药物治疗依从性降低的危险因素,增加了患者的发病率和死亡率,由此可见,POCD 的防治尤为重要。然而,认知功能损伤在肺移植病人中经常被当作一种正常的、可以理解的对生理疾病的反应,从而导致没有及时地诊断和治疗。目前治疗方法主要从影响 POCD 的相关因素着手,在整个围术期加以预防和处理。

1. 尽量保持病房安静舒适,为患者提供较好的术前术后环境。尽量完善各项术前准备,使患者以最佳身心状态迎接手术。对高龄、有高血压、脑血管疾病史的患者,术前给予合理治疗,术前访视时可做简易的认知功能方面的检查,了解患者的认知状况,加强术前心理支持。术后的心理复原力可阻止长期认知损伤的发展。

2. 合理使用术前药,积极防治术中低氧血症及低血压,维持水、电解质、酸碱平衡,尽量降低手术导致的炎性反应程度和持续时间,尽量做到平衡麻醉、术后恢复期过渡平稳。

3. 药物治疗

(1) 拟胆碱药及胆碱酯酶抑制剂:能通过改变脑皮质内多巴胺和乙酰胆碱的含量,起到改善认知功能的作用,是目前治疗 POCD 的常用药物,如多奈哌齐、利凡斯的明等。

(2) 镇静安定药:现已用于 ICU 治疗认知功能障碍,但机制尚不清楚。常用药物有氯氮平、氟哌啶醇、右美托咪定等。

三环抗抑郁药(tricyclic antidepressants,TCA)因其严重的心血管副作用已逐渐被毒性较小的选择性血清素再摄取抑制剂(SSRIs)所取代。

米氮平(mirtazapine),一种新型的抗抑郁药,是中枢突触前膜 α_2 受体拮抗剂,不仅可以改善患者睡眠,而且可以通过阻断中枢的 5-HT$_2$ 和 5-HT$_3$ 受体来预防术后恶心和呕吐的发生,成为术后认知功能障碍病人的首选治疗药物。由于精神类药物可以增加药物相互作用的风险,故使用时需及时进行监测。

(3) 钙拮抗剂:可透过血脑屏障,显著扩张脑血管,保护神经元,从而改善认知功能。常用的有尼卡地平、尼莫地平等。

4. 物理治疗:研究表明,在移植后物理康复过程中,一个步行 6min 的功能恢复锻炼可以有效地改善患者的术后认知功能。

5. 神经疗法：神经生物治疗（如释放神经营养因子）和神经解剖学治疗（如增加脑容量）在改善认知功能方面具有一定的作用。

第七节 多脏器功能障碍

多器官功能障碍综合征（multiple organ dysfunction syndrome，MODS）是指机体在严重创伤、感染、大手术、大面积烧伤、长时间心肺复苏等突然打击时引起的序贯地或同时发生 2 个或 2 个以上器官的功能障碍或衰竭，即急性损伤患者多个器官功能改变、不能维持内环境稳定的临床综合征。肺常是最先累及的器官，其次为肾、肝、胃肠、心、脑、凝血及代谢功能等。

一、MODS 的概念与流行病学概况

1973 年，Tilney 等最先报道了 18 例腹主动脉瘤破裂患者术后相继出现多个器官和系统衰竭，病死率高达 90%，并首次提出了"序贯性系统衰竭"（sequential system failure）的概念。1977 年，Eiseman 研究了 42 例不同原发疾病、术后发生多器官功能衰竭的患者，发现病死率高达 69%，平均住院时间长达 30.5d。Eiseman 将此不同原发疾病导致的多个器官序贯发生功能衰竭命名为"多器官衰竭"（multiple organ failure，MOF），这一命名在之后十几年间被广泛采用。直到 1991 年，美国胸科医师学会（American college of chest physicians，ACCP）和危重病医学会（society of critical care medicine，SCCM）召开联席会议，将 MOF 更名为 MODS 这一新名词。MODS 在急性脑血管病患者中的发生率为 11% ~ 21%，病死率达 41% ~ 87%。有研究者对 ICU 病人进行分析，发现 49% 的患者至少有一个器官有持续 24h 以上的功能衰竭，15% 的患者有两个以上器官衰竭。单一器官持续衰竭 24h 以上的病死率为 40%；两个器官衰竭的病死率为 60%；若存在 3 个器官衰竭超过 72h 以上的患者，病死率高达 100%。

二、MODS 的危险因素

研究表明，MODS 是多因素诱发的临床综合征。临床上，易于引起 MODS 发生的危险因素，包括严重创伤、持续存在的严重感染病灶、各种类型的休克、高乳酸血症、复苏不充分或延迟复苏、基础器官功能失常、年龄 ≥ 55 岁、酗酒、大量输血、营养不良、肠道缺血、糖尿病、糖皮质激素的使用、恶性肿瘤以及抗酸治疗等。

☆☆☆☆

三、MODS 的病理生理

1. **肺功能障碍**　肺不仅是与大气环境直接相通的器官，也是循环内细菌、微粒和异物的滤器。因此，肺是最容易和最早受到损害的器官之一，而肺功能障碍又可促进 MODS 的发生发展。

急性肺损伤的病理生理主要表现在以下几个方面：①各种刺激引起肺部炎症反应；②炎症反应损伤肺泡毛细血管膜和气道上皮；③肺毛细血管膜通透性增加；④肺水肿及透明膜形成严重影响气体交换；⑤肺损伤和缺氧诱发呼吸困难甚至呼吸衰竭（详见本章第五节）。

2. **肾功能障碍**　MODS 时肾功能障碍的主要原因如下：

（1）肾血流灌注不足，如休克或低血容量时，儿茶酚胺分泌增加，肾素 - 血管紧张素系统活化和血管扩张性前列腺素合成减少，以及内皮素释放增多等因素，均可引起肾血管收缩和肾血流灌注不足。

（2）毒素与活化的炎性细胞和介质直接引起肾组织损伤。

（3）肾血流灌注不足时肾脏代偿性增强 Na^+ 和水的重吸收，从而增加肾脏耗氧量。

（4）治疗中应用了具有肾毒性的药物。

3. **胃肠道功能障碍**　肠道黏膜屏障由机械屏障、化学屏障、免疫屏障与生物屏障四个部分组成。机械屏障最为重要，由完整的肠黏膜上皮细胞以及细胞间的紧密连接等构成。正常情况下，机械屏障能有效阻止细菌及毒素等透过肠黏膜进入血液。化学屏障由胃肠道分泌的胃酸、胆汁、消化酶、溶菌酶、抗菌肽、糖蛋白和糖脂等构成。免疫屏障由肠黏膜淋巴组织（包括肠系膜淋巴结、肝库普弗细胞）和肠道内浆细胞分泌型免疫球蛋白（secretory immunoglobulin A，S-IgA）构成。它们通过细胞免疫和体液免疫发挥作用，防止致病性抗原对机体的伤害。S-IgA 进入肠道能选择性地包裹革兰阴性菌，形成抗原抗体复合物，阻碍细菌与上皮细胞受体相结合，同时刺激肠道黏液分泌并加速黏液层的流动，可有效地阻止细菌对肠黏膜的黏附。生物屏障即对外来菌株有抵抗作用的肠内正常寄生菌群。

研究表明，机体发生创伤、休克、应激或全身炎症反应时，肠道处于低灌注状态，加上禁食等原因，可引起肠道上皮细胞损伤，肠道黏膜屏障功能受损，肠道菌群或毒素移位。肠道屏障功能障碍和菌群移位的主要原因如下：

（1）休克使肠系膜小血管收缩、肠壁缺血缺氧，S-IgA 分泌减少，长时间禁食使肠黏膜萎缩，这些因素导致肠道屏障功能受损，菌群和毒素移位，刺激肝库普弗细胞释放炎性介质，增强应激反应和降低免疫反应，而引起终末器官的损伤。

（2）为了预防应激性溃疡的发生，常用抑酸药物，使小肠蠕动减慢或麻痹，肠液和胆液反流，有利于致病菌在胃内生存繁殖和扩散。

（3）不合理广谱抗生素的使用，使肠内生态环境失衡，肠内原菌群受到抑制，而耐药外源性致病菌在肠内繁殖，并经肠壁向腹腔移位，通过肠系膜淋巴结、肝门静脉系统进入体循环。

（4）单核 - 巨噬细胞系统受抑制，引起调理素和纤维连接蛋白的缺失，或伴有低蛋白血症或毛细血管渗漏综合征，增强了肠壁水肿和蠕动失常。

（5）肠内高渗状态和肠外营养不仅可破坏正常肠内菌群生态环境，还使肠黏膜萎缩和肠内防御机制削弱。

肠道屏障功能障碍和菌群移位使大量的炎症细胞被激活并释放炎症因子，这些炎症因子相互介导、相互激活，形成瀑布效应，参与 MODS 的发生发展，导致或加重其他器官的损伤。

4. 肝功能障碍　在 MODS 的发展过程中，肝脏受损的原因如下：

（1）肝脏缺血缺氧导致能量代谢障碍，钠钾泵正常功能无法维持，使得肝细胞功能受损。

（2）缺血再灌注损伤时，产生大量氧自由基亦可引起肝功能损害。

（3）机体在遭受严重创伤、感染等打击后，由于补体激活、炎性介质释放、毒素吸收，肝脏在发挥解毒功能的同时，也可能受到损害。

（4）肝脏是药物在体内代谢的最主要场所，很多药物在体内发挥防治疾病作用的同时，也可产生药物性肝损害。

肝脏一旦受到损害时，将会牵连到其他器官的功能，出现"肝肺综合征""肝肾综合征"和"肝性脑病"等。代谢方面，当肝功能障碍时，蛋白质代谢障碍，蛋白质分解代谢增加，表现为低蛋白血症、氨基酸含量升高、尿素合成减少、血氨增加。肝细胞的分泌、合成和生物转化功能受损以及糖原的消耗，将导致肝糖原减少、脂肪动员增加、肝内形成甘油三酯增多、胆红素和乳酸水平升高。凝血方面，肝细胞的损害将导致凝血因子的缺乏和血小板减少，从而出现出血倾向。

5. 心功能障碍　有学者认为心功能障碍是 MODS 的终末阶段。但休克早期心肌即可发生较明显的病理或功能的改变。当各种原因导致心脏的收缩力下降时，心脏通过 Frank-Starling 机制代偿，提高心肌收缩力。同时，心功能障碍早期，为了维持循环的稳定，肾素 - 血管紧张素 - 醛固酮系统被激活，心功能处于代偿阶段。随着病情进展，心脏负荷进一步增大、心肌耗氧增加、心肌损伤，心肌收缩和舒张功能障碍，引起心脏失代偿。在脓毒症休克时，休克早期即可出现心肌细胞线粒体肿胀、结构破坏、基质密度消失及钙盐沉着，并发生心室功能异常，表现为舒张末期和收缩末期的容量增加，局部心肌或全心受累；心

☆ ☆ ☆ ☆

室射血分数和每搏功下降，对儿茶酚胺类药物不敏感。在 MODS 的后期，病人往往也出现类似的心脏功能障碍症状，死亡率非常高。

四、MODS 的发病机制

MODS 的发病机制十分复杂。目前认为的发病机制主要有"炎性反应学说""缺血再灌注损伤""肠道动力学说""细胞凋亡学说""二次打击学说"等。

1. 炎性反应学说　细胞因子是由免疫细胞和某些非免疫细胞分泌的多种小分子信号肽，具有调节固有免疫、获得性免疫、细胞生长和损伤组织修复等多种功能。一旦细胞因子产生或释放过多，除了直接对靶细胞发挥作用外，还会通过复杂的细胞因子调节网络强化其他作用来扩大宿主反应，最终引起进行性细胞生理功能障碍。研究表明，细菌或毒素、组织损伤能引起的全身性炎症反应综合征（systemic inflammatory response syndrome，SIRS），同时释放大量促炎因子。全身炎症反应有助于机体对病原体的清除，促进受损组织修复。但过度的炎性反应不仅丧失对机体的保护作用，反而引起机体损伤。另一方面，感染或非感染性刺激引起机体启动抗炎性反应，释放大量抗炎因子，机体可呈代偿性抗炎反应综合征（compensatory anti-inflammatory response syndrome，CARS）。促炎和抗炎反应都是机体免疫系统的重要组成部分。然而，一旦促炎和抗炎反应失衡，引起内环境紊乱，可导致器官损伤，发生 MODS。在此过程中，机体释放的这些炎性因子可能是导致器官功能衰竭的根本原因。MODS 发生发展过程中涉及数十种细胞因子，它们并非独立，而是相互影响。近年来，研究者尝试使用单一炎症因子的方法来治疗 MODS 患者，均未能取得满意效果。

2. 缺血再灌注损伤　感染、创伤、大出血等均可引起有效循环血量不足。当机体发生低灌流和低氧血症时，首先会保证对脑和心脏的氧输送，并选择性减少皮肤、皮下组织和肠道的血流供应。此时，机体组织器官微循环存在障碍，内脏器官最易受到血流再分布引起的缺血缺氧性损害。当组织恢复灌注时，内皮细胞产生并释放大量氧自由基。氧自由基在 MODS 发生发展中发挥重要作用。氧自由基能活化补体，从而使中性粒细胞和单核细胞活化，进一步产生更多氧自由基，后者进一步损伤内皮细胞。内皮细胞与中性粒细胞相互作用，导致组织和器官损伤，最终引起 MODS。

3. 肠道动力学说　研究表明，机体发生创伤、休克、应激或全身炎症反应时，肠道处于低灌注状态，加上禁食等原因，可引起肠道上皮细胞损伤，导致肠道黏膜屏障功能受损，从而导致肠道菌群或毒素移位。此时，大量的炎症细胞被激活，释放大量炎症因子，这些炎症因子相互介导、相互激活，形成瀑布效应，参与 MODS 的发生发展。

五、MODS 的临床表现和诊断

MODS 患者多有创伤、感染、大手术等诱发因素，存在全身炎症反应综合征（SIRS）的临床表现，且存在器官功能不全。因此，有学者提出了 MODS 早期诊断标准：

1. 有诱发因素（严重创伤、感染、休克和手术等）及相应的病史和临床表现。

2. 有持续高代谢和高动力循环等全身炎症反应综合征或脓毒症的表现及相应的临床症状。

3. 存在 2 个或 2 个以上的器官功能障碍。

一般情况下，MODS 病程可分为 4 期，每个时期都有其相应的临床特征（表 30-8）。MODS 患者临床表现差异很大，因而对 MODS 的分期是相对的，即使是在同一发展阶段，各器官功能障碍的程度也存在差异。

表 30-8　MODS 的临床分期和临床表现

项目	1 期	2 期	3 期	4 期
一般情况	正常或轻度烦躁	急性病态，烦躁	一般情况差	濒死
循环系统	需补充容量	容量依赖性高动力学	休克，CO↓，水肿	以来血管活性药物维持血压，水肿，S_vO_2↑
呼吸系统	轻度呼碱	呼吸急促，呼碱，低氧血症	ARDS，严重低氧血症	呼碱，气压伤，低氧血症
肾脏	少尿，利尿药效果差	肌酐清除率下降，轻度氮质血症	氮质血症，有血液透析指征	少尿，透析室血压不稳定
胃肠道	胀气	不能耐受食物禁食	应激性溃疡，肠梗阻	腹泻、缺血性肠炎
肝脏	正常或轻度胆汁淤积	高胆红素血症，PT 延长	临床黄疸	转氨酶↑，重度黄疸
代谢	高血糖，胰岛素需求增加	高分解代谢	代酸，高血糖	骨骼肌萎缩，乳酸酸中毒
中枢神经系统	意识模糊	嗜睡	昏迷	昏迷
血液系统	正常或轻度异常	血小板↓，白细胞↑或↓	凝血功能异常	不能纠正的凝血功能障碍

1995 年，Marshall 等分析了大量临床资料，提出了针对 MODS 诊断评估的评分标准（multiple organ dysfunction score，MODS 评分）（表 30-9）。如评分

☆☆☆☆

为 0 分则功能多为正常，若 ≥ 3 分则认为该器官存在明显的功能障碍。该评分系统不仅有助于了解病情的发展，而且 MODS 分数与病死率呈显著的正相关性，对于临床 MODS 预后判断具有指导作用。

表 30-9　MODS 严重程度评分

系统	参数	评分				
		0	1	2	3	4
呼吸	PaO$_2$/FiO$_2$	> 300	226 ~ 300	151 ~ 225	76 ~ 150	≤ 75
肾	肌酐（μmol/L）	≤ 100	101 ~ 200	201 ~ 350	351 ~ 500	> 500
肝	胆红素（μmol/L）	≤ 20	21 ~ 60	61 ~ 120	121 ~ 240	> 240
心血管	校正压力下的心率(PAR)	≤ 10.0	10.1 ~ 15.0	15.1 ~ 20.0	20.1 ~ 30.0	30.0
血液	血小板计数（10^9/L）	> 120	81 ~ 120	51 ~ 80	21 ~ 50	≤ 20
神经	Glasgow 评分	15	13 ~ 14	10 ~ 12	7 ~ 9	≤ 6

校正压力下的心率：(pressure-adjusted heart rate，PAR) = 心率 × 右房压力（或 CVP/ 平均动脉压）= 心率 ×（右房压力 / 平均动脉压）

1996 年，Vincent 等提出了序贯性脏器衰竭评分（the sequential organ failure assessment，SOFA 评分）（表 30-10）。该评分系统不仅体现了对器官和系统功能衰竭的病理生理过程和程度进行评价，也是对疾病特异性的 MODS 进行评估。此外，常用的 MODS 评分方法还有 Logistic 脏器功能不全评分（the logistic organ dysfunction score，LODS 评分）（表 30-11）。

表 30-10　序贯性脏器衰竭评分

系统	参数	评分				
		0	1	2	3	4
呼吸	PaO$_2$/FiO$_2$	> 400	301 ~ 400	201 ~ 300	101 ~ 200	≤ 100
肾	血浆肌酐（μmol/L）	< 110	110 ~ 170	171 ~ 299	300 ~ 440	> 440
肝	血浆胆红素（μmol/L）	< 20	20 ~ 32	33 ~ 101	102 ~ 204	> 204
心血管	平均动脉压（MAP，mmHg）或心血管活性药物	≥ 70	< 70，未用心血管活血药	多巴胺 ≤ 5 或多巴酚丁胺（任何剂量）	多巴胺 > 5 或肾上腺素 ≤ 0.1 或去甲肾上腺素 ≤ 0.1	多巴胺 > 15 或肾上腺素 > 0.1 或去甲肾上腺素 > 0.1
血液	血小板计数（10^9/L）	≥ 150	100 ~ 149	50 ~ 99	20 ~ 49	< 20
神经	Glasgow 评分	15	13 ~ 14	10 ~ 12	6 ~ 9	3 ~ 5

心血管活性药物至少持续 1h，剂量单位为 μg/（kg•min）

表 30-11　Logistic 脏器功能不全评分

系统	参数	评分			
		0	1	3	5
呼吸	PaO₂/FiO₂	无机控呼吸或辅助通气	≥ 150	< 150	
肾	尿素氮（mmol/L）	< 6	6 ～ 9.9	10 ～ 19.9	≥ 20
	血浆肌酐（μmol/L）	< 106	106 ～ 140	≥ 14	
	尿量（L）	0.75 ～ 9.99	≥ 150	05 ～ 0.74 或 ≥ 10	< 0.5
肝	血浆胆红素（μmol/L）	< 34.2	≥ 34.2		
	PT 超过标准值（s 或 %）	≤ 3（或 ≥ 25%）	> 3（或 < 25%）		
心血管	心率（次 / 分）	30 ～ 139	≥ 140		< 30
	收缩压（mmHg）	90 ～ 239	70 ～ 89 或 240 ～ 269	40 ～ 69 或 ≥ 270	< 40
血液	白细胞计数（10⁹/L）	2.5 ～ 49.9	1.0 ～ 2.4 或 ≥ 50	< 1.0	
	血小板计数（10⁹/L）	≥ 50	< 50		
神经	Glasgow 评分	14 ～ 15	9 ～ 13	6 ～ 8	3 ～ 5

六、MODS 的治疗

MODS 的治疗主要包括原发病的治疗和器官功能支持治疗两方面。

1. 控制原发疾病　原发病的治疗是 MODS 治疗的关键。消除引起 MODS 的病因和诱因，及时、彻底地治疗原发病能有效防止病程进展。感染与 MODS 之间关系密切，是 MODS 的主要诱因之一。对于重症感染患者，必须积极有效地清除或引流感染灶，并根据细菌培养结果和药敏试验合理使用抗生素。

2. 器官功能支持

（1）改善和维持组织充分氧合

增加全身氧供：

①增加心排血量，适当增加心脏前负荷、降低后负荷以及使用正性肌力药物，维持足够血容量。

②通过氧疗支持，必要时给以呼吸机的支持，使动脉氧分压维持在 80mmHg 以上，但对于 ARDS 患者来说，往往需要增加 PEEP 水平或提高吸入氧浓度才能维持动脉氧分压在 80mmHg 以上。由于 PEEP 会影响静脉回心血量，

使心排血量减少，应监测血流动力学。对于这类患者，维持动脉氧分压的目标是达到 55 ～ 60mmHg 水平以上。

③增加血液携氧能力，维持适当的血红蛋白浓度。一般将血红蛋白保持在 110 ～ 130g/L，血细胞比容维持在 30% 左右。

降低组织氧耗：疼痛是导致机体氧耗增加的常见原因。因此，合理的镇静与镇痛，可有效减轻机体应激从而降低组织的氧耗。此外，MODS 患者可能因发热导致氧耗增加，体温每增加 1℃，机体耗氧增加 7%。因此，应注意控制发热患者的体温。

（2）循环支持

①维持有效循环血量：密切监测患者血压、心率、中心静脉压和尿量，有条件时可监测心排血量和肺毛细血管楔压，必要时补液、输血，维持足够的血容量和心排血量。

②控制血压和心率：血容量纠正后，循环尚不稳定，在血压极低的情况下，可使用血管活性药物，如多巴胺和去甲肾上腺素。目前认为，去甲肾上腺素在感染性休克患者中更安全。

③其他方法：如主动脉内球囊反搏（intra-aortic balloon counter pulsation，IABP）和体外膜肺氧合（extracorporeal membrane oxygenation，ECMO）。IABP 可以改善心源性休克患者外周循环和血流动力学，增加心排血量。

（3）呼吸支持：呼吸机的使用宜早，通气方式可采用间歇正压通气或辅助／控制通气或联合呼气末正压通气等。传统 ARDS 通气策略是采用较大潮气量（10 ～ 15ml/kg）促进萎陷的肺泡复张，维持正常的动脉血气。近年的研究显示，传统的通气策略易导致气压伤、容积伤，引起呼吸机相关性肺损伤（VALI）。为了防止这种医源性肺损伤，产生了"肺保护性通气策略"的概念：包括小潮气量使平台压 < 30mmHg，设置合理的 PEEP，以及允许性高碳酸血症等。

（4）营养支持：MODS 患者往往处于高代谢和负氮平衡状态，应给予充分的营养支持。营养支持的途径包括肠外营养和肠内营养。早期肠内营养可以维持肠黏膜屏障功能，减少肠道菌群移位，防止肠黏膜萎缩。因此，在 ICU 的危重病患者，只要能耐受肠内营养，应尽早开始肠内营养。

3. 血液净化治疗　血液净化（blood purification）技术是指利用一定的仪器和设备，连续或间断清除体内过多水分、溶质方法的总称。血液净化方法包括肾脏替代治疗、血液灌流、免疫吸附、内毒素吸附和血浆置换等。血液净化治疗对于脓毒症及 MODS 等治疗的机制可能与清除炎症因子、重建机体免疫内稳态、调整稳定血流动力学和改善氧代谢等有关。

七、MODS 的预防

尽管人们对 MODS 的认识不断进步，但是现有的治疗措施对于 MODS 预后的改善仍然有限。患者一旦发生 MODS，其病死率仍然较高，且一旦出现器官功能损伤虽经治疗仍可遗留某些器官功能障碍。故 MODS 重在预防、早发现和早治疗。常用的预防措施如下：

1. 对创伤或术后感染，应进行彻底清创和引流。

2. 对于休克病人要及时复苏，保证组织灌注；对于脓毒症休克病人应早期开展液体复苏治疗，纠正休克，改善组织和器官灌注。

3. 早期肠内营养支持，维持肠黏膜屏障功能，减少肠道菌群移位，防止肠黏膜萎缩。

第八节　其　　他

一、血管吻合口并发症

血管吻合口并发症包括血管吻合口狭窄和栓塞。血管吻合口狭窄或扭曲时，患者可表现为呼吸肺动脉高压、肺水肿、呼吸困难等症状，治疗主要包括内科保守治疗、介入治疗和再次手术。血管吻合口栓塞时，患者可表现为咳泡沫状血痰、胸痛、胸闷、呼吸困难等症状。诊断与治疗可见本章第四节。

二、支气管吻合口并发症

支气管吻合口并发症主要包括气道吻合口坏死和裂开、狭窄、肉芽组织增生、支气管软化、支气管瘘等。肺移植手术过程中支气管动脉是完全切断并且术中不加修复，而支气管动脉是支气管的营养性血管，因此吻合口缺血，容易产生气道并发症。在早期多表现为气管裂开，晚期则为气管狭窄。气道裂开多发生在主气道，临床症状为漏气，需要立刻开胸修补，但预后差；若为吻合口裂开，则需根据部位不同放置胸腔或纵隔引流管。术后气道裂开常有生命危险。气道狭窄多见于支气管，临床表现为慢性咳嗽、咳黄痰、血痰、呼吸困难、肺功能下降，影像学显示远端肺萎陷、肺不张等。治疗主要是支气管再扩张，如球囊导管扩张、激光灼烧、硬气管镜金属探条扩张，必要时放支架或肺再移植。

☆☆☆☆

三、移植后淋巴组织异常增生症（post-transplant lymphopro-liferative disease，PTLD）

肺移植术后由于强效免疫抑制剂的应用以及合并 EB 感染，常导致移植后淋巴组织异常增生症。移植后淋巴组织异常增生症特指一系列异常的 B 细胞增殖反应。

有报道较之其他的移植物，肺移植以及心肺联合移植中 PTLD 的发生率更高，为 3.8% ~ 7%，而且大部分发生于移植肺本身，占到了肺移植受者 PTLD 的 60% 以上；而在移植肾、移植肝分别仅占 17% 和 8.6%；在心脏移植受者中移植心脏发生的 PTLD 罕见。导致肺移植受者中 PTLD 发生率较高的原因推测可能包括：①移植肺内正常存在的大量呼吸道相关淋巴组织中含有大量的 B 细胞，而 B 细胞是 EB 病毒天然的寄居部位；②肺移植后较之其他器官移植物更为强劲的免疫抑制治疗，抑制了 T 细胞群的增生与分化，使 B 细胞更易出现异常增生。

在肺移植受者中如果移植肺的放射、CT 等影像学检查可见明显的结节状病变灶，应高度怀疑 PTLD 可能。此外，应注意鉴别形成类似结节状病变的疾病包括曲霉菌性肺炎或单纯疱疹性肺炎中的结节样肉芽肿等。移植肺 PTLD 影像学以及肉眼检查上多呈大小不一的多结节性肿块，可以经纤维支气管镜活检、经皮细针抽吸活检以及开放式活检取材予以诊断。

四、肿瘤

移植术后肿瘤已经成为器官移植患者重要的死因之一。常见的肿瘤包括皮肤癌、淋巴瘤、泌尿系统肿瘤、Kaposi 肉瘤、消化系统肿瘤等。

在国外，皮肤癌是器官移植患者最常见的肿瘤。移植术后皮肤癌主要包括鳞状细胞癌和基底细胞癌，两者占皮肤癌的 90% 以上。皮肤癌的发生主要与紫外线照射、人乳头状病毒（HPV）感染、长期免疫抑制剂的使用有关。移植后皮肤癌常比普通人群生长快、易复发和转移。治疗浅表肿瘤可采取冷冻、电烙或者刮除，病变较深的应外科切除。术后应减少免疫抑制剂的用量，必要时可予以化疗。为减少皮肤癌的发生，移植后患者应注意避免过度日照，局部使用维生素 A，可能的情况下减少免疫抑制剂的用量。淋巴瘤也是移植后常见的肿瘤，主要与 EB 病毒或人疱疹病毒 8、53 有关。治疗主要是减少免疫抑制剂的用量以及外科手术，放疗、化疗等。

五、肺移植后肾功能不全

肺移植后肾功能不全可能由于围术期低血压、低血容量、肾毒性药物使用或多种因素联合作用所致。应及早去除病因，必要时先行透析治疗，若发展到不可逆的肾功能损害时，则应及早行肾脏移植。

六、特发性肺炎综合征

是移植后出现的弥漫性肺损伤，但同时无感染证据，可以发生在移植后 2 ~ 6 个月，一般在 42 ~ 49d，发生率 12%。临床表现为发热、干咳、呼吸困难、低氧血症，影像学示双肺弥漫性浸润影。组织学表现为弥漫性肺泡损伤，间质单核细胞浸润。病因尚不明确，推测可能与免疫功能相关。病死率高达 71%，其中 32% 死于呼吸衰竭，其余的则与特发性肺炎综合征好转后复发或者合并其他感染性疾病有关。目前尚无特殊治疗措施，已证明激素无效，但是环孢菌素和静脉丙种球蛋白或预防移植物抗宿主反应发生似乎可以降低疾病严重性。

七、原病复发

多数肺移植是为了治疗肺气肿、各种原因所致肺纤维化以及肺动脉高压等疾病，但也有部分肺移植是为了治疗全身系统性疾病所致的肺功能衰竭，如肺囊性纤维化、肺结节病、淋巴血管平滑肌肉瘤。结节病多见于欧美人群，其病因和发病机制仍不明。其病变特征为全身性肉芽肿病，组织学上以形成类似结核结节而不发生中央干酪样坏死的圆形结节病灶为特征。结节病患者多数形成肺结节病，肺组织内有播散性的结节病灶，直径数毫米至数厘米病变自肺门两侧对称性播散，镜下结节病变位于肺泡间隔、血管周围以及支气管周围，在排除了病原体感染所致结节病变的前提下，通过经支气管肺活检可予以诊断。关于肺移植后淋巴血管平滑肌肉瘤的复发，Nine 等报道 1 例肺移植后淋巴血管平滑肌肉瘤复发死亡的病例，尸检中经 Y 染色体原位杂交可见增生的异型性平滑肌是来源于供者，提示机体的内环境等因素在发病上的重要作用。

（方向明）

第九篇

附 录

第 31 章
肺移植麻醉相关路径与流程

第一节 肺移植的适应证和禁忌证

一、肺移植的适应证

各种原因导致的终末期肺疾病，主要包括：

1. 慢性阻塞性肺部疾病。
2. 特发性肺纤维化。
3. 原发性或继发性肺动脉高压。
4. 支气管扩张。
5. 非特异性间质性肺炎。
6. 硅沉着病（矽肺）、石棉肺。
7. 结节病。
8. 淋巴管平滑肌瘤病。
9. 艾森门格综合征。
10. α_1 抗胰蛋白酶缺乏症。
11. 先天性支气管肺 - 血管发育不全。
12. 闭塞性细支气管炎。
13. 成人呼吸窘迫综合征（ARDS）。
14. 移植肺功能衰竭。
15. 其他终末期肺病。

二、肺移植的禁忌证

1. 绝对禁忌证

(1) 无法治愈的其他脏器功能严重损害，如肝肾衰竭、严重冠心病或左室功能不全。

（2）恶病质。

（3）酗酒、吸毒及精神病等。

（4）尚未治愈的肺外恶性肿瘤。

（5）无法纠正的严重胸廓或脊柱畸形。

（6）尚未治愈的严重肺外感染。

2. 相对禁忌证

（1）重度营养不良或过度肥胖。

（2）依从性差。

（3）嗜烟未戒。

（4）药物依赖。

（5）缺乏稳固可靠的社会支持系统。

第二节　肺移植候选者的术前检查和准备

一、病史采集

1. 现病史和既往史　除按常规详细采集病史外，还应该着重了解下列病史：

（1）肺原发疾病的种类、病程和进展情况，尤其对内科治疗的反应及进展速度。

（2）目前的肺功能情况、运动耐量以及对氧气的依赖程度。

（3）既往接受过激素的治疗情况。

（4）胸部外伤手术史。

（5）既往器官移植史。

（6）病人对饮食和药物治疗的依从性，是否吸烟、饮酒及程度，有无药物依赖和吸毒历史。

2. 家族史

（1）有无家族其他成员患有肺疾病。

（2）有无明显的糖尿病、心血管疾病、消化道溃疡、遗传性疾病、家族性精神病史以及肿瘤的家族史。

二、体格检查

除按常规进行全面的体格检查外，还应测定受者身高、体重和胸廓大小，

☆☆☆☆

计算胸腔大小，以尽可能使供着、受者大小相匹配。

1. 实验室检查

（1）一般检查

①血、尿、粪常规。

②肝、肾功能及电解质。

③凝血功能。

④血脂、空腹血糖。

⑤动脉血气分析。

（2）感染性疾病筛查

①乙型肝炎病毒检测。

②丙型肝炎病毒检测。

③ HIV- 抗体检测。

④梅毒抗体检测。

2. 免疫学检查

（1）必查项目：血型检查（ABO 及 Rh）。

（2）选择性检查：群体反应性抗体、淋巴细胞毒试验、HLA。

①有结核病史或疑似结核病者

a. 结核菌素纯蛋白衍生物（PPD）皮试。

b. 结核杆菌染色。

c. 结核杆菌培养。

②巨细胞病毒（CMV）检测。

3. 辅助检查

（1）常规检查

①心电图。

②腹部超声检查。

③胸部 X 线。

④肺功能。

⑤超声心动图。

（2）选择性检查

①心电图异常或有心脏病病史、体征的候选者可选用下列检查：动态心电监测；运动心电图；核素心脏显像；冠状动脉造影；心导管检查。

②肺通气灌注扫描。

③纤维支气管镜检查、痰液培养、病毒学检查以及药物敏感试验。

④全身大血管影像学检查：如双侧上 / 下肢动 / 静脉、双侧颈动 / 静脉、椎

动脉彩超检查等。

4. 有消化系统病史及症状者可选用下列检查

（1）纤维胃镜；

（2）胃肠钡剂检查。

三、术前访视和术前评估

1. 既往慢性病的控制

（1）ASA 分级；

（2）肺功能评估；

（3）心功能评估；

（4）糖尿病患者的血糖控制；

（5）高血压患者的血压控制。

2. 可能存在困难插管的情况

（1）Mallampati 分级：Ⅲ～Ⅳ级；

（2）甲颏距离：小于 3 横指（6cm）；

（3）头颈活动度：后仰不足 80°；

（4）张口度：小于 2 横指。

3. 识别应暂缓手术的情况　存在以下情况时应考虑暂缓手术，待病情好转或控制后再考虑行肺移植术：

（1）严重营养不良。

（2）严重骨质疏松。

（3）存在高毒力或高度耐药的细菌、真菌定植或感染，或特定的分枝杆菌菌株定植或感染。

（4）HBV 或 HCV 感染（排除肝硬化和门静脉高压且无明显临床症状、影像学和生化检查无异常者可行肺移植）。

（5）HIV 感染。

（6）未控制的洋葱伯克霍尔德菌、唐菖蒲伯克霍尔德菌和多重耐药的分枝杆菌感染。

（7）未经术前处理的动脉粥样硬化病。

（8）存在其他控制不佳的慢性病，如糖尿病、高血压、胃食管反流等。

4. 术前注意事项

（1）麻醉评估过程因肺移植手术的类型（单肺、双肺或心肺联合移植）而不同，受者基础疾病和具体移植术式对于麻醉评估有着重要意义。

（2）既往胸部手术史或伴发 Eisenmenger 综合征可能使手术时间延长，并可能因大量输入血液制品而导致血流动力学不稳定，增加肾脏并发症。

（3）有极少数病人因终末期肺疾病在移植前已经接受机械通气治疗，既往插管和机械通气史提示预后不良，而处于这种情况下的囊性纤维化病人容易发生活动性感染，并极易导致败血症，因此危险度更高。

（4）终末期肺疾病患者多数是长期处于吸氧卧床，费力呼吸耗能较大，多呈现全身消瘦，肌力较差，长期存在的低氧血症对胃肠消化系统影响明显，消化吸收功能低下造成全身营养状况不良，围术期的每一阶段必须随时做好呼吸支持治疗的准备。

（5）慢性缺氧患者如Ⅱ型呼衰患者，若高流量高浓度给氧，则缺氧反射性刺激呼吸的作用消失，导致二氧化碳滞留更严重，可发生二氧化碳麻醉，甚至呼吸停止。此类患者对镇静药物敏感，应当慎用，否则易造成呼吸抑制。

（6）长期感染病人呼吸道分泌物较多，呼吸频率快、缺氧的患者多伴有心率偏高现象，因此选择麻醉前使用抗胆碱药物时需注意权衡利弊。

四、肺移植麻醉前准备

1. **药物准备** 目前推荐肺移植不使用术前用药，药物准备主要包括：静脉麻醉药（依托咪酯、丙泊酚）、骨骼肌松弛药（维库溴铵、顺式阿曲库铵）、阿片类药物（芬太尼、舒芬太尼、瑞芬太尼）、镇静安定药物（咪达唑仑、右美托咪定）、局部麻醉药（利多卡因）、胆碱能受体药物（阿托品）、血管收缩药物（麻黄碱、多巴胺、肾上腺素、间羟胺、去甲肾上腺素、异丙肾上腺素等）、血管扩张剂（前列地尔、硝酸甘油、乌拉地尔、NO 等）、正性肌力药（多巴酚丁胺、米力农、西地兰等）、抗心律失常药（胺碘酮、艾司洛尔）、抗凝剂（需要体外循环时准备）、组织脏器保护剂（地塞米松、奥美拉唑等）和免疫抑制剂（甲泼尼龙、利妥昔单抗等）。

2. **物品准备**
（1）检查麻醉机工作是否正常；
（2）检查监护仪工作是否正常；
（3）吸入麻醉药是否需要添加；
（4）钠石灰是否需要更换；
（5）其他物品：如吸引器、微量泵、听诊器等；
（6）麻醉诱导工具：可视喉镜、双腔气管导管（中国女性常用 35F、中国男性常用 37F，可根据患者身高和体型调节）、纤维支气管镜、口咽通气管、牙垫、胶布、面罩。

3. **术前麻醉穿刺与监护准备** 肺移植患者须在术前完成麻醉监护，麻醉期间通过心肺功能的全面监测，可及时、准确地了解患者机体各重要脏器功能的变化，以便精确地指导治疗。术前应完成的麻醉监测包括：脉搏氧饱和度（SpO_2）、心电图、有创动脉压、中心静脉压（CVP）和肺动脉压（PAP）、混合静脉血氧饱和度（SvO_2）、血气分析、体温监测等。

（1）肺动脉导管（pulmonary artery catheter，PAC）

①目前用于肺动脉漂浮置管的仍是 Swan-Ganz 导管，穿刺部位常采用颈内静脉或锁骨下静脉。从患者安全性角度考虑，应在麻醉诱导前局麻下完成 PAC 置入，但通常因为患者病情危重无法耐受全部过程而选择麻醉诱导后进行 PAC 置入。

②除了持续测量 PAP 外，还可作为调整血管舒张或收缩药物的有效指标。同时，通过结合心排血量、每搏量、心指数、中心静脉压可及时了解患者的心功能状态和肺血管阻力（PVR）的变化，从而决定用药及是否需要体外膜肺氧合（extracorporeal membrane oxygenation，ECMO）的辅助支持。

③在肺动脉开放后，PAP 应立即下降。PAC 技术监测中如果发现肺动脉压没有回落甚至较肺移植术前更高，提示存在异常情况，如缺血再灌注损伤、肺水肿、肺不张，以及肺部感染等，或者因手术因素造成右室流出道或肺动脉等部位解剖异常，常伴随并发症率增高甚至严重后果。

（2）脉搏指示连续心排血量（pulse indicator continous cardiac output，PICCO）

① PICCO 置管部位采用颈内或锁骨静脉穿刺、向中心静脉置管，接受热稀释温度探头的导管置管于股动脉。

② PICCO 连续监测心排血量（PCCO），同时可计算出胸内血容（ITBV）及指数（ITBI）、血管外肺水（EVLW）及指数（ELWI）、外周血管阻力（SVR）、每搏输出量变异（SVV），以及肺血管通透性指数（PVPI）。

③持续动态监测 ITBI 可准确地指导液体管理，维持最佳前负荷，防止由于有效循环血量不足导致的低灌注。

（3）SVV 在肺移植中能很好地反映血流动力学中容量的变化，提供更好的组织灌注和肺功能保护。

（4）Vigileo-FloTrac 监测系统：又称为动脉波形分析心排血量监测，是通过连续监测动脉压力波形信息计算得到心排血量和其他血流动力学指标结果。其优点在于微创、操作简便、无须人工校准、安全、动态；局限性主要表现在其监测数据不能提供右房压、PAP 和肺动脉楔压（PAWP）等参数，在评价患者右心功能上有限制性。

（5）经食管超声监测技术（transesophageal echocardiography，TEE）

① TEE 可用于肺移植手术的各阶段（移植前，术中，移植后）。

☆☆☆☆

② TEE 可用于心功能及结构的实时可视化监测、右室衰竭的早期鉴别、药物干预的即时评估、显著空气栓子的排除、肺血管吻合的评价。

③ TEE 可以帮助在右心房置入静脉导管时有最合适的定位，而且可以帮助诊断低流量问题。

④在伴有肺高压的患者，TEE 可通过持续监测右室功能而使前负荷和收缩力达到最优化。

⑤在严重肺高血压和右心功能不全病人，肺移植术后心脏功能和形态可迅速恢复正常，如果 TEE 提示的心脏状况与预期结果存在较大差异，可以实时提醒麻醉和手术医师检查存在的原因。

第三节 肺移植麻醉管理

一、麻醉诱导

1. 患者入室，给予心理安抚的同时进行患者身份核实。

2. 完成术前监护再次进行病情评估。

3. 需要进行术后硬膜外镇痛治疗的患者于 $T_{6\sim7}$ 硬膜外穿刺置管，置管后确定平面备用。建议术中可能需要体外循环支持的患者谨慎选择硬膜外镇痛方案。

4. 诱导前预先给予晶体负荷（200～300ml）预防麻醉诱导后低血压的发生。

5. 给予患者面罩吸氧，测定观察自主平静通气、用力呼吸状态下的潮气量值、气道压。

6. 在有创监测下采用小剂量、分次用药进行静脉麻醉诱导，药物选择优先考虑咪唑安定、依托咪酯与芬太尼，诱导完毕后依据麻醉方案连接静脉麻醉泵。诱导用药的同时，应用麻醉面罩辅助控制呼吸，感受呼吸囊阻力、正颌松弛与胸廓起伏程度等，肌松满意后常规操作经口气管内插管，连接麻醉呼吸机，插管前可于声门和气道喷射少量利多卡因减轻血流动力学反应。

7. 双腔支气管插管后，需纤维支气管镜进行确认和定位。患者体位改变后，应重新确认双腔支气管导管的位置。确诊位置后固定气管导管，尽早行单肺通气，使机体逐渐适应单肺通气带来的改变，同时在肺移植前有足够的时间来判断单肺通气对呼吸和循环带来的影响。对于不能耐受单肺通气的患者应及时予以 ECMO 辅助转流以完成手术。

8. 麻醉诱导的最终目标是维持体循环外周阻力，保持心脏的窦性节律和最优前负荷以及避免低氧血症、高碳酸血症和疼痛应激导致 PAP 的升高。

9.麻醉诱导及特殊麻醉操作完成，观测各项生命体征平稳，达到手术开始所需麻醉深度：眼球固定、瞳孔缩小、眼分泌物少、肌松满意，血压较术前稍低或正常，心率正常或低于术前水平，手术刺激无反应等，或应用脑电频谱麻醉深度监测（BIS）达到 50 ~ 60，即可开始手术。

二、麻醉期间的循环管理

1.手术开始，麻醉深度要求较高，宜稍加大麻醉深度，并通过泵注正性肌力药和肺血管扩张药维持体循环压力，以静吸复合麻醉为主要全身麻醉维持方法，原则上给予相对恒定的速率维持静脉麻醉用药，通过调控吸入麻醉药浓度维持适宜的麻醉深度。

2.手术探查和手术操作可能引发心律失常，开胸后可于心脏表面喷射少量利多卡因可减轻肺移植手术操作带来的应激反应。

3.动态观察监护仪、麻醉机的各项监测数据变化，至少每 30 分钟观察一次尿量和引流出血量，适时与器械护士、手术医师核实手术出血量，机械通气后间隔 30min ~ 1h 检测一次动脉血气分析，结合麻醉管理方案，尽力预防性处理相关并发症及输血输液。

4.病肺切除和移植肺期间，手术侧肺动脉是需要夹闭的。在阻断一侧肺动脉后肺动脉压会急剧升高而导致右心衰和血流动力学严重紊乱，严重时会导致心跳骤停。因此，在切除病肺之前需试阻断肺动脉，以观察患者心功能和血流动力学变化，必要时给予循环支持。

5.移植肺开放时，在满足患者氧合的基础上应尽量减小移植肺的缺血再灌注损伤。移植肺开放后会因血容量暂时性相对减少而出现血压下降，因此，移植肺开放之前提前应用或增加血管活性药物的剂量可以避免血流动力学的剧烈波动。手术医师应在人为控制下逐步、缓慢地开放肺动脉，灌注移植肺，尽量减少对移植肺的损伤。

6.移植肺恢复血流后，通常血流动力学状况立即改善，CVP、PAP、PVR 下降，血压、每搏量、心排血量、射血分数等增加，TEE 可见右心室缩小，左心室充盈增加，出现血流动力学改善后可酌情减少正性肌力药和血管活性药物的用量。

三、麻醉期间的呼吸管理

1.麻醉期间呼吸管理的重点是尽可能地满足患者的氧合，在维持血流动力

☆☆☆☆

学稳定的前提下,可耐受高碳酸血症。

2.肺移植手术中肺隔离技术可根据手术方式选择,单肺移植患者推荐使用双腔支气管插管即可,而双肺移植,尤其是非 CPB 下序贯式双肺移植,插管方式的选择尤为重要,往往会因为通气不全或气道阻塞而导致麻醉意外的发生。双腔支气管通常选择左侧双腔支气管导管,因为右侧双腔管有可能阻塞右上肺叶的开口,在进行左侧支气管吻合时,偶尔需要将插管退回来一些,但在大多数情况下左侧双腔气管内插管没有任何问题。根据患者身高、气管长度和手术方式,可对身材矮小、上叶支气管开口距离隆突长度较短及分泌物较少的患者采用 Univent 导管或支气管阻塞器。

3.麻醉期间需避免过度膨肺,尤其是 COPD 患者,当出现张力性气胸,可采用胸腔高位闭式引流,并采用小潮气量(6 ~ 8ml/kg)和快速通气(15 ~ 20次 / 分)。

4.移植肺开放时,移植肺因缺血再灌注损伤产生低压肺水肿,推荐采用低氧浓度、低潮气量、高 PEEP 的机械通气,以及限制性补液和利尿剂治疗减轻肺泡渗出。

5.移植肺恢复血流后可立即发挥呼吸功能,出现 SpO_2 升高和 $P_{ET}CO_2$ 下降,如出现肺缺血再灌注损伤可出现呼吸道内的水样液体,需要经常吸引避免堵塞气道,并应用减缓呼吸频率、增加潮气量、增加呼气时间、增加呼气末正压(positive end expiratory pressure,PEEP)等保护性通气措施,并逐渐降低吸入氧浓度。

四、麻醉期间的容量管理

1.目标导向液体治疗,即以血流动力学指标为补液目标,根据围术期持续变化的液体需求进行个性化补液。

2.以 SVV 为目标导向的容量治疗在提供良好的组织灌注的基础上,能尽可能避免肺水肿的发生。

3.在肺动脉阻断阶段,SVV 监测下的适当补液与心脏正性肌力药、肺血管扩张药的联合运用,能够有效减轻增高的肺动脉压力对心功能的抑制。

4.在肺动脉开放前后,在维持处于正常范围内的情况下,预防性的给予补液以达到适度逾量输注,同时及时给予适量血管活性药物能够维持更平稳的血流动力学,提供更好的心功能,更明显的肺动脉压力的改善,又避免了开放后突然增加的体循环和肺循环负担而导致肺水肿。

五、血液保护技术

肺移植手术作为一种创伤大、时间长的移植手术，其输血输液不可避免，现代医学提倡手术中尽一切可能减少血液丢失和减少同源异体血的输注，其目的不仅仅是为了珍惜血液资源，更重要的是为了保障手术病人的生命安全。

1. 止血药物的应用　临床上应用的止血药物包括抗纤维蛋白溶解药物（如抑肽酶、赖氨酸类似物氨基己酸和氨甲环酸），重组活化Ⅶ因子（rF Ⅶ a），以及促红细胞生成素（erythropoietin，EPO）等。

2. 血液稀释技术　血液稀释指在手术前为患者采血并暂将血液储存起来，用晶体液或胶体液补充循环血容量，手术过程中利用稀释血液维持循环，然后有计划地将采集的血液回输，使术后 Hb 和 Hct 达到不同程度的恢复。目前较为常用的方法是急性等容血液稀释（acute normovolemic hemodilution，ANH）。肺移植手术中使用 ANH 应十分谨慎，对于不能使用血液回收的严重肺部感染患者及疑有菌血症的患者可以使用 ANH 是其一大优势，但输入大量液体可致血液稀释，血浆渗透压下降，增加肺水肿的发生的风险。此外肺移植病人肺功能严重不全，肺氧合存在困难并伴有不同程度的肺心病，在运用 ANH 前应严格评估适应证和病人的耐受情况。在使用 ECMO 的情况下，机体氧合得到改善，心脏前负荷减轻，ANH 的运用条件可以适当放宽。

3. 术中自体血回收（intraoperative blood salvage，IBS）　指使用吸引器等装置回收手术野的血液，经滤过、洗涤和浓缩等步骤后再回输给患者，在临床上已广泛应用于预期失血量较多的手术。如出血过快来不及洗涤，也可立即回输未洗涤血液，以备应急需要。

应用 ICS 的适应证为：预期出血量 > 1000ml 或 > 20% 估计血容量；患者低 Hb 或有出血高风险；患者体内存在多种抗体或为稀有血型；患者拒绝接受同种异体输血等。

4. 血液加温技术

（1）最简单的方法是将血袋置于 37℃ 水浴（不要将连接于血袋上的输血管浸入水中，以免污染），并且轻轻摇动使血液受热均匀，复温 10min 取出备用。

（2）采用逆电流热交换法、干热法、温度调节水浴法、线上微波法等原理的加温输血器对输注的血液进行加温。

加温的血液控制在 32℃，不得超过 35℃，以免造成红细胞损伤或破坏而引起急性溶血反应，加温过的血液要尽快输用，因故未能输注不得再入冰箱保存。加温时间过长，易使库血中的成分破坏，时间过短，不能达到理想的复温效果。不可将多袋血同时加温，因为大量输血常在抢救时实施，假如患者因故不能输血，

☆☆☆☆

而加温过的血液不得再入冰箱保存，这样会造成不必要的浪费。加温后的血液尽快输注，以防细菌性输血反应。

5. 成分输血　就是将采出的全血，通过科学的方法分离成体积小、纯度高、临床疗效好、不良反应少的单一血液成分，然后根据不同病人的需要，依据缺什么补什么的原则，输给相应的制品，种类有红细胞、血浆、白细胞及血小板。

六、围术期保温技术

1. 手术前环境预热。患者入室前 30 min 保持恒定温度在 23 ~ 24℃，并根据体温来动态调整手术室温度。

2. 加强体表保温。充气式保温毯是目前公认最有效的体表保温措施。循环水变温毯主要用于体外循环。

3. 输液输血加温技术。术中输注与环境等温的液体和库血越多，对患者机体造成"冷稀释"的作用，体温下降就会越快。目前临床上常使用输液加温仪、恒温加热器等加温设备。由于加温液体经过延长管连接静脉，造成热量损失，故加热温度需略高于 37℃，宜加温至 39 ~ 40℃。

4. 人工鼻技术。用于调整并维持呼人气体温湿度的适宜性。热湿交换器的使用对患者呼出的气体进行加温加湿，对术中的低体温有一定的预防作用。

5. 药物防治。右美托咪定、曲马多等药物可以有效预防和治疗术中寒战。

七、体外膜肺氧合的应用选择

ECMO 的转流方法主要包括 V-A 转流、V-V 转流和 V-A-V 转流。ECMO 插管前可给予肝素 100U/kg，循环平稳后再根据 ACT 应用肝素，维持 ACT 在 180 ~ 200s，早期 ACT 每小时测 1 次，稳定后可 3 ~ 6h 测 1 次。

1. V-A 转流可用于动脉血氧合不佳和或右心功能不全，可伴或不伴肺动脉高压。插管方式多数采用股静脉和股动脉插管，如股静脉条件不好或术中紧急情况也可选用右房插管，除了股动脉之外还可选用腋动脉和升主动脉插管。

2. V-V 转流主要用于低氧血症，不能减轻心脏做功，对心脏支持作用轻微，所以主要用于心功能没有受损单纯呼吸功能不全的病人。

3. V-A-V 转流方式是在 V-A 方式基础上不能解决上半身氧合的情况下在动脉端分流部分氧合血注入上腔静脉，解决上半身体循环缺氧状态。

第四节　术后麻醉管理

一、麻醉恢复

1. 免疫抑制治疗：肺动脉开放后即可开始免疫抑制治疗。各大移植中心均有各自的经验和方案，暂无统一方案。

2. 术后镇痛泵的连接：依据术后镇痛技术规范，于术毕前 30min 按计划配置 PCA 泵，在停止全身麻醉用药并给予苏醒期镇痛基础用药后连接 PCA，对于配合差的病例可维持镇静药物泵注或在 PCA 中加入镇静药物以保证术后人机配合度。

3. 继续泵注正性肌力药物及血管活性药物维持循环功能，连续动态监测 BIS、血压、肺动脉压力、中心静脉压等重要指标变化，按需要进行动脉血气检查，通过调节泵注药物维持循环稳定。

4. 对于肺移植术后是否使用麻醉拮抗药物暂无定论，但使用拮抗药物需以维持循环稳定为基础。目前推荐对于可以手术室内拔管的患者考虑使用麻醉拮抗药物，其他患者则更换单腔气管导管在循环稳定后入 ICU，在 ICU 内予以呼吸支持至移植新肺可能出现的水肿期结束，一般呼吸支持时间为 20 ~ 35h。

5. 手术室内拔管：肺动脉全开放后每 15min 复测动脉血气，连续 2 次氧合指数 > 200mmHg 即可考虑行手术室内拔管。患者清醒并恢复自主呼吸可将呼吸模式从辅助控制通气更改为间歇式通气（IMV）8 次 / 分，如果患者自觉舒适且血气正常，频率可进一步降至 4 次 / 分，随后拔除气管插管，拔管后 15min 和 30min 各测定一次动脉血气。部分患者存在拔管后对高碳酸血症的低通气反应，此类患者可选择拔管后在面罩下 BIPAP 无创通气模式进行术后肌力恢复和移植肺进一步复张，再逐步脱机。

6. 更换气管导管：未达拔管指征的患者，可更换单腔气管导管返回 ICU。术后呼吸管理以足够的氧合和通气为目标，尽量避免高浓度氧造成氧中毒和高气道压致气压伤。术后推荐使用保护性通气策略，即小潮气量（6ml/kg），控制气道峰压不超过 35 cmH$_2$O，维持 PEEP 在 5 ~ 10 cmH$_2$O，尽可能降低吸氧浓度。避免高压力通气能够减少气压伤和支气管吻合口的并发症，单肺移植的 COPD 和肺气肿患者可进一步降低 PEEP 至 0cmH$_2$O，以避免未移植肺过度膨胀引起相关并发症。

7. 限制性液体治疗：肺移植术后早期需进行限制性液体治疗以保持重要器官灌注和防止额外肺水肿之间的平衡。随着 TEE 的广泛应用，可监测下进行肺

☆☆☆☆

移植术后液体治疗，以避免左心负荷过重。

8. ECMO 撤除：ECMO 提供的支持低于自身心肺功能的 30% 时可考虑撤机，撤机前可试验性脱机，如符合脱机指征，可术后撤除 ECMO。对于循环功能较差的患者，可暂时保留并注意预防感染，尽早恢复循环功能以争取早期撤离 ECMO，减少不良反应。

二、术后随访

肺移植应该有严格的术后随访制度，要求受者自觉遵守。所有移植单位都应建立供者、受者档案，督促受者定期随访。

1. 建立完善的随访制度和计划。

2. 对肺移植受者进行麻醉苏醒时间、认知功能、呼吸功能、疼痛评分、脱机拔管时间、术后并发症、预后转归等进行随访。

3. 出院前应给予肺移植受者以术后康复、自我护理、合理用药、身体锻炼、饮食、生活习惯及相关移植科普知识和依从性教育。

4. 出院后对受者进行住院时间、ICU 住院时间、医疗花费、术后存活时间、生活质量等资料随访。

5. 建立受者随访资料档案，有条件的单位应建立移植资料数据库，并有专人负责随访资料的登记、录入和保存。

（王志萍　王　蕊）

主要参考文献

[1] Hardy JD, Webb WR, Dalton ML, Walker GR. LUNG HOMOTRANSPLANTATION IN MAN, 1963, 186(12):1065.

[2] Ahuja J, Kapnadak SG, Pipavath S. Imaging of Lung Transplantation: Evolving Knowledge and New Horizons, 2018,

[3] 中国肺移植联盟, 国家肺移植质量管理与控制中心, 国家肺移植数据中心. 第 39 届国际心肺移植协会年会热点速递. 中华移植杂志 (电子版), 2019, 13(3):195-200.

[4] Hosseini H, Pai D, Ofak D. COPD: Does Inpatient Education Impact Hospital Costs and Length of Stay? *Hospital Topics,* 2019, 97:1-11.

[5] Siddiqui FM, Diamond JM. Lung transplantation for chronic obstructive pulmonary disease: past, present, and future directions. Current Opinion in Pulmonary Medicine, 2018,

[6] Hogg JC. A Brief Review of Chronic Obstructive Pulmonary Disease, 2016.

[7] Kim G, Song H, Park K, et al. Association of Time to First Morning Cigarette and Chronic Obstructive Pulmonary Disease Measured by Spirometry in Current Smokers. Korean Journal of Family Medicine, 2018, 39:67.

[8] Gestel A, Steier J. Autonomic dysfunction in patients with chronic obstructive pulmonary

disease (COPD). Journal of thoracic disease, 2010, 2:215-222.

[9]　Vitulo P, Stanziola A, Confalonieri M, Libertucci D, Vizza CD. Sildenafil in severe pulmonary hypertension associated with copd: a randomized controlled multicenter clinical trial. Journal of Heart & Lung Transplantation the Official Publication of the International Society for Heart Transplantation, 2016, 36(2).

[10]　O' Donnell DE, Aaron S, Bourbeau J, et al. Canadian Thoracic Society recommendations for management of chronic obstructive pulmonary disease - 2003, 2016, 10 Suppl A(6):11A.

[11]　Aryal S, Nathan SD. Single vs. bilateral lung transplantation: when and why. Curr Opin Organ Transplant, 2018, 23(3):1.

[12]　Pochettino A, Kotloff R, Rosengard B, et al. Bilateral versus single lung transplantation for chronic obstructive pulmonary disease: Intermediate-term results. The Annals of thoracic surgery, 2000, 70:1813-8；discussion 8.

[13]　Gabriel, Thabut, and, Jason, et al. Survival after bilateral versus single lung transplantation for patients with chronic obstructive pulmonary disease: a retrospective analysis of registry data. Lancet, 2008,

[14]　Bennett DT, Zamora M, Reece TB, et al. Continued Utility of Single-Lung Transplantation in Select Populations: Chronic Obstructive Pulmonary Disease. The Annals of Thoracic Surgery, 2015, 100(2):437-442.

[15]　Marciniuk DD, Hernandez P, Balter M, et al. Alpha-1 antitrypsin deficiency targeted testing and augmentation therapy: a Canadian Thoracic Society clinical practice guideline, 2016, 19(2):109.

[16]　Gulack B, Mulvihill M, Ganapathi A, et al. Survival after Lung Transplantation in Recipients with Alpha-1-Antitrypsin Deficiency Compared to Other Forms of Chronic Obstructive Pulmonary Disease: A National Cohort Study. Transplant International, 2017, 31.

[17]　Stone HM, Edgar RG, Thompson RD, Stockley RA. Lung Transplantation in Alpha-1-Antitrypsin Deficiency. Copd Journal of Chronic Obstructive Pulmonary Disease, 2016, 13(2):146-152.

[18]　Tejwani V, Wang XF, Stoller JK. The Natural History of Lung Function in Severe Deficiency of Alpha-1 Antitrypsin Following Orthotopic Liver Transplantation: A Case Report, 2015.

[19]　Lomas D, Hurst J, Gooptu B. Update on alpha-1 antitrypsin deficiency: New therapies. Journal of Hepatology, 2016, 65.

[20]　Bergin D, Hurley K, McElvaney N, Reeves E. Alpha-1 Antitrypsin: A Potent Anti-Inflammatory and Potential Novel Therapeutic Agent. Archivum immunologiae et therapiae experimentalis, 2012, 60:81-97.

[21]　Tanash H, Nilsson P, Nilsson J, Piitulainen E. Clinical course and prognosis of never-smokers with severe alpha-1-antitrypsin deficiency (PiZZ). Thorax, 2008, 63:1091-1095.

[22]　Torres M, López-Campos J, Barrecheguren M, et al. Alpha-1 antitrypsin deficiency: Outstanding questions and future directions. Orphanet Journal of Rare Diseases, 2018, 13.

[23] Tanash H, Riise G, Hansson L, Nilsson P, Piitulainen E. Survival benefit of lung transplantation in individuals with severe α 1-anti-trypsin deficiency (PiZZ) and emphysema. The Journal of heart and lung transplantation : the official publication of the International Society for Heart Transplantation, 2011, 30:1342-1347.

[24] Banga A, Rokadia H, Stoller J. A Review of Lung Transplantation for Patients With α-1 Antitrypsin Deficiency. Clinical Pulmonary Medicine, 2015, 22:239-245.

[25] Li S, Miller R, Tumin D, Stewart W, Tobias J, Hayes D. Lung Allocation Score Thresholds Prioritize Survival After Lung Transplantation. Chest, 2019, 156.

[26] 中华医学会呼吸病学分会间质性肺疾病学组. 特发性肺纤维化诊断和治疗中国专家共识. 中华结核和呼吸杂志, 2016, 39(6):427-432.

[27] Coward WR, Saini G, Jenkins G. The pathogenesis of idiopathic pulmonary fibrosis. Therapeutic Advances in Respiratory Disease, 2010, 4(6):367.

[28] Liu YM, Nepali K, Liou JP. Idiopathic Pulmonary Fibrosis: Current Status, Recent Progress, and Emerging Targets. Journal of Medicinal Chemistry, 2016, 60(2).

[29] Yamaguchi M, Hirai S, Tanaka Y, Sumi T, Sakuma Y. Fibroblastic foci, covered with alveolar epithelia exhibiting epithelial-mesenchymal transition, destroy alveolar septa by disrupting blood flow in idiopathic pulmonary fibrosis. Laboratory Investigation A Journal of Technical Methods & Pathology, 2016, 97(3):232.

[30] Zhuang Y, Dai J, Wang Y, Zhang H, Zhang D. MiR-338* Targeting smoothened to inhibit pulmonary fibrosis by epithelial-mesenchymal transition. American Journal of Translational Research, 2016, 8(7):3206-3213.

[31] Kim J, Kong J, Chang H, Kim H, Kim A. EGF induces epithelial-mesenchymal transition through phospho-Smad2/3-Snail signaling pathway in breast cancer cells. Oncotarget, 2016, 7(51):85021-85032.

[32] Ma J, Bishoff B, Mercer RR, Barger M, Castranova V. Role of epithelial-mesenchymal transition (EMT) and fibroblast function in cerium oxide nanoparticles-induced lung fibrosis. Toxicology & Applied Pharmacology, 2017, 323:16-25.

[33] Sohal SS, Eapen MS, Ward C, Walters EH. Epithelial-mesenchymal transition: A necessary new therapeutic target in chronic obstructive pulmonary disease? American Journal of Respiratory & Critical Care Medicine, 2017,196(3):393-394.

[34] Cottin V, Brown KK. Interstitial lung disease associated with systemic sclerosis (SSc-ILD). Respir Res, 2019, 20(1):13.

[35] Cordeiro CR, Campos P, Carvalho L, Campainha S, Morais A. Consensus document for the diagnosis and treatment of idiopathic pulmonary fibrosis. Revista Portuguesa De Pneumologia, 2016, 22(2):112.

[36] Morrell MR, Pilewski JM. Preoperative Evaluation and Preparation for Lung Transplantation. In: Subramaniam K, Sakai T, editors. Anesthesia and Perioperative Care for Organ Transplantation. New York, NY: Springer New York, 2017: 75-81.

[37] Hayes D, Black SM, Tobias JD, Kirkby S, Mansour HM, Whitson BA. Influence of Pulmonary Hypertension on Patients With Idiopathic Pulmonary Fibrosis Awaiting Lung

Transplantation. Annals of Thoracic Surgery, 2015, S0003497515010322.

[38] Kumar A, Kapnadak S, Girgis R, Raghu G. Lung transplantation in idiopathic pulmonary fibrosis. Expert Review of Respiratory Medicine, 2018, 12.

[39] M.D D, Lederer D. Lung Transplantation for Idiopathic Pulmonary Fibrosis, 2014: 363-377.

[40] King CS, Nathan SD. Treatment of Pulmonary Hypertension in Interstitial Lung Disease: Springer New York, 2017.

[41] Paradela M, Mercier O, Baruteau A, Fadel E. Endovascular closure of Potts shunt before double lung transplantation for idiopathic pulmonary arterial hypertension. Journal of Thoracic & Cardiovascular Surgery, 2013, 146(1):E5-E7.

[42] Chen H, Shiboski SC, Golden JA, Gould MK, Marco TD. Impact of the Lung Allocation Score on Lung Transplantation for Pulmonary Arterial Hypertension. American Journal of Respiratory & Critical Care Medicine, 2009, 180(5):468-474.

[43] Keshavjee S. Lung Transplantation for Idiopathic Pulmonary Arterial Hypertension Steps in the Right Direction. Circulation, 2013, 127(25):2470-2471.

[44] Li SS, Miller R, Tumin D, Stewart WCL, Tobias JD, Hayes D, Jr. Lung Allocation Score Thresholds Prioritize Survival After Lung Transplantation. Chest, 2019, 156(1):64-70.

[45] Chemla D, Lau EMT, Papelier Y, Attal P, Chemla D. Pulmonary vascular resistance and compliance relationship in pulmonary hypertension. European Respiratory Journal, 2015, 46(4):1178.

[46] Drake JI, Bogaard HJ, Mizuno S, et al. Molecular Signature of a Right Heart Failure Program in Chronic Severe Pulmonary Hypertension. American Journal of Respiratory Cell & Molecular Biology, 2011, 45(6):1239-1247.

[47] Aguero J, Ishikawa K, Hadri L, et al. Characterization of right ventricular remodeling and failure in a chronic pulmonary hypertension model. American Journal of Physiology Heart & Circulatory Physiology, 2014, 307(8):1204-1215.

[48] Gorter TM, Verschuuren EAM, Veldhuisen DJV, Hoendermis ES, Willems TP. Right ventricular recovery after bilateral lung transplantation for pulmonary arterial hypertension†. Interactive Cardiovascular & Thoracic Surgery, 2017, 24(6).

[49] Tampakakis E. In search of markers of pulmonary vascular remodelling in pulmonary hypertension due to left heart disease. European Journal of Heart Failure, 2018, 20(25 Suppl).

[50] Tamura Y, Phan C, Tu L, Hiress ML, Guignabert C. Ectopic upregulation of membrane-bound IL6R drives vascular remodeling in pulmonary arterial hypertension. Journal of Clinical Investigation, 2018, 128(5).

[51] Weill, David, Benden, et al. A consensus document for the selection of lung transplant candidates: 2014—An update from the Pulmonary Transplantation Council of the International Society for Heart and Lung Transplantation. Journal of Heart & Lung Transplantation the Official Publication of the International Society for Heart Transplantation, 2015, 34(1):1-15.

☆ ☆ ☆ ☆

[52] George MP, Champion HC, Pilewski JM. Lung transplantation for pulmonary hypertension. Pulmonary Circulation, 2011, 1(2):182-191.

[53] Date H. Lung transplantation.2017.

[54] Olland A, Falcoz P-E, Canuet M, Massard G. Should we perform bilateral-lung or heart-lung transplantation for patients with pulmonary hypertension? Interact Cardiovasc Thorac Surg, 2013,17(1):166-170.

[55] Bosch B, De Boeck K. Searching for a cure for cystic fibrosis. A 25-year quest in a nutshell. European Journal of Pediatrics, 2015, 175(1):1-8.

[56] Cutting GR, Engelhardt J, Zeitlin PL. 49 - Genetics and Pathophysiology of Cystic Fibrosis, 2019:757-768.

[57] Valentina C, Paola V, D Peter T. Cystic Fibrosis Transmembrane Conductance Regulator. CFTR, 2015, 290(38):22891.

[58] Stoltz DA, Meyerholz DK, Welsh MJ. Origins of Cystic Fibrosis Lung Disease. New England Journal of Medicine, 2015, 372(4):351-362.

[59] Jorth P, Staudinger BJ, Wu X, Hisert KB, Singh PK. Regional Isolation Drives Bacterial Diversification within Cystic Fibrosis Lungs. Cell Host & Microbe, 2015, 18(3):307-19.

[60] Josephson M, Benden C, Hanna B. Indications for Lung Transplantation: Springer International Publishing, 2017.

[61] Ramos KJ, Smith PJ, McKone EF, et al. Lung transplant referral for individuals with cystic fibrosis: Cystic Fibrosis Foundation consensus guidelines. Journal of Cystic Fibrosis.

[62] Paula M, Antonio A, Guadalupe C, et al. Lung transplantation for cystic fibrosis: differential characteristics and outcomes between children and adults †. European Journal of Cardio Thoracic Surgery, 2015, (5):5.

[63] Snell G, Reed A, Stern M, Hadjiliadis D. The evolution of lung transplantation for cystic fibrosis: A 2017 update. Journal of Cystic Fibrosis, 2017, 16(5).

[64] Kumar S, Etherington C, Whitaker P, Peckham DG, editors. Prevalence of Non-pulmonary complications following Lung transplantation in adult patients with Cystic Fibrosis (CF). British Thoracic Society Winter Meeting, 2015.

[65] Holm AE, Schutz HH, Perch M, Pressler T, Iversen M. Colonization of bacteria after lung transplantation in cystic fibrosis (CF) patients occurs early but does not impact survival. European Respiratory Journal, 2015, 46(suppl 59):PA1297.

[66] Pasteur M, Bilton D, Hill A. Guideline for non-CF bronchiectasis. Thorax, 2010, 65:577.

[67] Abstract. Bronchiectasis: Mechanisms and Imaging Clues of Associated Common and Uncommon Diseases, 2015.

[68] Mauchley DC, Daley CL, Iseman MD, Mitchell JD. Pulmonary Resection and Lung Transplantation for Bronchiectasis. Clinics in Chest Medicine, 2012, 33(2):387-396.

[69] Kennedy J, Ellender C, Snell G, Williams T, Whitford H. Poor Outcome for Bronchiectasis Patients Post Lung Transpl Antation. Respirology, 2015, 20:19.

[70] Corris PA. Lung transplantation for cystic fibrosis and bronchiectasis. Seminars in Respiratory & Critical Care Medicine, 2013, 34(03):297-304.

[71] Rademacher J, Suhling H, Fuge J, Welte T, Ringshausen FC. Lung transplantation for Non- Cystic fibrosis bronchiectasis: A single centre retrospective analysis of 34 patients. European Respiratory Journal, 2015, 46(suppl 59):PA4549.

[72] Rosen, Yale. Pathology of Sarcoidosis. Semin Respir Crit Care Med, 2007, 28(1):036-52.

[73] Michele Reed P, RPhFreelance WriterFairless Hills, PennsylvaniaKrishna Parbadia, PharmDFreelance WriterBensalem, Pennsylvania. Sarcoidosis: Pathology and Treatment Considerations. Respiratory Disorders, 2012.

[74] Elatre WA, Ma Y, Koss MN. Pathology of the Lung in Sarcoidosis: A Review. Ajsp Reviews & Reports, 2017: 22.

[75] Mooney J, Boyd J, Chhatwani L, Dhillon GS, editors. Post Lung Transplant Survival of Recipients with Sarcoidosis in LAS Era. Journal of Heart & Lung Transplantation, 2017.

[76] Clements D, Dongre A, Krymskaya VP, Johnson SR. Wild Type Mesenchymal Cells Contribute to the Lung Pathology of Lymphangioleiomyomatosis. Plos One, 2015, 10(5):e0126025.

[77] Grzegorek I, Lenze D, Chabowski M, Janczak D, Dziegiel P. Immunohistochemical Evaluation of Pulmonary Lymphangioleiomyomatosis. Anticancer Research, 2015, 35(6):3353-3360.

[78] Juvet SC, Hwang D, Downey GP. Rare lung diseases I-Lymphangioleiomyomatosis. Canadian Respiratory Journal Journal of the Canadian Thoracic Society, 2016, 13(7):375-380.

[79] Salman J, Kuehn C, Tudorache I, et al. Lung Transplantation for Pulmonary Lymphangioleiomyomatosis: Single-Centre Experience. Journal of Heart & Lung Transplantation, 2013.

[80] Puccetti DM. Association of Langerhans cell histiocytosis with malignant neoplasms. Cancer, 2015, 71(3):865-873.

[81] Popper HH. Pulmonary Langerhans cell histiocytosis. Pathologe, 2015, 36(5):451-457.

[82] Dauriat, Gaëlle, Hervé, et al. Lung Transplantation for Pulmonary Langerhans' Cell Histiocytosis: A Multicenter Analysis. Transplantation, 2006, 81(5):746.

[83] Porhownik, Nancy R. Airway complications post lung transplantation. Current Opinion in Pulmonary Medicine, 2012, 19(2):174-180.

[84] Puchalski J, Lee HJ, Sterman DH. Airway Complications Following Lung Transplantation. Clinics in Chest Medicine, 2011, 32(2):357-366.

[85] Terasaki JM, Shah SK, Schnadig VJ, Valentine VG. Airway complication contributing to disseminated fusariosis after lung transplantation. Transplant Infectious Disease, 2014, 16(4):621-624.

[86] Ei Miyamoto, Toyofumi F, Chen-Yoshikawa, et al. Stenosis of the segmental bronchus is a characteristic airway complication in living-donor lobar lung transplantation, 2016,

[87] Ng YL, Paul N, Patsios D, Walsham A, Weisbrod G. Imaging of Lung Transplantation: Review. American Journal of Roentgenology, 2009, 192(3 Suppl):S1-13, quiz S4-9.

[88] Knight J, Elwing JM, Milstone A. Bronchovascular Fistula Formation: A Rare Airway Complication After Lung Transplantation. Journal of Heart & Lung Transplantation, 2008, 27(10):0-1185.

☆☆☆☆

[89] Gonzalez Fernandez C, González-Castro A, Rodriguez-Borregán J, et al. Pulmonary venous obstruction after lung transplantation. Diagnostic advantages of transesophageal echocardiography. Clinical transplantation, 2009, 23:975-980.

[90] Siddique A, Bose A, Ozalp F, et al. Vascular anastomotic complications in lung transplantation: A single institution's experience. Interact Cardiovasc Thorac Surg, 2013, 17.

[91] Lichliter A, Oros J, Laurie L. Pulmonary artery twisting during lung transplantation, 2018, 31(1):1-3.

[92] Toyazaki T, Chen F, Shoji T, et al. Postoperative pleural effusion in living lobar lung transplant donors. General Thoracic & Cardiovascular Surgery, 2011, 59(6): 440-442.

[93] Panchabhai TS, Farver C, Murthy SC, Mehta AC. Recurrent Right Pleural Effusion after Double Lung Transplant. Annals of the American Thoracic Society, 2015, 12(10):1572-1574.

[94] Chia E, Babawale SN. Imaging features of intrathoracic complications of lung transplantation: What the radiologists need to know. World Journal of Radiology, 2017, 9(12):438-447.

[95] Tejwani V, Panchabhai TS, Kotloff RM, Mehta AC. Complications of Lung Transplantation: A Roentgenographic Perspective. Chest, 2015, 191(6):1535-1345.

[96] Stephens G, Bhagwat K, Pick A, Mcgiffin D. Lobar Torsion following Bilateral Lung Transplantation. Journal of Cardiac Surgery, 2016, 25(8):e112-e113.

[97] Diamond JM. Predicting Primary Graft Dysfunction After Lung Transplantation: Trying to Catch It Early. Transplantation, 2017, 101.

[98] Porteous MK, Diamond JM, Christie JD. Primary graft dysfunction: Lessons learned about the first 72 h after lung transplantation. Current Opinion in Organ Transplantation, 2015, 20(5).

[99] Snell G, Yusen R, Weill D, et al. Report of the ISHLT Working Group on Primary Lung Graft Dysfunction Part I: Definition and Grading A 2016 consensus group statement of The International Society for Heart and Lung Transplantation. The Journal of Heart and Lung Transplantation, 2017, 36.

[100] Gavaldà J, Román A, Pahissa A. Risks and epidemiology of infections after lung or heart-lung transplantation, 2012.

[101] Jahn K, Grendelmeier P, Aubert JD, Hirsch H, Stolz D, Tamm M. Viral infection land lung function decline following lung transplantation. European Respiratory Journal, 2014.

[102] Vietzen H, Pollak K, Honsig C, Jaksch P, Puchhammer-Stöckl E. NKG2C Deletion Is a Risk Factor for Human Cytomegalovirus Viremia and Disease After Lung Transplantation. The Journal of infectious diseases, 2017, 217.

[103] Ohata K, Chen F, Takahashi M, et al. P-200 * Early cessation of prophylaxis may increase the incidence of cytomegalovirus infection after lung transplantation. Interact Cardiovasc Thorac Surg, 2015, 21.

[104] Beam E, Lesnick T, Kremers W, Razonable R. 454Cytomegalovirus (CMV) Disease after Lung Transplantation (LT) is associated with increased mortality despite Extended Antiviral

Prophylaxis. Open Forum Infectious Diseases, 2014, 1:S171.

[105] Pasupneti S, Manouvakhova O, Nicolls M, Hsu J. Aspergillus-related pulmonary diseases in lung transplantation. Medical mycology, 2016, 55.

[106] Pappas P, Alexander B, Andes D, et al. Invasive Fungal Infections among Organ Transplant Recipients: Results of the Transplant-Associated Infection Surveillance Network (TRANSNET). Clinical infectious diseases: an official publication of the Infectious Diseases Society of America, 2010, 50:1101-1111.

[107] Bonnal C, Leleu C, Brugière O, et al. Relationship between Fungal Colonisation of the Respiratory Tract in Lung Transplant Recipients and Fungal Contamination of the Hospital Environment. Plos One, 2015, 10.

[108] Kato K, Nagao M, Nakano S, Yunoki T, Ichiyama S. Itraconazole prophylaxis for invasive Aspergillus infection in lung transplantation. Transplant Infectious Disease An Official Journal of the Transplantation Society, 2014, 16(2):340-334.

[109] Vos R, Verleden S, Verleden G. Chronic lung allograft dysfunction. Current opinion in organ transplantation, 2015, 20.

[110] Martinu T, Howell DN, Palmer SM. Acute cellular rejection and humoral sensitization in lung transplant recipients. Seminars in Respiratory & Critical Care Medicine, 2010, 31(02):179-188.

[111] Roden AC, Aisner DL, Allen TC, Aubry MC, Yi ES. Diagnosis of Acute Cellular Rejection and Antibody-Mediated Rejection on Lung Transplant Biopsies: A Perspective From Members of the Pulmonary Pathology Society. Archives of Pathology & Laboratory Medicine, 2016, 141(3):437.

[112] Levine DJ, Glanville AR, Aboyoun C, Belperio J, Zeevi A. Antibody-mediated rejection of the lung: a consensus report of the international society for heart and lung transplantation. Journal of Heart & Lung Transplantation the Official Publication of the International Society for Heart Transplantation, 2016, 35(4):397.

[113] Levine DJ, Glanville AR, Aboyoun C, et al. Antibody Mediated Rejection of the Lung: An ISHLT Consensus Report. Journal of Heart & Lung Transplantation, 2016, 35(4):397-406.

[114] Williams KM, Cheng GS, Pusic I, et al. Fluticasone, Azithromycin, and Montelukast Treatment for New-Onset Bronchiolitis Obliterans Syndrome after Hematopoietic Cell Transplantation. Biology of Blood & Marrow Transplantation, 2016, 22(4):710-716.

[115] Ahn J, Jo KW, Song JW, et al. Prognostic role of FEV_1 for survival in bronchiolitis obliterans syndrome after allogeneic hematopoietic stem cell transplantation. Clinical Transplantation, 2015, 29.

[116] Welsh CH, Wang TS, Lyu DM, Orr J, Force TATSIT. An International ISHLT/ATS/ERS Clinical Practice Guideline: Summary for Clinicians. Bronchiolitis Obliterans Syndrome Complicating Lung Transplantation. Annals of the American Thoracic Society, 2015, 12(1):118.

[117] Said J. Post-transplantation Lymphoproliferative Disorders, 2016: 173-185.

[118] Morscio J, Tousseyn T. Recent insights in the pathogenesis of post-transplantation

lymphoproliferative disorders. World Journal of Transplantation, 2016, 6(3):505-516.

[119] Nieto-Ríos J, Ríos S, Serna-Higuita L, et al. Treatment of post-transplantation lymphoproliferative disorders after kidney transplant with rituximab and conversion to m-TOR inhibitor. Colombia Medica, 2016, 47:196-202.

[120] Pablo AD, Santos F, Solé A, Borro JM, Zurbano F. Recommendations on the use of everolimus in lung transplantation. Transplantation Reviews, 2012, 27(1):9-16.

[121] Hosseinzadeh H, Golzari SE, Torabi E, Dehdilani M. Hemodynamic Changes following Anesthesia Induction and LMA Insertion with Propofol, Etomidate, and Propofol + Etomidate. J Cardiovasc Thorac Res, 2013, 5(3):109-112.

[122] Hasni N, Lemaitre F, Nieszkowska A, Corvol E, Combes A, Fernandez C, et al. Loss of propofol during ECMO treatment. International Journal of Clinical Pharmacy, 2011,33(2):321-322.

[123] Verkoyen K, Schildhauer TA, Strauch JT, Swol J. The Effects of Propofol and Isoflurane Sedation on the Outcomes of Surgical Patients Receiving Extracorporeal Membrane Oxygenation. ASAIO Journal: Artificial Organ Research and Development, 2017, 63(2).

[124] Ashihara N, Ishii H, Suzuki Y, Uemura N, Tanimoto K, Fukuda K. Right heart failure during modified ultrafiltration in pediatric living donor lobar lung transplantation. Masui The Japanese journal of anesthesiology, 2010, 59:220-223.

[125] Raffa G, Pilato M, Sciacca S, et al. 288let it beat. Extracorporeal membrane oxygenation in primary graft failure after heart transplantation: how to maximize the weaning rate and survival with a multidisciplinary and integrated approach. Interact Cardiovasc Thorac Surg, 2013, 17(suppl_2):S139.

[126] Salizzoni S, Toyoda Y, Toyoda Y. Effects of Prostaglandin E1 and Nitroglycerin on Lung Preservation, 2010: 81-89.

[127] Wittwer T, Franke U, Sandhaus T, et al. Endobronchial Donor Pre-Treatment With Ventavis: Is a Second Administration During Reperfusion Beneficial to Optimize Post-Ischemic Function of Non-Heart Beating Donor Lungs? The Journal of surgical research, 2006, 136:136-142.

[128] Meade MO, Granton JT, Matte-Martyn A, et al. A Randomized Trial of Inhaled Nitric Oxide to Prevent Ischemia-Reperfusion Injury after Lung Transplantation. Am J Respir Crit Care Med, 2003, 167(11):1483-1489.

[129] Pasero D, Martin EL, Davi A, Mascia L, Ranieri VM. The effects of inhaled nitric oxide after lung transplantation. Minerva Anesiologica, 2010, 76(5):353-361.

[130] Hussein AA, Panchabhai TS, Budev MM, et al. Atrial Fibrillation and Pulmonary Venous Electrical Conduction Recovery After Full Surgical Resection and Anastomosis of the Pulmonary Veins: Insights From Follow-Up and Ablation Procedures in Lung Transplant Recipients, 2017, 3(6):559.

[131] Havmller R, Chugh SS. Atrial Fibrillation in Heart Failure. Current Heart Failure Reports, 2012, 9(4):309-318.

[132] Marrouche NF, Brachmann J, Andresen D, Siebels J, Bnsch D. Catheter Ablation for Atrial

Fibrillation with Heart Failure. New England Journal of Medicine, 2018, 378(5):417-427.

[133] Price L, Kempny A, Dimopoulos K, et al. Is sildenafil an effective bridging therapy to lung transplantation for patients with pulmonary hypertension in the setting of lung disease? European Respiratory Journal, 2015, 46:PA3765.

[134] Lee G, Wu H, Kalman JM, Esmore D, Williams T, Snell G. Atrial fibrillation following lung transplantation: double but not single lung transplant is associated with long-term freedom from paroxysmal atrial fibrillation. European Heart Journal, 2011, 31(22):2774-2782.

[135] D'Angelo A, Chan E, Hayanga J, et al. Atrial Arrhythmias Following Lung Transplantation: Incidence and Risk Factors in 652 Lung Transplant Recipients. The Journal of Thoracic and Cardiovascular Surgery, 2016, 152.

[136] January CT, Wann LS, Alpert JS, Calkins H, Yancy CW. 2014 AHA/ACC/HRS Guideline for the Management of Patients With Atrial Fibrillation: Executive Summary: A Report of the American College of Cardiology/American Heart Association Task Force on Practice Guidelines and the Heart Rhythm Society. Journal of the American College of Cardiology, 2014, 130(23).

[137] Ong L, Abraham S, Parry G, Clark SC. Usage of Aprotinin (Trasylol) in Bilateral Lung Transplantation - Friend or Foe? Journal of Heart & Lung Transplantation, 2016, 35(4): S235.

[138] Sinuraya R, Gondodiputro S, Djuhaeni H. Proton pump inhibitors for stress ulcer bleeding prophylaxis in critically ill patients: A cost analysis study. Asian Journal of Pharmaceutical and Clinical Research, 2017, 10:128.

[139] Wang J, Tzeng J, Tang C. The Effect of Timing of Dexamethasone Administration on Its Efficacy as a Prophylactic Antiemetic for Postoperative Nausea and Vomiting. Anesthesia and analgesia, 2000, 91:136-139.

[140] Merk BA, Havrilesky LJ, Ehrisman JA, Broadwater G, Habib AS. Impact of Postoperative Nausea and Vomiting Prophylaxis With Dexamethasone on the Risk of Recurrence of Endometrial Cancer. Current Medical Research & Opinion, 2015, 32(3):1-19.

[141] Suzuki K, Harashima SI, Oshima A, Chin T, Date H, Inagaki N. A case of glucocorticoid-induced diabetes mellitus with devised subcutaneous insulin injection for skin disorders due to chronic graft-versus-host disease (GVHD). Journal of the Japan Diabetes Society, 2015, 58:558-563.

[142] 中华医学会器官移植学分会 . 中国肺移植术后并发症诊疗和随访技术规范 (2019 版). 中华移植杂志 (电子版), 2019, 13(2):99-108.

[143] Penninga L, Penninga EI, Møller CH, Iversen M, Gluud C. Tacrolimus versus cyclosporin as primary immunosuppression for lung transplant recipients. Cochrane Database of Systematic Reviews, 2013, 5(5):CD008817.

[144] Hodge G, Hodge S, Nguyen P, et al. Bronchiolitis obliterans syndrome is associated with increased p-glycoprotein expression and loss of glucocorticoid receptor from steroid resistant pro-inflammatory CD8[+]T cells. Clinical & Experimental Immunology, 2018, 192.

[145] Guo HH. Lung Transplantation Imaging, 2018.

[146] Jannette. Imaging of the Chest After Lung Transplantation. Journal of Thoracic Imaging, 2002, 17(2):102-112.

[147] Weisbrod G. Imaging of Lung Transplantation: Review. American Journal of Roentgenology, 2009, 192(3 Suppl):S1-13, quiz S4-9.

[148] Roy. Imaging of lung transplant complications. Diagnostic & Interventional Imaging, 2014,

[149] 吴波. Transbronchial lung biopsy in diagnosis of acute rejection after the lung transplantation% 纤维支气管镜肺活检在准确诊断肺移植术后急性排斥反应中的作用. 中华器官移植杂志, 2005, 030(6):355-356.

[150] Gottlieb J. Safety and efficacy of outpatient bronchoscopy in lung transplant recipients: A single centre retrospective analysis. Transplantation Research, 2011, 3(1):11.

[151] Williams TJ. Surveillance Bronchoscopy (SB) in Lung Transplant Recipients (LTR): risk versus benefit? Journal of Heart & Lung Transplantation, 2003, 22(1):S190.

[152] Karnabi E. Transesophageal Echocardiography: Springer London, 2017.

[153] Glanville AR. The Role of Surveillance Bronchoscopy Post-Lung Transplantation. Semin Respir Crit Care Med, 2013, 34(3):414-420.

[154] 陈静瑜. 纤维支气管镜在肺移植术后气道并发症中的应用. 中国医药, 2010, 5(4):378-380.

[155] Wilkes DS. Role of Bronchoscopy in the Management of Lung Transplant Recipients. Journal of the Japan Society for Bronchology, 2016, 26:68-72.

[156] MartãN-Durã¡N R. Pulmonary venous obstruction after lung transplantation. Diagnostic advantages of transesophageal echocardiography. Clinical Transplantation, 2010, 23(6):975-980.

[157] Zarbock A. Echophysiology: the transesophageal echo probe as a noninvasive Swan-Ganz catheter. Current Opinion in Anaesthesiology, 2016, 29.

[158] Kai Y. [The value of PiCCO monitor in guiding liquid treatment and nursing in patients with post-trauma capillary leak syndrome]. Zhonghua Wei Zhong Bing Ji Jiu Yi Xue, 2015, 27(11):916-919.

[159] 严之红. PICCO 与 Swan-Ganz 导管在血流动力学监测中的应用比较 Application comparison between PICCO and Swan-Ganz catheter in hemodynamic monitoring. 中国现代医药杂志, 2013,015(005):25-27.

[160] Fundoplication A. Lung transplantation, gastroesophageal reflux, and fundoplication. Annals of Thoracic Surgery, 2010, 89(2):653-660.

[161] Leiman DA. Gastroesophageal reflux symptoms are not sufficient to guide esophageal function testing in lung transplant candidates. Diseases of the Esophagus, 2018,(5):5.

[162] Behnia M, Wheatley C, Avolio A, Johnson B. Influence of resting lung diffusion on exercise capacity in patients with COPD. Bmc Pulmonary Medicine, 2017, 17(1):117.

[163] Morland D, Guendouzen S, Rust E, Papathanassiou D, Hubelé F. Data-driven respiratory gating for ventilation/perfusion lung scan. Quarterly Journal of Nuclear Medicine & Molecular Imaging, 2018.

[164] Castleberry A, Mulvihill MS, Yerokun BA, Gulack BC, Hartwig MG. The utility of 6-minute

walk distance in predicting waitlist mortality for lung transplant candidates. Journal of Heart & Lung Transplantation the Official Publication of the International Society for Heart Transplantation, 2016, 36(7):780.

[165] Lou B, Chen J, Yu C, Yu Y. Vergleich der periphervenösen und peripherarteriellen Blutgase bei Patienten mit akuter Exazerbation einer chronisch-obstruktiven Lungenerkrankung (AECOPD): Eine Metaanalyse, 2018: 1-7.

[166] Lee JC. Assessment of FEV_1 Decline after Lung Transplantation Using Functional Respiratory Imaging. Journal of Heart & Lung Transplantation, 2016, 35(4):S221.

[167] Haider Y, Yonan N, Mogulkoc N, Carroll K, Egan J. Bronchiolitis obliterans syndrome in single lung transplant recipients - Patients with emphysema versus patients with idiopathic pulmonary fibrosis. The Journal of heart and lung transplantation : the official publication of the International Society for Heart Transplantation, 2002, 21:327-333.

[168] Labiris N. Impact of inflammation, emphysema, and smoking cessation on V/Q in mouse models of lung obstruction. Respir Res, 2014, 15(1):42.

[169] Matsunaga N. Lung ventilation-perfusion imbalance in pulmonary emphysema: assessment with automated V/Q quotient SPECT. Annals of Nuclear Medicine, 2010, 24(4):269-277.

[170] LaFrance N. The Importance of Quality in Pulmonary (V/Q) Imaging. Journal of Nuclear Medicine Technology, 2018, jnmt.118.210948.

[171] Tsifansky MD. V/Q-SPECT Scintigraphy in Pulmonary Hypertension. Journal of the American College of Cardiology Cardiovascular Imaging, 2018, 11(10):1494-1498.

[172] Celli BR. Survival of Lung Transplant Candidates with COPD: BODE Reconsidered. Chest, 2017, S0012369217329008.

[173] Sanjuan P, Otero I, Marcos P, Verea-Hernando H. BODE index as a predictor of survival in lung transplantation, 2011.

[174] Marik P. Arterial Blood Gas Analysis, 2015: 329-347.

[175] Myles P, Buckland M, Weeks A, Bujor M, Moloney J. Continuous arterial blood gas monitoring during bilateral sequential lung transplantation. Journal of cardiothoracic and vascular anesthesia, 1999, 13:253-257.

[176] Fracp D, Cherikh WS, Harhay MO, et al. The International Thoracic Organ Transplant Registry of the International Society for Heart and Lung Transplantation: Thirty-sixth adult lung and heart-lung transplantation Report—2019；Focus theme: Donor and recipient size match. The Journal of Heart and Lung Transplantation, 2019, 38(10):1042-1455.

[177] 胡春晓，李小杉，卫栋，陈静瑜. 前进中的肺移植事业——我国肺移植发展现状及未来. 器官移植, 2020, 011(002):204-207.

[178] Bos S, Vos R, Raemdonck D, Verleden G. Survival in adult lung transplantation: where are we in 2020? Current Opinion in Organ Transplantation, 2020, 25:1.

[179] Fuehner T, Kuehn C, Welte T, Gottlieb J. ICU Care Before and After Lung Transplantation. Chest, 2016, 150.

[180] Potestio C, Jordan D, Kachulis B. Acute postoperative management after lung transplantation. Best Practice & Research Clinical Anaesthesiology, 2017, 31.

[181] Ius F, Tudorache I, Warnecke G. Extracorporeal support, during and after lung transplantation: The history of an idea. Journal of Thoracic Disease, 2018, 10:5131-5148.

[182] Felten ML, Moyer JD, Dreyfus J-F, et al. Immediate postoperative extubation in bilateral lung transplantation: Predictive factors and outcomes. British Journal of Anaesthesia, 2016, 116:847-854.

[183] Feltracco P, Serra E, Barbieri S, et al. Noninvasive High-Frequency Percussive Ventilation in the Prone Position after Lung Transplantation. Transplantation proceedings, 2012, 44:2016-2021.

[184] Mauri T, Turrini C, Eronia N, et al. Physiologic Effects of High-Flow Nasal Cannula in Acute Hypoxemic Respiratory Failure. American journal of respiratory and critical care medicine, 2016, 195.

[185] Volsko T. Airway Clearance Therapy: Finding the Evidence. *Respiratory care*, 2013, 58:1669-1678.

[186] Burns KE, Iacono AT. Pulmonary embolism on postmortem examination: an under-recognized complication in lung-transplant recipients? Transplantation, 2004, 77(5):692-698.

[187] Stewart KC, Patterson GA. Current trends in lung transplantation. Am J Transplant, 2001, 1(3):204-210.

[188] Yusen RD, Edwards LB, Kucheryavaya AY, et al. The Registry of the International Society for Heart and Lung Transplantation: Thirty-second Official Adult Lung and Heart-Lung Transplantation Report--2015；Focus Theme: Early Graft Failure. J Heart Lung Transplant, 2015, 34(10):1264-1277.

[189] Arcasoy SM, Fisher A, Hachem RR, Scavuzzo M, Ware LB. Report of the ISHLT Working Group on Primary Lung Graft Dysfunction part V: predictors and outcomes. J Heart Lung Transplant, 2005, 24(10):1483-1488.

[190] Christie JD, Kotloff RM, Ahya VN, et al. The effect of primary graft dysfunction on survival after lung transplantation. Am J Respir Crit Care Med, 2005, 171(11):1312-1316.

[191] Fisher AJ, Wardle J, Dark JH, Corris PA. Non-immune acute graft injury after lung transplantation and the risk of subsequent bronchiolitis obliterans syndrome (BOS). J Heart Lung Transplant, 2002, 21(11):1206-1212.

[192] de Perrot M, Bonser RS, Dark J, et al. Report of the ISHLT Working Group on Primary Lung Graft Dysfunction part Ⅲ: donor-related risk factors and markers. J Heart Lung Transplant, 2005, 24(10):1460-1467.

[193] Christie JD, Kotloff RM, Pochettino A, et al. Clinical risk factors for primary graft failure following lung transplantation. Chest, 2003, 124(4):1232-1241.

[194] Somers J, Ruttens D, Verleden SE, et al. Interleukin-17 receptor polymorphism predisposes to primary graft dysfunction after lung transplantation. J Heart Lung Transplant, 2015, 34(7):941-949.

[195] Christie JD, Carby M, Bag R, Corris P, Hertz M, Weill D. Report of the ISHLT Working Group on Primary Lung Graft Dysfunction part Ⅱ: definition. A consensus statement of the International Society for Heart and Lung Transplantation. J Heart Lung Transplant, 2005,

24(10):1454-1459.

[196] Wood KJ, Sakaguchi S. Regulatory T cells in transplantation tolerance. Nat Rev Immunol, 2003, 3(3):199-210.

[197] Quantz MA, Bennett LE, Meyer DM, Novick RJ. Does human leukocyte antigen matching influence the outcome of lung transplantation? An analysis of 3, 549 lung transplantations. J Heart Lung Transplant, 2000, 19(5):473-479.

[198] Trulock EP, Edwards LB, Taylor DO, Boucek MM, Keck BM, Hertz MI. The Registry of the International Society for Heart and Lung Transplantation: twenty-first official adult lung and heart-lung transplant report-2004. J Heart Lung Transplant, 2004, 23(7):804-815.

[199] 丁嘉安 , 姜格宁 . 肺移植 . 上海 : 上海科学技术出版社 , 2008.

[200] Boehler A, Estenne M. Post-transplant bronchiolitis obliterans. Eur Respir J, 2003, 22(6):1007-1018.

[201] 陈实 . 移植学 . 北京 : 人民卫生出版社 , 2011.

[202] Prosch S, Staak K, Stein J, et al. Stimulation of the human cytomegalovirus IE enhancer/ promoter in HL-60 cells by TNFalpha is mediated via induction of NF-kappaB. Virology, 1995, 208(1):197-206.

[203] Guidelines on diagnosis and management of acute pulmonary embolism. Task Force on Pulmonary Embolism, European Society of Cardiology. Eur Heart J, 2000, 21(16):1301-1336.

[204] 蔡柏蔷 , 李龙芸 . 协和呼吸病学 . 第 2 版 . 北京 : 中国协和医科大学出版社 , 2011.

[205] Akl EA, Vasireddi SR, Gunukula S, et al. Anticoagulation for patients with cancer and central venous catheters. Cochrane Database Syst Rev, 2011, (4):CD006468.

[206] Bernard GR, Artigas A, Brigham KL, et al. The American-European Consensus Conference on ARDS. Definitions, mechanisms, relevant outcomes, and clinical trial coordination. Am J Respir Crit Care Med, 1994, 149(3 Pt 1):818-824.

[207] Ranieri VM, Rubenfeld GD, Thompson BT, et al. Acute respiratory distress syndrome: the Berlin Definition. JAMA, 2012, 307(23):2526-2533.

[208] 邓小明 , 姚尚龙 , 于布为 , 黄宇光 . 现代麻醉学 . 第 4 版 . 北京 : 人民卫生出版社 , 2014.

[209] Monk TG, Weldon BC, Garvan CW, et al. Predictors of cognitive dysfunction after major noncardiac surgery. Anesthesiology, 2008, 108(1):18-30.

[210] Hoffman BM, Blumenthal JA, Carney RC, et al. Changes in neurocognitive functioning following lung transplantation. Am J Transplant, 2012, 12(9):2519-2525.

[211] Smith PJ, Rivelli S, Waters A, et al. Neurocognitive changes after lung transplantation. Ann Am Thorac Soc, 2014, 11(10):1520-1527.

[212] Goetzmann L, Scheuer E, Naef R, et al. Psychosocial situation and physical health in 50 patients > 1 year after lung transplantation. Chest, 2005, 127(1):166-170.

[213] Roose SP. Depression, anxiety, and the cardiovascular system: the psychiatrist's perspective. J Clin Psychiatry, 2001, 62 Suppl 8:19-22；discussion 3.

[214] Tilney NL, Bailey GL, Morgan AP. Sequential system failure after rupture of abdominal aortic aneurysms: an unsolved problem in postoperative care. Ann Surg, 1973, 178(2):117-

122.

[215] Eiseman B, Beart R, Norton L. Multiple organ failure. Surg Gynecol Obstet. 1977, 144(3):323-326.

[216] Marshall JC, Cook DJ, Christou NV, Bernard GR, Sprung CL, Sibbald WJ. Multiple organ dysfunction score: a reliable descriptor of a complex clinical outcome. Crit Care Med, 1995, 23(10):1638-1652.

[217] Vincent JL, Moreno R, Takala J, et al. The SOFA (Sepsis-related Organ Failure Assessment) score to describe organ dysfunction/failure. On behalf of the Working Group on Sepsis-Related Problems of the European Society of Intensive Care Medicine. Intensive Care Med, 1996, 22(7):707-710.